21 世纪高等医学院校规划教材

U0269106

生　理　学

主　编　潘群皖

副主编　姜玉新　王海华

编　委　（以姓氏笔画为序）

王海华　王　静　朱再满

李　敏　李　晶　周萍萍

姜玉新　潘群皖

中国科学技术大学出版社

内 容 简 介

本书遵循加强"基本理论、基本知识、基本技能"训练的原则,在内容论述上,力求深入浅出、通俗易懂、循序渐进,做到概念清楚、定义准确、结构严谨。坚持以成熟的新知识、新理论和新方法充实内容,反映科技发展的新进展。主要内容包括:绪论;细胞的基本功能;血液;血液循环;呼吸;消化与吸收;能量代谢和体温;肾的排泄功能;感觉器官的功能;神经系统;内分泌;生殖等。

本书可供医学院校本科非临床医学相关专业(如护理学、预防医学、基础医学、麻醉学、影像学、口腔医学、医学信息学、公共卫生、药学、药剂学、生物医学工程、生物技术、医药营销等)的学生使用,也可作为相关领域教师的重要参考资料。

图书在版编目(CIP)数据

生理学/潘群皖主编. —合肥:中国科学技术大学出版社,2014.1(2023.1 重印)
ISBN 978-7-312-03330-8

Ⅰ. 生… Ⅱ. 潘… Ⅲ. 人体生理学—医学院校—教材 Ⅳ. R33

中国版本图书馆 CIP 数据核字(2013)第 225264 号

出版	中国科学技术大学出版社
	安徽省合肥市金寨路 96 号,230026
	http://press. ustc. edu. cn
	https://zgkxjsdxcbs. tmall. com
印刷	合肥市宏基印刷有限公司
发行	中国科学技术大学出版社
经销	全国新华书店
开本	787 mm×1092 mm　1/16
印张	20.25
字数	531 千
版次	2014 年 1 月第 1 版
印次	2023 年 1 月第 4 次印刷
印数	10001—12000 册
定价	45.00 元

前　　言

生理学是医学院校各专业必修的一门重要基础课程。多年来,我国生理学教育工作者孜孜不倦、辛勤耕耘,编写了一批优秀的生理学教材,为我国医学人才的培养做出了较大的贡献。然而,随着教学改革的深入,教学对象的变化,课程目标设置的改变和学时数的缩减,当前使用的规划教材已不能适应现今医学院校非临床本科专业的教学,因此迫切需要编写一部符合非临床专业教学特点的生理学教科书。

本教材遵循加强“基本理论、基本知识、基本技能”训练的原则,在论述内容上,力求深入浅出,通俗易懂,循序渐进。同时,注重体现“五性”,即思想性、科学性、先进性、启发性、适用性,做到概念清楚、定义准确、结构严谨。坚持以成熟的新知识、新理论和新方法充实内容,反映科技发展的新成果。对经典的生理学技术发明和学说的提出及其典故,用小号字体写出,启迪学生阅读,引起学生的学习兴趣,以加深其对基本内容的理解。本书文字和图表的编排力争精练,图文并茂,便于学生阅读。

针对使用规划教材时所遇到的问题,编者们根据自身的教学实践,从教学对象、学时数和教学目标三个方面把握编写内容,做到恪守“三基”,说清基本理论和概念,在此基础上,用最新理论和技术加以论证,或追根求源,以经典生理学实验进行论证,由浅入深,分层次展开基本原理和机制。例如,先概述动作电位产生机制(离子学说),然后以电化学驱动力、电压钳记录电流、膜电导改变和膜片钳电流为研究依据,证实“离子学说”的正确性,从而做到主次分明,便于学生理解和掌握。

此外,本教材将“时值”、“静息电位发现过程”、“电压钳技术”、“膜片钳技术”、“Na^+ - Ca^{2+}交换体转运形成感光细胞外端暗电流”、“耳蜗内淋巴电位的形成”、“耳蜗微音器效应”、“将蛋白质氧化所形成的产热量考虑在内的计算方法”、“关于慢波起源”、“分子伴侣”、“锌指结构”等经典和现代理论作为醒目的小号文字部分,以提高教材的可读性,扩大学生的知识面。这些内容在规划教材中未被提及,本教材增补了这些内容但并未增加整体篇幅,可谓有独到之处。

在内容排序方面,我们尽量服从教学规律,如先讲清生理机制,然后再提出发现依据;消化吸收过程先论述机械性消化,再论述化学性消化,即理论由小到大,避免了规划教材中化学性消化压抑了机械性消化内容的弊端;内分泌章节中将主要内分泌腺及其分泌的激素先行介绍,如下丘脑-垂体、甲状腺、肾上腺、胰岛及其激素,其他内分泌腺及其激素可根据不同专业酌情增减。

由于水平的差距和时间限制,在教材的内容编写、文字斟酌、最新理论汲取方面可能存在不尽如人意之处,且虽然书稿经反复修改和审阅,但其中难免存在错误或不当之处,恳请读者在使用过程中给予批评和指正。

作　者
2013 年 7 月

目　　录

第一章 绪 论

第一节 概 述

一、生理学的定义和任务

生理学(physiology)是研究生物体正常功能及其活动规律的一门科学。**生物体**(organism)也称机体。生理学的任务是阐明机体及其各个组成部分所表现出的生命现象、活动规律及其产生机制。例如机体的消化吸收、呼吸、血液循环、肌肉运动、神经-体液调节、内环境平衡等诸项功能产生的条件、机理以及相互之间的关系,揭示内外环境变化对这些功能活动的影响及其机体所做出的适应性调节,从而使人类掌握和运用这些知识,为预防疾病的发生、发展和最终治疗提供理论支撑。

二、生理学的研究水平

生理学也是一门实验性科学,它的所有理论都来自实验研究和临床实践。机体最基本的结构和功能单位是细胞,而细胞及其亚微结构又由多种生物大分子所组成。不同组织和细胞构成器官,若干器官连接成不同的系统,各系统相互联系,相互作用,构成复杂的机体。因此,生理学研究需要从人体构成的不同层面上,借助自然科学发展的新技术,从下述三个水平进行研究。

(一)细胞和分子水平

以细胞及其所含的物质分子为研究对象,主要研究细胞内各种物质分子的物理化学变化过程,各种微细结构的功能活动,细胞在完整机体内的生理功能活动分析等。例如,细胞膜的分子组成及其功能、细胞膜物质转运功能、跨膜信号转导信使分子等研究。

(二)器官和系统水平

以器官和系统为研究对象,主要研究它们生理功能活动的内在机制、外来影响及其在机体中所起的作用等。例如,心脏的射血功能、影响因素及其对血液循环和整个生命活动的意义。

(三)整体水平

以完整机体为研究对象,主要研究机体内各个器官、系统间的相互关系,机体在内外环境变化时所发生的相应反应及其规律等。例如,机体在运动、创伤、紧张、恐惧等情况下,或自然环境发生改变时,机体内所产生的适应性反应及其变化。

在研究机体某一生理功能活动时,需要从三个水平同时进行分析和综合。对于人类,还必须以辩证唯物主义思想为指导,把人体视为包括自然和社会环境在内的生态系统组成部分,从生物、社会和心理等多方面观察和理解人体的生命活动。

三、生命活动的基本特征

通过对原始的单细胞生物体到高等动物乃至人类的观察和研究证实,生命活动具有新陈代谢和兴奋性等基本特征。了解这些基本特征,有助于理解机体生命活动的现象及其规律。

(一)新陈代谢

新陈代谢是指机体与外环境之间不断进行的物质交换和能量转化,从而实现自我更新的过程。新陈代谢包括同化作用(合成代谢)和异化作用(分解代谢)两个方面。同化作用是指机体从外环境中摄取营养物质,合成自身成分,并贮存能量的过程;异化作用是指机体不断分解自身成分,释放能量以供应机体生理功能活动需要,并将代谢终产物排至体外的过程。新陈代谢是机体与环境之间最基本的联系,新陈代谢一旦停止,机体也就随之死亡。

(二)兴奋性

兴奋性是指机体或组织细胞对刺激产生反应的能力或特性。在机体各种组织中,神经、肌肉和腺体的兴奋性较高,受刺激后可产生明显的外部特征性变化,易于观察,如神经纤维兴奋后出现神经冲动,肌肉兴奋后出现收缩,腺体兴奋后出现分泌。这些组织被称为**"可兴奋组织"**(excitable tissue)。

1. 刺激

当环境发生变化时,机体或其相关的组织生理功能活动也随之发生相应的改变,这种能引起机体及其组织细胞发生反应的内外环境变化称为**刺激**(stimulation)。刺激的性质可分为:① 物理性刺激,如声、光、电流、机械、温度和放射线等;② 化学性刺激,如酸、碱、各种离子和药物等;③ 生物性刺激,如细菌、病毒等。此外,人类所处自然环境中的社会和心理因素也可构成对人体的刺激。

2. 反应

机体及其组织细胞受到刺激后所发生的生理功能改变称为**反应**(response)。反应有两种基本方式,即兴奋和抑制。**兴奋**(excitation)是指机体或其组织接受刺激后,某种生理功能活动的出现或加强。**抑制**(inhibition)是指机体或其组织接受刺激后,某种生理功能活动减弱或停止。例如,肾上腺素作用于心脏,使心脏活动增强,产生兴奋作用;乙酰胆碱作用于心脏,使心脏活动减弱,产生抑制作用。兴奋与抑制,两者对立统一,并且可在一定条件下互相转化。此外,刺激与反应之间,还与机体所处功能状态有关。不同的生理功能状态下,同一刺激引起的反应不同,如饥饿和饱食状态时,食物刺激所产生的反应是不同的。

3. 衡量兴奋性的指标

使机体或组织细胞发生反应的刺激,通常包括三个参数,即刺激强度、时间和强度-时间变化率。在生理学实验中,常固定刺激时间和强度-时间变化率,通过刺激强度的改变,观察组织细胞发生反应的情况,判断其兴奋性高低。生理学上将能够引起组织发生反应的最小刺激强度,称为**阈强度**(threshold intensity)或**阈值**(threshold)。刺激强度等于阈值的刺激,称为阈刺激;刺激强度小于阈值的刺激,称为阈下刺激;而刺激强度大于阈值的刺激,则称为阈上刺激。

阈值是衡量组织兴奋性的指标。通过改变刺激强度,即用阈值判断组织兴奋性高低时,组织的兴奋性与阈值之间呈反比关系,即阈值愈小,组织的兴奋性愈高;反之,组织的兴奋性愈低。

时值(chronaxie)是衡量组织兴奋性的另一重要指标。以刺激强度变化为纵坐标,刺激的作用时间为横坐标,将刚刚能引起组织兴奋所需的刺激强度和时间的变化关系,描绘在直角坐标系中,可得到一条曲线,称为强度-时间曲线(图 1.1)。图中可见即便延长刺激时间,若要引起组织产生兴奋,仍必须达到一定的刺激强度,此强度称为基强度。强度-时间曲线上 2 倍基强度所对应的刺激时间,即为时值。时值反映了 2 倍基强度下,刚刚可引起组织发生反应的最短刺激时间,时值越短,说明组织对刺激发生反应的速度越快,兴奋性越高,即兴奋性是时值的倒数。

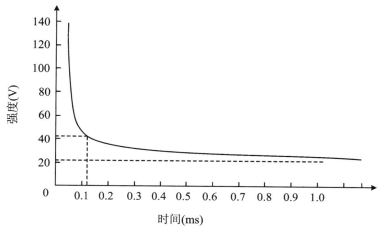

图 1.1 强度-时间曲线

(三) 生殖

生命依赖生殖活动得以维持。生殖是维持物种绵延和种系繁殖的重要生命活动。通过男性和女性发育成熟的生殖细胞相互结合产生子代个体的功能活动称为**生殖**(reproduction)。每个生物体都是其亲代生命的延续,每一个生命的个体可以经历幼年期、成熟期和衰老期,最终都会死亡,但通过生殖活动,可使生命永存。因此,生殖活动是人类繁衍后代、延续种族和维系生命的最基本特征之一。

第二节 机体的内环境与稳态

一、体液的分布

人体内绝大部分细胞并不与外环境直接接触,而是生存在细胞外液之中。机体中的液体称为**体液**(body fluid),约占体重的 60%,其中约 40%存在于细胞内,称为**细胞内液**(intracellular fluid);其余约 20%存在于细胞外,称为**细胞外液**(extracellular fluid),包括血浆(占 5%)、淋巴液、组织液、脑脊液和房水等(占 15%)。

二、内环境的概念

由于细胞外液是体内绝大部分细胞直接赖以生存的液体环境,所以将细胞外液称为人体的**内环境**(internal environment)。内环境能为人体细胞的活动提供适宜的理化条件,同时为细胞代谢提供所需要的 O_2 和营养物质,接受细胞代谢产生的 CO_2 和代谢产物,然后通过血液运输至排泄器官排出体外。

三、内环境稳态

正常情况下,内环境的理化性质和化学成分如温度、渗透压、酸碱度、各种离子浓度等只在一个非常窄小的范围内波动,这种内环境的理化性质和化学成分保持相对稳定的状态称为内环境**稳态**(homeostasis)。它为细胞的正常生理功能活动提供了一个相对恒定的环境,维持着新陈代谢、兴奋性和正常的生命活动。

内环境稳态虽然并不随着外环境的变动而发生明显变化,但并非静止不变,而是一种复杂的动态平衡。一方面外界环境的变化和细胞的代谢活动不断使稳态受到破坏;另一方面人体又通过各种调控机制不断恢复至稳态。因此,稳态是一个相对稳定的状况。如果内环境稳态遭到严重破坏,超过人体的调控能力,新陈代谢不能正常进行,就会影响人体的正常生理功能活动,可导致疾病甚至危及生命。

第三节 机体生理功能活动的调控

当人体的内外环境发生变化时,体内一些组织器官能够做出相应的功能改变,使人体适应外环境的变化,以保持内环境稳态,这种过程称为生理功能活动的调控。

一、生理功能活动的调控方式

(一) 神经调节

神经调节(neuroregulation)是指通过神经系统的活动对人体生理功能进行的调节,它在整个调节过程中起主导作用。神经调节的基本方式是反射。**反射**(reflex)是指在中枢神经系统参与下,机体对刺激产生的规律性应答。反射活动的结构基础是反射弧,典型的**反射弧**是由感受器、传入神经、神经中枢、传出神经和效应器五部分组成的。感受器能将所感受到的各种刺激转换为电信号,沿着传入神经传向神经中枢,神经中枢对传入的信号加以分析、综合,然后将整合后的信息通过传出神经,传至效应器并改变效应器的活动,完成反射动作。反射活动的正常进行,有赖于反射弧结构与功能的完整性,反射弧中任何一个部分受到破坏或发生功能障碍,相应的反射都不能完成。

人的反射可分为非条件反射和条件反射两大类。**非条件反射**(non-conditional reflex)是先天遗传的、反射弧和反应方式都比较固定,多为维持人和动物生命本能的一种初级神经调节活动。例如,食物进入口腔引起唾液分泌,手指受到电击迅速缩回等。**条件反射**(conditioned reflex)是建立在非条件反射的基础上,经过后天学习训练获得的反射,属于高级神经活动,反射弧不固定,复杂,易消退,须强化。如铃声和光刺激引起狗唾液分泌等。条件反射的建立,大大扩展了人类适应环境变化的范围和能力。

神经调节的特点是反应迅速,调节精确,作用范围局限和作用时间短暂等。

(二) 体液调节

体液调节是指体内某些特殊化学物质,通过体液运输至器官或组织细胞后对其生理功能活动进行的调节。一些内分泌腺分泌的激素可通过血液运输,远距离作用到全身各处的靶细胞,产生特定的调节作用,这种方式称为**远距分泌**(telecrine)。如甲状腺激素和生长激素可促进全身物质代谢和生长发育过程。某些组织细胞产生的生物活性物质通过局部组织液扩散,调节邻近组织细胞的生理功能活动,这种方式称为**旁分泌**(paracrine)。如生长抑素可通过旁分泌抑制胰岛中胰高血糖激素的分泌。一些内分泌细胞分泌的激素,扩散至细胞间隙,再反过来作用于分泌该激素的细胞自身,这种方式称为**自分泌**(autocrine)。此外,体内一些神经元可分泌或释放某种神经激素,调节机体的功能活动,这种神经激素的分泌和作用方式称为**神经分泌**(neurosecretion)(图 1.2)。如下丘脑视上核神经元可释放抗利尿激素,后者通过血液循环调节肾脏的尿生成过程。

体液调节的特点是作用缓慢,时间持久,范围广泛。

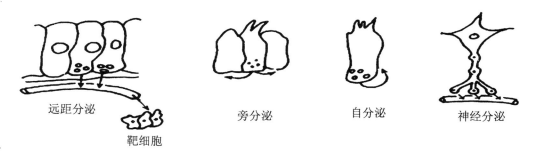

远距分泌　　　　　　　　旁分泌　　　　　自分泌　　　　　神经分泌

靶细胞

图 1.2　体液调节的方式

(三) 自身调节

组织细胞不依赖神经和体液调节,由自身对刺激而产生的一种适应性反应称为**自身调节**(autoregulation)。例如肾血流量的自身调节,当肾动脉灌注压在一定范围(80～180 mmHg)[①]内变动时,肾脏血管可产生相应的肌原性收缩和舒张,使肾血流量基本保持稳定。这种肌原性反应在肾动脉压力升高时,表现为肾血管平滑肌收缩,而当肾动脉压力降低时,肾血管平滑肌舒张,从而维持肾血流量的相对稳定,保证了肾小球的有效滤过和尿量的生成在一定范围内不受动脉血压改变的影响。此外,人体脑部血管及其血流量的调节,也呈现出明显的自身调节机制。自身调节的特点是调节幅度小,范围局限。

上述三种调节方式各有作用和特点,但又相互联系,密切配合,以保证人体生理功能活动的正常进行。

---

① 　1 mmHg＝1.33322×10² Pa。

二、机体的控制系统及其功能

人体生理功能活动要达到精细程度,必须依赖于机体控制系统的活动。人体内的控制系统包括非自动控制系统、反馈控制系统和前馈控制系统。机体功能活动之所以能得到自我控制,后两种控制系统的功能至关重要。

(一) 反馈控制系统

反馈控制系统是一个由控制部分和受控制部分组成的自动控制系统,形成一个闭合式环路。该系统的基本特点是控制部分与受控制部分之间依托反馈装置发生内在联系。反馈装置具有监测输出变量,并将该变量信息与已设定的调定点进行比较的作用。由控制部分发送到受控部分的信息称为控制信息,由受控部分经反馈装置返回到控制部分的信息称为反馈信息。通过反馈信息对控制部分的活动加以纠正或调整的过程,称为**反馈**(feedback)。在人体,反射中枢或内分泌腺可被看作控制部分,而对其所支配的效应器或靶器官则可看作是受控部分,而机体中所存在的各种感受器,某种意义而言具有反馈装置的作用。反馈根据反馈信息的作用效应不同,可分为负反馈和正反馈两类。

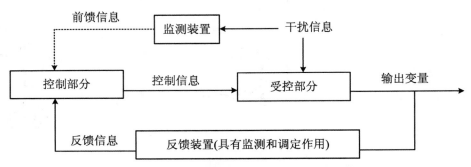

图 1.3　生理功能的反馈控制和前馈控制示意图

1. 负反馈

受控部分发出的反馈信息对控制部分的活动产生抑制作用,使控制部分的活动减弱,称为**负反馈**(negative feedback)。例如,当外界温度降低时,理论上人体温度也将随之降低,但由于人体内存在着温度感受器,可将体温下降的信息传至体温调节中枢,经过体温调节中枢的整合作用,通过相应的传出神经活动,一方面使机体产热器官如肝脏和肌肉活动增强,使产热增加,另一方面使皮下血管收缩,机体散热减少,保持体热,这样便可使体温保持在一个相对稳定的状态。人体过度憋气一段时间后,呼吸大幅度增强的现象,也是因为血中气体分压改变而导致呼吸活动发生相应变化的负反馈调节所致。因此,负反馈的生理意义在于使机体的某种生理功能不致发生较大波动,以维持内环境稳态。

2. 正反馈

受控部分发出的反馈信息对控制部分的活动产生加强作用,促进和增强控制部分的活动,称为**正反馈**(positive feedback)。例如,血液凝固、排尿反射和分娩过程都是正反馈。这些过程一旦被启动,就会通过正反馈使这些活动进一步加强加快,直到全部过程完成。因此,正反馈的生理意义在于使机体的某种生理功能逐步增强并迅速完成。

（二）前馈控制系统

控制部分发出信号,指令受控部分活动,同时,在没有反馈调节之前,又通过另一快捷通路(监测装置)获得前馈信息,调整控制信息输出,及时调控受控部分的活动,称**前馈**(feed-forward)。例如,训练有素的运动员,一旦进入比赛场地后,通过其视觉、听觉对现场的感受或以往比赛的体验,其呼吸和心跳便会适度加强,骨骼肌内部血液循环和气体交换增加,使运动员快速进入最佳的竞技状态。这种前馈调节先于反馈调节之前即可产生,而不需要运动员在剧烈运动后,骨骼肌中血液供应和 O_2 不足时,再通过负反馈信息告知控制部分加强骨骼肌血液循环和 O_2 的供应。人体中很多条件反射包含着前馈调节,如食物的外观和气味等有关信号在食物尚未进入口腔之前,就能引起唾液分泌。正常人伸手抓起某一物体时,若蒙住眼睛,其抓起物体只能是通过手的触觉反馈性调节肌肉和关节的运动及方向,然而,正常人常通过视觉感受发出的前馈信息,快速定位物体和协调肌肉及其关节的活动,进而能迅速准确地抵达目标物并拿起物体。因此,前馈控制具有快速、准确和预见性等特点。

参 考 文 献

［1］ 朱大年.生理学［M］.7 版.北京:人民卫生出版社,2008.

［2］ Guyton A C,Hall J E. Textbook of Medical Physiology［M］.12th ed. Elsevier Health Sciences,2010.

［3］ 白波,高明灿.生理学［M］.6 版.北京:人民卫生出版社,2010.

［4］ 姚泰.人体生理学［M］.3 版.北京:人民卫生出版社,2001.

（潘群皖）

第二章 细胞的基本功能

细胞是人体构成和功能的基本单位。细胞活动是人体生命活动的基础,人体的各种机能是由各种细胞共同完成的。因此了解细胞的基本功能对于学习人体各个脏器的功能,理解人体的整个生命活动有着非常重要的意义。

第一节 细胞膜的结构与物质转运功能

一、细胞膜的结构

细胞膜是一个具有特殊结构和功能的半透性膜。它允许某些物质或离子有选择地通过。细胞内新陈代谢所需的营养物质及其产生的代谢产物,均需通过细胞膜进行跨膜转运。

细胞膜主要由脂质、蛋白质和糖类等物质组成,不同组织细胞的细胞膜依其功能特点,所含脂质、蛋白质和糖的比例不同。1972 年,Singer 等提出的**液态镶嵌模型**(fluid mosaic model)理论得到了学术界的公认,这一模型学说认为,膜的共同结构特点是以液态的脂质双分子层为基本构架,其中镶嵌着具有不同分子结构和功能的蛋白质(图 2.1)。

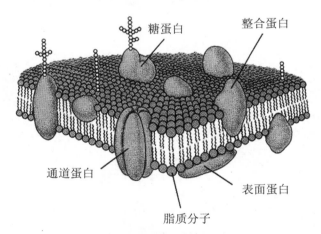

图 2.1 细胞膜的液态镶嵌模型示意图

(一)脂质双分子层

膜脂质主要是由**磷脂**(phospholipid)、**胆固醇**(cholesterol)和少量**糖脂**(glycolipid)构成的,其中磷脂占 70%。磷脂中主要是磷脂酰胆碱,其次是磷脂酰丝氨酸和磷脂酰乙醇胺及少量的磷脂酰肌醇。磷脂、胆固醇和糖脂都是双嗜性分子。磷脂分子中的磷酸和碱基构成分子中头端的亲水性基团,分子中尾端由疏水性的脂肪酸烃链组成(图 2.2),这种双嗜特性使得膜脂质分子在膜中呈双层排列,其中亲水性基团朝向膜的外表面或内表面,而疏水的脂酸烃链则在膜的内部。从热力学角度分析,这样组成的系统包含的自由能最低,因而最为稳定,可以自动形成和维持。脂质的熔点较低,常温下膜中脂质分子呈液态,即膜具有某种程度的流动性,可承受相当大的张力使外形改变而不致破裂,能自动融合和修复。膜的流动性一般只允许脂质分子在同一分子层内做横向运动,若脂质分子在同一分子层内做"掉头"运动,或由一侧脂质层移到另一侧脂质层,则需要做耗能的主动运动。内外两层所含的脂质也不尽相同,例如,靠外侧的一层主要含磷脂酰胆碱和含胆碱的鞘脂,靠胞浆侧的一层则有较多的磷脂酰乙醇胺和磷脂酰丝氨酸。近年来发现,膜结构中含量较少的磷脂酰肌醇,几乎全部分布在膜的靠胞浆侧,其与膜受体兴奋并把信息传递到细胞内的过程有关。

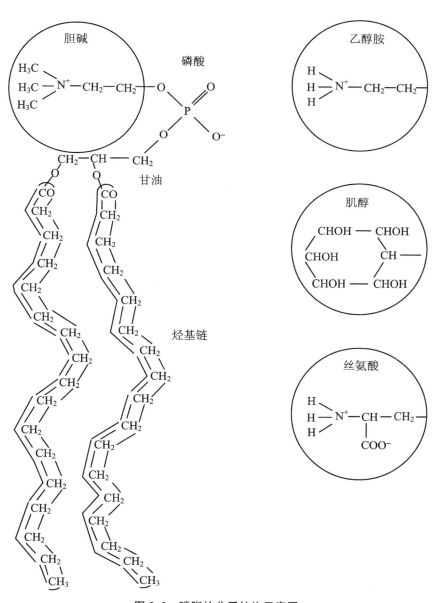

图 2.2　磷脂的分子结构示意图

（二）细胞膜蛋白质

膜蛋白质主要以两种形式同膜脂质相结合，有些蛋白质附着在膜的表面，称为**表面蛋白**（peripheral protein），有些蛋白质分子的肽链可以一次或反复多次贯穿整个脂质双分子层，两端露在膜的内外侧，称为**整合蛋白**（integral protein）或**结合蛋白**。结合蛋白的肽链中都有一个或数个主要由 20～30 个疏水性氨基酸组成的片段，这些疏水氨基酸形成的 α 螺旋肽链贯穿膜的部分。现代研究表明，膜结构中的蛋白质具有受体、载体、通道和离子泵的功能。由于脂质分子层是液态的，因此镶嵌在脂质层中的蛋白质是可移动的，蛋白质分子可以在膜脂质分子间横向漂浮移位。不同细胞膜上的蛋白质分子移动和所在位置，存在着精细的调控机制。例如，神经-肌肉接头处蛋白质分子，多集中在终板膜上；肾小管和消化管上皮细胞，腔面膜和底侧膜中所含的蛋白质种类大不相同，说明各种功能蛋白质分子并不都能在细胞膜中自由移动和随机分布，而实际存在着区域性分布的特征，并与其特殊功能有关。膜表面蛋白主要附着在膜内表面，如红细胞膜内表面的骨架蛋白，就属于表面蛋白。

（三）细胞膜糖类

细胞膜所含糖类为 2%～10%，主要是一些寡糖和多糖链，它们都以共价键的形式和膜脂质或蛋白质结合，形成糖脂或糖蛋白。这些糖链绝大多数都裸露在膜的外面一侧。糖链中单糖排列顺序上的特异性，可以作为功能性糖蛋白的特异性"标志"。有些是作为膜受体的"可识别"部分，能特异地与某种递质、激素或其他化学信号分子相结合。有些糖链可以作为抗原决定簇，表示某种免疫信息，例如，人的红细胞 ABO 血型系统中，红细胞的不同抗原特性就是由结合在膜脂质的寡糖链所决定的。

二、细胞膜的物质转运

（一）单纯扩散

脂溶性小分子物质经过细胞膜由高浓度一侧向低浓度一侧移动的过程称为**单纯扩散**（simple diffusion）。如 O_2 和 CO_2 等气体分子，它们能溶于水，也能溶于脂质，因而可以靠各自的浓度差通过细胞膜，不需要消耗机体自身的能量，属于被动转运。影响单纯扩散速度的主要因素有：① 细胞膜两侧溶质分子的浓度差。膜两侧浓度差越大，扩散速度越快；反之，扩散速度越慢。② 细胞膜对该物质的通透性。跨膜扩散的物质脂溶性的大小及其通过膜的难易程度，称为膜对该物质的通透性，通透性越大，扩散速度越快。

（二）膜蛋白介导的跨膜转运

1. 易化扩散

非脂溶性小分子物质通过膜上特殊蛋白质的帮助，顺浓度差或顺电位差扩散的过程称为**易化扩散**（facilitated diffusion）。有很多物质虽然不溶于脂质，但它们也能由膜的高浓度一侧向低浓度一侧移动。它们和单纯扩散不同，是在膜结构中一些特殊蛋白质分子的"协助"下完成的，因而被称为易化扩散。易化扩散可以分为两类：

（1）载体蛋白介导的易化扩散 这种易化扩散的特点是膜结构中具有可称为载体的蛋白

质分子,它们有一个或数个能与某种被转运物相结合的位点,后者先同膜一侧的某种物质分子选择性地结合,并因此而引起载体蛋白质的变构作用,使被结合的底物移向膜的另一侧。葡萄糖和氨基酸进入普通细胞,就属于这种类型的易化扩散。以葡萄糖为例,由于血糖和细胞外液中的糖浓度经常保持在相对恒定的水平,而细胞内部的代谢活动不断消耗葡萄糖,使其胞浆浓度低于细胞外液,于是依靠膜上葡萄糖载体蛋白的活动,使葡萄糖不断进入细胞(图 2.3)。

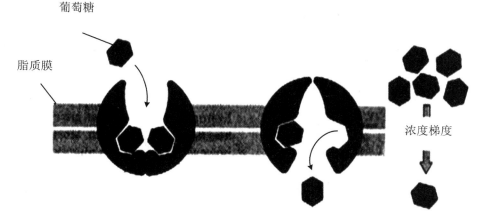

图 2.3 载体介导的易化扩散示意图

以载体为中介的易化扩散具有以下共同特性:

① 特异性。即一种载体只能转运特定的物质。如转运葡萄糖的载体只能转运葡萄糖,而不能转运木糖,人体内转运葡萄糖的载体多与右旋葡萄糖适配,因而右旋葡萄糖载体转运远大于左旋葡萄糖。

② 饱和性。易化扩散的通量与膜两侧被转运物质的浓度差成正比,但如果膜一侧的浓度增加超过一定限度时,再增加该物质浓度并不能使转运量增加,这就是饱和现象。这是由于载体的数量或载体上结合的位点是有限的缘故。

③ 竞争性。当一种载体能转运两种以上的物质时,一种物质浓度增加,则减少另一种物质的转运,这种现象称为竞争性抑制。例如,一种载体既能转运 A 物质又能转运 B 物质,如果 A 物质转运多了,B 物质转运就会减少。

(2) 通道蛋白介导的易化扩散 由通道蛋白所介导的易化扩散称为**通道易化扩散**(channel facilitated diffusion)。人体中一些带电的离子,如 Na^+、K^+、Ca^{2+}、Cl^- 等顺浓度差或电位差跨膜扩散均需要膜通道蛋白的介导,这些膜通道蛋白可分别称为 Na^+ 通道、K^+ 通道、Ca^{2+} 通道和 Cl^- 通道等。不同的通道转运不同的离子,但也存在着一种通道转运不同离子的现象。通过离子通道的转运速度非常迅速,转运速率平均每秒可达 10^7 个离子,较载体易化扩散速率快 1000 倍。离子通道具有开放和关闭两种状态,多数离子通道并非持续开放的,离子通道的开放受其分子结构中"闸门"的控制。根据引起通道闸门开放的原因,可以将通道分为三种:

① 电压门控性通道(voltage-gated channel)。这种通道的开闭取决于膜两侧的电位差。例如,神经纤维上的 Na^+ 通道、Ca^{2+} 通道就属于此种性质的通道,这些通道具有关闭(备用)、激活和失活三种状态。

② 化学门控性通道(chemically-gated channel)。这种通道的开闭取决于膜两侧某种化学物质的调控。例如,终板膜上乙酰胆碱敏感性的离子通道就属于此种性质的通道。

　　③ 机械门控性通道（mechanically-gated channel）。如血管内皮细胞 Ca^{2+} 通道受机械性牵张而开放，下丘脑神经细胞上的机械门控通道可在胞外高渗时打开（图 2.4）。此外，也有少数离子通道是持续开放的，这种通道属于非门控性通道，如神经纤维上的钾漏通道、心肌细胞上的内入性整流 K^+ 通道等。

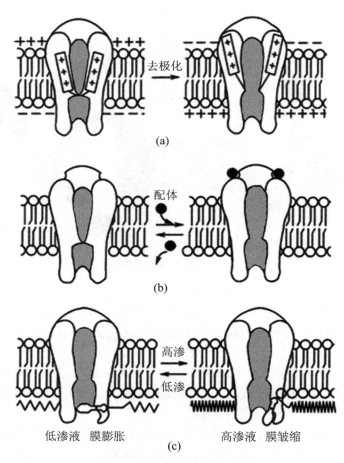

去极化

(a)

配体

(b)

高渗

低渗

低渗液　膜膨胀　　　　　高渗液　膜皱缩

(c)

图 2.4　通道的门控性示意图

　　2. 原发性主动转运

　　原发性主动转运（primary active transport）指细胞通过本身的耗能过程，将某种小分子物质或离子由膜的低浓度一侧移向高浓度一侧的过程。原发性主动转运需要一种称为离子泵的膜蛋白介导，其可通过分解 ATP 获得能量，并将物质逆浓度差或电位差进行转运。人体中普遍存在的离子泵有钠-钾泵、钙泵和氢泵（质子泵）。

　　钠-钾泵（sodium potassium pump），又称钠-钾依赖式 ATP 酶，简称钠泵。目前对钠泵的离子主动转运过程了解比较详细。正常人体细胞膜内外离子的分布具有不均匀的特征，以神经细胞为例，正常时膜内 K^+ 浓度约为膜外的 30 倍，膜外的 Na^+ 浓度约为膜内的 12 倍。这种明显的离子浓度差的形成和维持，需要依靠细胞膜上钠泵的活动。新陈代谢过程中，细胞内的 Na^+ 浓度升高或细胞外的 K^+ 浓度升高，都可使钠泵激活，被激活的钠泵每分解一分子 ATP，可将 3 个 Na^+ 移出细胞外，将 2 个 K^+ 移入细胞内，形成逆浓度差的耗能转运过程。细胞膜上钠泵活动的生理意义主要是维持细胞内外 Na^+ 和 K^+ 的浓度差及其不均匀分布，这是细胞新陈代谢和兴奋性维持的必要条件,同时,钠泵活动建立了一种 Na^+ 的势能贮备,可供细胞其他耗能过程使用。此外,钠泵将 3 个 Na^+ 移出膜外,2 个 K^+ 移入膜内,可使膜内减少一个正电荷,使安静状态下膜内电位负值增加,产生生电性作用(图 2.5)。

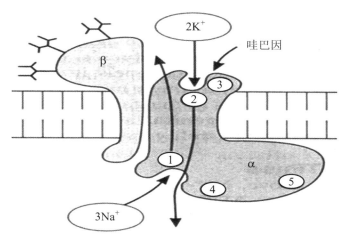

图 2.5　钠泵主动转运示意图

钙泵(calcium pump)广泛分布在细胞膜和肌质网上,如心肌细胞膜上钙泵每分解一分子 ATP,可将 1 个 Ca^{2+} 由胞质内转运至胞外。肌质网上钙泵每分解 1 分子 ATP,可将 2 个 Ca^{2+} 从胞质转运至肌质网内。肾脏远端小管闰细胞上存在着质子泵,如 H^+、K^+-ATP 酶,其主要功能是排出 H^+,实现肾脏排酸保碱功能,维持体内的酸碱平衡。

3. 继发性主动转运

间接依赖 Na^+ 泵活动所提供能量而实现的主动转运过程称为**继发性主动转运**(secondary active transport)。如小肠上皮细胞对葡萄糖和氨基酸的吸收、肾小管上皮细胞重吸收葡萄糖和氨基酸、神经末梢将释放至突触间隙的递质重新摄取,均属此类转运过程。

在小肠黏膜上皮细胞,其基底侧膜上有钠泵的主动转运存在,因而能造成上皮细胞内 Na^+ 浓度经常低于肠腔液中 Na^+ 浓度,于是 Na^+ 通过一种称为联合转运体的蛋白,与葡萄糖分子形成联合转运,不断由肠腔液顺浓度差进入细胞,由此释放的势能则用于转运体上的葡萄糖分子逆浓度差进入细胞(图 2.6)。由此可见,葡萄糖转运所需的能量并非直接来自 ATP 的分解,而是间接依赖肠上皮细胞内外 Na^+ 浓度差所形成的势能,这种浓度差及其势能由基底侧膜上钠泵的活动而产生。参与继发性主动转运的**转运体**(transporter),一般可同时转运两种或两种以上的物质。在不同的情况下,被转运的物质有时与 Na^+ 移动的方向相同,有时两者方向相反,因此可分为同向转运和反向转运两种方式。反向转运可见于心肌细胞的钠-钙交换过程,该反向转运体借助 3 个 Na^+ 的内流,将细胞内 1 个 Ca^{2+} 排出细胞外。

(三)入胞和出胞

入胞和出胞是指大分子物质或物质团块通过膜的运动进出细胞膜的过程。入胞过程包括吞噬和吞饮。如小肠上皮细胞摄取营养物质、白细胞吞噬细菌等都属于入胞。一些物质需依赖受体介导入胞的方式,被转运物分子首先与细胞膜受体结合,并横向移动至膜上一些称为**有被小窝**(coated pit)的部位,在该处网格蛋白的协助下,引起该处的细胞膜发生内陷,再出现膜

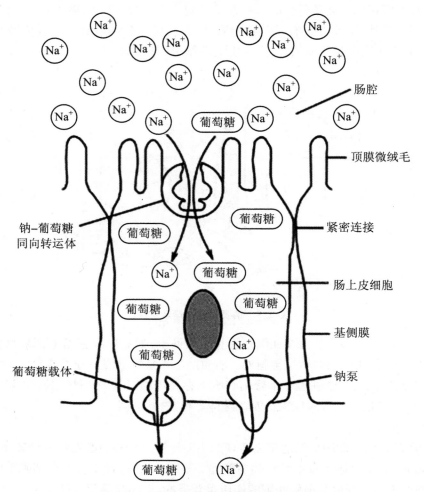

图 2.6 小肠上皮细胞对葡萄糖转运示意图

结构的断离内化,被吞噬物连同细胞膜整个地进入细胞浆中,在胞浆内形成一个分离的吞饮泡,这称为**内化**(internalization)。吞饮泡与网格蛋白脱离后,继续与胞浆中称为**胞内体**(endo-some)的球状或管状膜性结构相融合。此胞内体的特点是内部具有较低的 pH 值环境,有助于受体与被结合物质分离,这些物质再被转运到其他细胞器进行处理。保留在胞内体膜上的受体,则与一部分膜结构形成较小的循环小泡,移回到细胞膜再成为细胞的组成部分。人体血浆中**低密度脂蛋白**(low density lipoprotein,LDL)就是在细胞膜上 LDL 受体介导下入胞而被利用的。当 LDL 受体缺乏时,LDL 则不能有效地被处理或利用,血中 LDL 将会升高;由于 LDL 中含有大量胆固醇,可导致高胆固醇血症。

出胞主要见于细胞的分泌活动,如内分泌腺将激素分泌到细胞外液、神经细胞的轴突末梢将神经递质分泌到突触间隙,均属于出胞过程。

第二节　细胞的跨膜信号转导

细胞外液中的生物活性物质,若使细胞产生生物学效应,本身并不需要直接进入其靶细胞发挥作用,它们大多数是选择性地同靶细胞膜上相应的受体结合,再通过跨膜信号传递或跨膜**信号转导**(signal transduction)过程,间接地引起靶细胞内功能改变或细胞膜的电变化。跨膜信号转导的路径大致可分为三类,即 G 蛋白耦联受体-效应酶介导的信号转导,离子通道受体介导的信号转导和酶耦联受体的信号转导。

一、G 蛋白耦联受体-效应酶介导的信号转导

　　G 蛋白耦联受体(G protein-coupled receptors,GPCRs)是一大类膜蛋白受体的统称。这类受体结构中都含有 7 次跨膜 α 螺旋的肽链,其肽链胞内的 C 端和连接第 5、第 6 个跨膜螺旋的胞内环上都有 G 蛋白(鸟苷酸结合蛋白)的结合位点。

　　G 蛋白是**鸟苷酸结合蛋白**(guanine nucleotide binding protein)的简称,由 α、β、γ 三个亚基组成,GTP 是 G 蛋白活性状态的开关。当激素与 G 蛋白受体结合,诱导 GTP 与 G 蛋白结合,激活或抑制位于邻近膜上的效应酶,如**腺苷酸环化酶**(adenylyl cyclase,AC),后者的激活(或被抑制)可引致胞浆中第二信使物质的生成增加(或减少)。当 GTP 水解成 GDP 时,G 蛋白转化为非活性三聚体(图 2.7)。

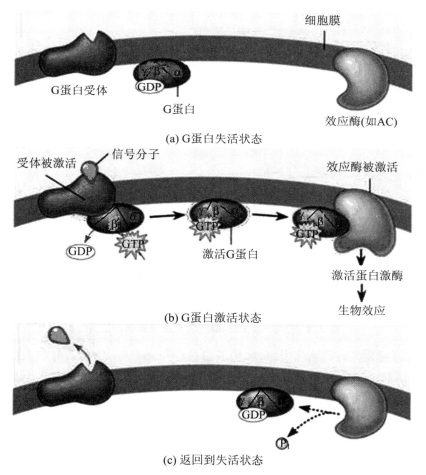

(a) G蛋白失活状态

(b) G蛋白激活状态

(c) 返回到失活状态

图 2.7　G 蛋白耦连受体的信号转导示意图

1. 受体-G 蛋白- AC 途径

参与该信号转导途径的 G 蛋白属于 Gs 和 Gi 蛋白家族,前者可激活 AC,AC 相继催化胞内 ATP 生成环磷酸腺苷(cAMP),cAMP 主要通过激活**蛋白激酶 A**(protein kinase A,PKA)使底物蛋白磷酸化并发挥效应,实现生物活性物质对细胞内功能的影响。cAMP 通常被称作第二信使,这是相对于激素分子为第一信使而言的。由于 PKA 底物磷酸化的不同,其在不同靶细胞中产生的效应也不相同。例如,PKA 可使肝细胞磷酸化酶激酶活化,促进肝糖原的分解;PKA 也可使心肌细胞钙通道磷酸化,增加心肌细胞跨膜 Ca^{2+} 的扩散通量,使心肌收缩增强。

2. 受体-G 蛋白-磷脂酶 C 途径

参与该信号转导途径的 G 蛋白属于 Gi 和 Gq 家族中的某些亚型。当胞外信号分子与细胞表面 G 蛋白耦联型受体结合后,可激活质膜上的磷脂酶 C(PLC),使质膜上二磷酸磷脂酰肌醇(PIP_2)水解成**三磷酸肌醇**(IP_3)和**二酰基甘油**(DG)两个第二信使物质。这一信号系统又称为**"双信使系统"**(double messenger system)。IP_3 与内质网上的 IP_3 化学门控钙通道结合,开启钙通道,使内质网释放 Ca^{2+},胞质中 Ca^{2+} 浓度升高。而 DG 则结合于质膜上,可活化与质膜结合的**蛋白激酶 C**(protein kinase C,PKC)。胞内 Ca^{2+} 浓度升高和 PKC 的激活,可进一步作用于下游的信号蛋白或功能性蛋白(图 2.8)。

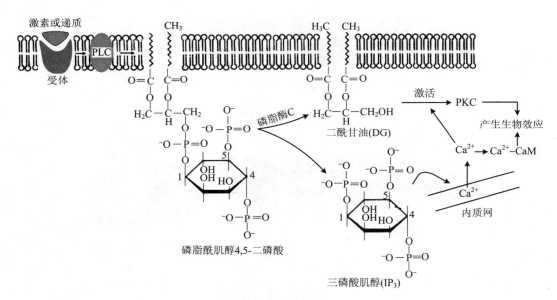

图 2.8　受体- G 蛋白-磷脂酶 C 信号转导示意图

胞内 Ca^{2+} 可活化各种钙结合蛋白,如**钙调蛋白**(calmodulin,CaM),并与其结合而发挥调节效应。在平滑肌,Ca^{2+} 与 CaM 结合后,可激活肌球蛋白轻链激酶,导致平滑肌收缩。在血管内皮细胞,Ca^{2+} 与 CaM 复合物可激活一氧化氮合酶,后者催化 NO 扩散至平滑肌,引起血管舒张。

PKC 以非活性形式分布于细胞溶质中,IP_3 形成后可促进内质网释放 Ca^{2+},使胞质中 Ca^{2+} 浓度升高,PKC 便转位到质膜内表面,被 DG 活化,PKC 可以使蛋白质的丝氨酸/苏氨酸残基磷酸化,视不同的细胞而产生不同的反应,如细胞分泌、肌肉收缩、细胞增殖和分化等。

二、离子通道受体介导的信号转导

具有离子通道功效的细胞膜受体称为**离子通道受体**(ion channel receptor)。某些化学物质在与这种受体结合后,可引起细胞膜离子通道的快速开放和离子的跨膜流动,因此,离子通道耦联受体又称为**促离子型受体**(ionotropic receptor),其通道性质属于化学门控通道或**配体门控通道**(ligand-gated channel)。促离子型受体主要存在于神经、肌肉等可兴奋细胞,其信号分子为神经递质。如神经-肌肉接头后膜上的 Ach 敏感性阳离子通道受体,被运动神经末梢释放的 ACh 激活后,通道打开引起 Na^+ 和 K^+ 的跨膜流动,引起相应的膜离子电流和跨膜电位的改变,最终导致信息的传递并引发肌肉收缩。中枢神经突触后膜上的氯通道受体,可被 γ-氨基丁酸激活而开放,引起 Cl^- 跨膜流动,使后膜内电位负值增大,导致神经元信息传递的抑制。

离子通道受体介导的信号转导方式还包括电压门控通道和机械门控通道受体的转导,这两种通道"受体"接受电信号或机械信号的刺激后,通过其通道的开放和关闭,形成离子的跨膜流动,将信号转导至细胞内部。如神经细胞膜上的 Na^+ 通道,在膜内电位去极化达阈电位时随即开放,膜外 Na^+ 向膜内扩散,导致神经细胞产生兴奋。心肌细胞膜 T 管膜上的 L-型 Ca^{2+} 通道也属于电压门控性离子通道,在膜去极化过程中通道被打开,细胞外 Ca^{2+} 通过 T 管膜进入肌细胞浆,这种内流的 Ca^{2+} 又可进一步激活肌质网上的钙通道,引起肌质网 Ca^{2+} 的释放并触发肌肉收缩。体内存在不少能感受机械性刺激并引致细胞功能改变的细胞,如内耳毛细胞顶部的听毛在受到切力的作用产生弯曲时,毛细胞会出现短暂的感受器电位;血管壁受到牵张刺激时,可激活血管平滑肌上的 Ca^{2+} 通道,导致 Ca^{2+} 内流而引发血管的收缩。

三、酶耦联受体介导的信号转导

酶耦联受体(enzyme-linked receptor)实质上是跨膜蛋白质,其结构中既有与信号分子结合的位点,也具有激酶活性或激活膜内侧相连接的信号蛋白的作用。常见的酶耦联受体转导方式有三种。

1. 酪氨酸激酶受体(tyrosine kinase receptor)的转导

这类受体为单次跨膜蛋白,其中胞外区有与配体结合的位点,胞内部分具有酪氨酸激酶活性。当信号分子与激酶受体膜外部分结合后,该受体分子构象发生变化,使膜内酪氨酸残基磷酸化,从而使酪氨酸激酶活化,产生信号转导效应。人体内胰岛素受体和某些生长因子作用的受体均属于酪氨酸激酶受体。

2. 酪氨酸激酶结合受体(tyrosine kinase associated receptor)的转导

与酪氨酸激酶受体不同,这类受体分子本身没有蛋白激酶活性。当信号分子与膜外受体部分结合后,膜内部分酪氨酸残基被磷酸化,磷酸化的酪氨酸部位立即成为细胞内信号蛋白的结合位点,可能有 $10\sim20$ 种不同的细胞内信号蛋白同磷酸化部位结合后被激活,后者也可相继激活下游的信号蛋白,实现信号的转导或产生生物效应。生长激素、催乳素、促红细胞生成素和细胞因子作用的受体,大都属于此类受体。

3. 鸟苷酸环化酶受体(guanylyl cyclase receptor)的转导

该受体是一次性跨膜蛋白受体,胞外段是配体结合部分,胞内段为鸟苷酸环化酶催化结构域。这种受体的特点是：受体本身就是鸟苷酸环化酶，可催化 GTP 生成 cGMP，后者作为第二信使物质可激活下游的蛋白激酶，产生生物效应。如心房钠尿肽、NO 等所作用的受体，即为此类受体。

第三节　细胞的生物电现象

人体细胞在安静状态和受刺激状态时，会产生相应的生物电活动，包括静息电位、局部电位和动作电位。

一、静息电位

1. 静息电位的测量及定义

静息电位（resting potential）指细胞在未受刺激时（安静状态下），存在于细胞膜内外两侧的电位差。测量细胞静息电位的方法可用示波器和它相连的一对测量电极，其中一个放在细胞的外表面，另一个连接玻璃微电极，准备刺入膜内。当两个电极都处于膜外时，只要细胞未受到刺激或损伤，可发现细胞外部表面各点都是等电位的。这就是说，在膜表面任意移动两个电极，一般都不能测出它们之间有电位差存在，所以此时示波器荧光屏上显示为一条水平线。但如果将玻璃微电极刺穿细胞膜进入膜内，那么在电极尖端刚刚进入膜内的瞬间，在记录仪器上将显示出一个突然向下的电位变化，这表明细胞膜内外两侧存在着电位差，而且膜内电位较低，若假设膜外电位为零（实验中将膜外电极接地），则膜内电位较之相对为负，如人的红细胞膜内电位为 $-10\ mV$，平滑肌细胞为 $-55\ mV$，神经和骨骼肌为 $-90\ mV$ 等（图 2.9）。

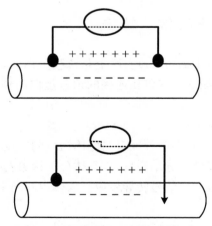

图 2.9　静息电位记录示意图

在记录时间-膜电位值坐标图上描绘静息电位曲线，可见静息电位是一种稳定的直流电位。静息电位存在时膜两侧所保持的内负外正状态称为**极化**（polarization）状态，极化状态是静息状态的同义词。当静息电位值加大（或膜内负值加大）时，称为**超极化**（hyperpolarization）。相反，如果静息电位值减小，称为**去极化**（depolarization）或**除极化**，去极化至零电位后膜内电位进一步变为正值，称**反极化**（contrapolarization），膜电位高于零电位的部分称为**超射**（overshoot）；去极化后再恢复至静息状态下的膜电位值，则称为**复极化**（repolarization）。

静息电位的发现过程

1890 年,著名的化学家 Ostwald W 提出了膜的通透性理论,即如果在电解质弥散的途径上有一层半透膜,它只允许一种离子通过,而带有相反电荷的另一种离子不能通过,就会通过静电作用限制透过膜的离子不能进一步弥散,这样,在膜两侧就会形成电位差,它的大小可按 Nernst 公式计算。1902 年,Bernstein J 接受了 Ostwald 的通透性理论,在现存学说的基础上提出了"膜学说"(membrane theory)。他根据细胞内液比细胞外液含较多的 K^+,细胞损伤处电位(负电位)较细胞完好处电位(正电位)低的现象,推测静息时细胞内电位低于细胞外,并假定静息时细胞膜只对 K^+ 有通透性,由于胞内带正电荷的 K^+ 顺浓度差扩散到膜外,相应的负电荷仍留在膜内,使细胞膜呈现外正内负的极化状态,形成静息电位。按照 Bernstein 的设想,细胞的静息电位就等于 K^+ 的平衡电位。1936 年,生物学家 Young J Z 发现了头足类软体动物枪乌贼的巨大神经轴突,其直径可达 1 mm。这与最大直径不超过 20 μm 的脊椎动物神经纤维相比,无疑是研究跨膜电位的绝好材料。1939 年,英国生理学家 Hodgkin A L 和 Huxley A F 将直径为 0.1 mm、内部充满海水的毛细玻璃管纵向插入枪乌贼大神经轴突的断端,作为细胞内电极,而将另一电极置于浸泡细胞的海水中,于是在毛细管尖端和细胞外电极之间记录到约 60 mV 的电位差,胞质为负。这样,他们便利用枪乌贼的巨大轴突首次记录到膜两侧的静息电位。这一工作的意义在于实验测定的静息电位与根据细胞膜内、外 K^+ 浓度经 Nernst 公式计算的 K^+ 平衡电位(—75 mV)非常接近,从而有力地支持了 Bernstein 关于在静息电位状态下细胞膜选择性对钾离子有通透性的膜学说。

2. 静息电位的产生机制

根据化学家 Ostwald 提出的半透膜通透性理论,在安静状态下,如果细胞膜两侧具有不同浓度的带电离子分布,且细胞膜具有半透膜特征,允许某一种带电荷离子通过浓度差跨膜扩散,而带有相反电荷的另一种离子则不能通过,这样,就会通过静电作用阻止跨膜扩散的离子进一步弥散,其结果在膜两侧就会形成电位差。由此,人体细胞若形成静息电位,必须要具备两个必要条件,即:① 细胞膜内外离子分布必须是不均匀的,这种不均匀分布,使某种离子在膜内外形成一定的浓度差,在离子扩散时有足够的能量所利用。细胞膜内外离子浓度测定表明,细胞膜内 K^+ 浓度常较膜外 K^+ 约高 30 倍,膜外 Na^+ 浓度较膜内 Na^+ 约高 12 倍,呈现出膜内外离子分布的不均匀特性(表 2.1)。② 细胞膜具有半透膜的特性。在安静状态下,膜对 Na^+ 通透性较小,而对 K^+ 通透性较大(较 Na^+ 大 10～100 倍)。K^+ 的通透性较大的实质,是因为很多细胞膜上存在着一种称为非门控性的 K^+ 通道,如神经纤维膜上的**钾漏通道**(K^+ leak channel),心肌细胞膜上的内入性整流钾通道等,安静状态时,这些 K^+ 通道始终处于开放状态,从而使膜对 K^+ 的通透性较高。

表 2.1　人体组织液和胞质中电解质含量(mmol/L)

离子	组织液	胞质	平衡电位(mV)
Na^+	145	12	+65
K^+	4.4	139	−89
Ca^{2+}	2.4	<0.001(游离状)	+200
Cl^-	117	4	−87
HCO_3^-	27	12	−21
蛋白质	0.4(mEq/L)	54(mEq/L)	

当具备静息电位形成的上述两个条件时,K^+ 将借助浓度差的驱动力由膜内向膜外扩散,而膜内有机负离子不能随之跨膜扩散,这就使得膜内电位变负,膜外电位变正,膜两侧形成电

位差,这种由电位差所逐步形成的驱动力,与浓度差的驱动力方向相反,可阻止 K^+ 进一步向膜外扩散。当 K^+ 借助浓度差向膜外扩散的驱动力与电位差的驱动力相平衡时,K^+ 向膜外扩散将逐渐停止,K^+ 外向净移动趋向于零,此时,膜内外电位可固定至某一值,所测的这一跨膜电位值即为静息电位。因此,静息电位实际上是由 K^+ 向膜外扩散所致,相当于 K^+ 的电-化学平衡电位。

3. 膜平衡电位计算和静息电位形成的有关因素

如上所述,静息电位是由 K^+ 向膜外扩散所形成的电-化学平衡电位,理论上,利用物理化学 Nernst 公式,可以计算出细胞膜内外不同 K^+ 浓度下的钾平衡电位(E_K),该平衡电位应当与静息电位值一致。

$$E_X = \frac{RT}{ZF} \times \ln \frac{[X^+]_o}{[X^+]_i}$$

式中,E_X 为某离子的平衡电位,R 为气体常数,T 为绝对温度,F 为法拉第常数,Z 为原子价,$[X^+]_o$ 和 $[X^+]_i$ 分别为该离子膜外和膜内溶液中的浓度。若离子 X^+ 为单价,环境温度为 29.2 ℃,并将自然对数转换为常用对数,则上式可改写为

$$E_X = \frac{8.31 \times (29.2 + 273) \times 10^3}{1 \times 96500} \times 2.3026 \lg \frac{[X^+]_o}{[X^+]_i}$$

$$= 59.5 \lg \frac{[X^+]_o}{[X^+]_i} (mV)$$

将膜内和膜外溶液中 K^+ 浓度代入式中,即可计算出 K^+ 的平衡电位(E_K)。若静息电位是 K^+ 的平衡电位,则计算的理论值与实验中实际测得值(实测值)应该比较接近。Hodgkin 等在某一次实验中所记录的枪乌贼巨大神经的静息电位约为 -77 mV,而同时其计算的 E_K 理论值约为 -87 mV,两者基本接近。在哺乳动物中,多数细胞的 E_K 值为 $-90\sim-100$ mV,实测值可达 -90 mV 左右,说明静息电位的产生与 K^+ 的平衡电位形成有关。同理,用上述公式也可求出 E_{Na} 为 $+50\sim+70$ mV。各离子平衡电位见表 2.1。

将静息电位的实测值与理论值相比较,总可发现实测值较理论值小,即静息电位在理论值的基础上呈现出轻微的去极化,这是因为正常状态时膜对 Na^+ 也有一定通透性,少量的 Na^+ 内流可抵消由 K^+ 向外扩散所形成的膜内负电位。此外,静息电位的形成和维持,还与钠泵的生电活动有关。钠泵每分解一分子 ATP,可将 3 个 Na^+ 移出细胞外,2 个 K^+ 移入细胞内,可使膜内减少一个正电荷,使安静状态下膜内电位负值增加,同时维持了离子的不均匀分布。

Cl^- 和 Ca^{2+} 的平衡电位与静息电位的关系

从表 2.1 中可知,Cl^- 的平衡电位接近静息电位的实测值,可达 -87 mV,那么,静息电位是否是由 Cl^- 向膜内流动而形成的平衡电位呢? 一般认为静息电位与 Cl^- 的平衡电位无关,这是因为细胞膜 Cl^- 跨膜扩散不存在原发性主动转运,Cl^- 分布是被动的,Cl^- 在膜两侧的分布和浓度差受膜电位的影响,即膜电位决定 Cl^- 的扩散方向,而不是 Cl^- 决定膜电位大小。哺乳动物静息电位值稳定在 -90 mV 左右,远较 $E_{Cl^-} = -87$ mV 小,Cl^- 的浓度差驱动力小于电位差的驱动力,因此,Cl^- 不可能向膜内扩散而形成静息电位。Ca^{2+} 在膜内外的浓度及其膜的通透性均很低,其平衡电位值远离静息电位值,亦不可能是产生静息电位的因素。

二、动作电位

(一) 动作电位的定义

细胞受到刺激时,膜电位在静息电位基础上发生一次迅速、可逆和可传播的电位变化称为

动作电位(action potential)。组织细胞产生动作电位时,就意味着细胞已经开始兴奋,动作电位是细胞兴奋的标志。在不同细胞中,动作电位具有不同的形态,如神经纤维动作电位是**锋电位**(spike potential),心肌细胞动作电位复极化过程具有平台。以神经纤维动作电位为例,动作电位快速去极化和复极化使图形表现为短促而尖锐的脉冲变化,形成锋电位,锋电位是动作电位的特征性标志。锋电位后膜的复极化速度减慢,膜电位出现低幅、缓慢波动称为**后电位**(after potential)。后电位分为两个部分,前一个复极化放缓的成分称为**负后电位**(negative potential),后一个构成超极化的成分称为**正后电位**(positive potential)(图2.10)。

组织和细胞受到刺激而产生反应的过程,称为兴奋,而在现代生理学中,动作电位及其产生过程已被看作是组织和细胞产生兴奋的代名词,能够产生动作电位的细胞称为**可兴奋细胞**(excitable cell),如神经细胞、肌细胞和腺细胞等。

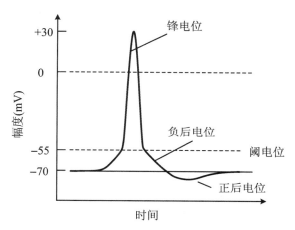

图 2.10 神经纤维动作电位示意图

(二) 动作电位的产生机制

以神经细胞锋电位为例,当给予细胞一个去极化刺激时,由于细胞膜具有一定的电阻和电容特性,刺激电流将会导致局部细胞膜产生一种去极化性质的**电紧张电位**(electrotonic potential),这种电紧张电位可激活膜上极少部分 Na^+ 道通,引起少量 Na^+ 借浓度差的驱动力向膜内扩散,使膜内电位产生局部去极化,当局部去极化达到足以激活细胞膜上电压门控性 Na^+ 通道的临界膜电位值,即**阈电位**(threshold potential)时,膜上 Na^+ 通道随即被大量激活而开放,Na^+ 借着浓度差和静息状态下的电位差(即电化学驱动力),大量迅速内流,从而引起膜内电位快速去极化和超射,最终使膜内电位出现反极化,形成了动作电位的去极化时相。从动作电位去极化过程可以看出,倘若要使细胞产生动作电位,任何刺激必须要促使膜电位达阈电位水平,才能引发膜上大量钠通道开放,Na^+ 快速内流产生动作电位的去极化,否则动作电位不能产生。因此,动作电位的产生具有"全和无"的特性。

膜内电位达到最高值时,如神经细胞膜内电位最高可达+20~+40 mV,已接近 Na^+ 的平衡电位值,Na^+ 内流将逐渐停止,并且在去极化的过程中,电压门控性 Na^+ 通道已经由激活状态转变为失活状态而关闭。此时,由去极化而导致去激活的 K^+ 通道迅速开放,K^+ 借电化学驱动力向膜外扩散,膜内电位从反极化状态逐步恢复至极化状态,形成复极化时相。

　　Hodgkin 和 Huxley 利用细胞内电极,在记录枪乌贼巨大轴突静息电位的基础上,观测受刺激后动作电位产生时发现,动作电位去极化幅度可达+30~+50 mV,出现膜电位的反极化,这是用"膜对 K$^+$ 通透性消失"理论无法解释的。考虑到经公式计算的 E_{Na} 约为+60 mV,Hodgkin 和 Huxley 提出了一个新的"离子学说",即动作电位期间膜对钠通透性瞬间增大并远远超过了对钾的通透性。他们用氯化胆碱或葡萄糖等张溶液替代神经纤维周围海水中的 NaCl,结果表明,这种状况下的动作电位幅度、去极化上升速度和动作电位传导速度都下降了,其下降程度随 Na$^+$ 被替代比例的增大而增大,从而证实了他们的"离子学说",即细胞膜安静时选择性地对 K$^+$ 通透性大,而兴奋时对 Na$^+$ 的通透性瞬间增大。

　　锋电位随后的**负后电位**,与复极化时迅速外流的 K$^+$ 在膜外附近蓄积,形成了正电荷屏障,暂时阻碍了 K$^+$ 外流,使膜复极化速度较锋电位复极化速度减慢所致。**正后电位**是由于在动作电位期间,去极相有较多的 Na$^+$ 内流,复极相有较多的 K$^+$ 外流,致使膜内外 Na$^+$ 和 K$^+$ 浓度差减小,使 Na 泵激活并逆着浓度差将 3 个 Na$^+$ 向膜外转运,2 个 K$^+$ 向膜内转运,这种生电性 Na 泵活动,导致膜内电位出现短暂的超极化。

(三) 动作电位产生的几个依据

1. 电化学驱动力

　　如前所述,静息电位相当于 K$^+$ 的平衡电位。当已知膜电位(或静息电位)等于 K$^+$ 平衡电位,即 $E_m = E_K$ 时,对于 K$^+$ 而言,浓度差的驱动力与电位差的驱动力应当相等,即该离子的电化学驱动力等于零,可表示为 $E_m - E_K = 0$,此时 K$^+$ 停止扩散。但是,若 $E_m - E_K \neq 0$,则表明该离子受到电或化学驱动力的影响,将会产生跨膜扩散运动。因此,有无电化学驱动力取决于膜电位与某离子平衡电位之差,即:电化学驱动力 $= E_m - E_i$。动作电位是产生在静息电位背景之上的,若假设此时的静息电位 E_m 为 -70 mV,已知哺乳动物神经细胞 E_{Na} 约为+60 mV,E_K 约为 -90 mV,通过电化学驱动力计算可知:

　　静息状态下对 Na$^+$ 的驱动力为

$$E_m - E_{Na} = -70\ mV - (+60\ mV) = -130\ mV$$

　　静息状态下对 K$^+$ 的驱动力为

$$E_m - E_K = -70\ mV - (-90\ mV) = +20\ mV$$

　　由此可见,在静息电位为 -70 mV 的状态下,假设膜外电位为零,膜内电位与 E_{Na} 相比,相差 -130 mV,如此负值形成较强大的电驱动力,将驱使带正电的 Na$^+$ 一旦其通道被激活开放后,将向膜内迅速扩散,形成锋电位的快速去极化过程。相对于 Na$^+$ 而言,静息电位状态下,膜内 K$^+$ 仅有+20 mV 的外向驱动力,该驱动力不足以抵消 Na$^+$ 的内流。

2. 膜电流的测定

　　利用电压钳技术,将枪乌贼大神经膜内电位从 -65 mV 快速钳制到 -9 mV,然后持续 5 ms 时间。由于膜的突然去极化,可引起膜对不同离子的通透性改变,产生相应的跨膜离子电流。实验中所记录到的离子电流如图 2.11 所示。从图中可见,膜电位快速去极化相对应的早期,出现了一种随时间而改变的向下的内向电流,应用 Na$^+$ 通道特异性阻断剂河豚毒(TTX)后,内向电流全部消失,表明这一电流是 Na$^+$ 向膜内流动形成的离子电流。内向 Na$^+$ 电流消失后膜上又出现了一种延迟性外向电流,该电流可以被钾通道特异性阻断剂四乙胺(TEA)所阻断而完全消失,表明这部分外向电流是由 K$^+$ 在去极化结束后向膜外扩散所致。由此可证明在静息电位基础上去极化,首先可激活 Na$^+$ 通道,Na$^+$ 向膜内迅速扩散,形成时间和电压依从性的内向电流,并产生动作电位的快速去极化和反极化,随后,K$^+$ 的通透性增加,K$^+$ 向膜外扩散,其形成的外向电流导致动作电位的复极化形成。

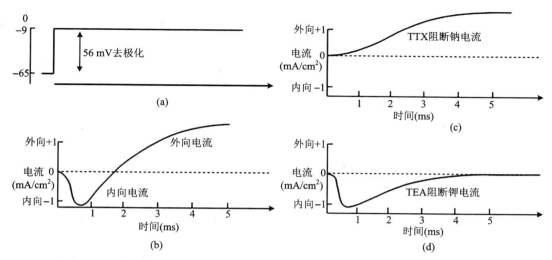

图 2.11 利用电压钳技术记录的枪乌贼大神经轴突的膜电流及其离子成分的分析

（a）钳制电压；（b）记录的内向电流和外向电流；（c）河豚毒（TTX）阻断了内向电流；（d）四乙胺（TEA）阻断了外向电流

电压钳（voltage clamp）技术

该技术是 1949 年由 Cole K S 及 Marmont G 设计的,后经 Hodgkin、Huxley 和 Katz 等加以改进,并成功地应用于枪乌贼巨轴突动作电位期间离子电流的研究。已知膜的等效电路如图 2.12(a)所示,细胞膜具有膜电阻(R_m)和膜电容(C_m)的特性。当电位钳制在 V_C 时,产生的膜电流 I_m 通过膜阻抗和容抗分流形成 I_R 和 I_C,即

$$I_m = I_C + I_R = C_m \frac{dV_m}{dt} + I_R$$

若保持膜电位 V_m 稳定,使 $dV_m/dt=0$,这样 $I_C=0$,根据上式 $I_m=I_R$,即电压钳注入的膜电流与通过膜电阻的跨膜离子电流相等。电压钳技术是通过插入细胞内的一根微电极向胞内补充电流,补充的电流量正好等于跨膜流出的反向离子电流量,这样即使膜通透性发生改变时,也能控制膜电位保持稳定。

在双微电极电压钳方法中(图 2.12(b)),一根胞内电极与测定膜电位的负反馈电压放大器(X1)相连接,记录电压及控制膜电位,另一根细胞内电极用于向胞内注射来自反馈放大器(FBA)输出的电流。FBA 的两个输入端,一个接受膜电位 E 的输入,另一个接受指令电位 C,当两者电位相等时输出电流为零,当两者出现差异时,FBA 经电极瞬间输出补偿电流 I',电流穿越细胞膜流出产生电压变化,使 E 快速稳定于 C,如此便构成一个使膜电位始终保持于 C 的负反馈回路。当 $E=C$ 时,不再有电流注入细胞,膜电位将被钳制在一个固定值。利用电压钳,可记录不同膜电位水平时的跨膜离子电流及其电导变化。

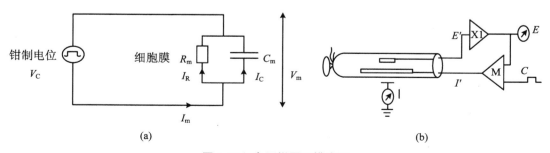

图 2.12 电压钳原理模式图

3. 膜电导的测定

膜电阻的倒数即为**膜电导**(membrane conductance),它间接地反映出细胞膜通透性的大小。测定动作电位期间膜电导的改变,有利于阐述其形成的机制。根据欧姆定律,膜离子电流与膜电导及其电化学驱动力有下列关系:

$$I_{ion} = G_{ion} \cdot (E_m - E_{ion})$$

由此,可分别推算出 Na^+ 和 K^+ 电导(G)的计算式为

$$G_{Na} = \frac{I_{Na}}{E_m - E_{Na}}, \quad G_K = \frac{I_K}{E_m - E_K}$$

将神经细胞膜电位从 $-60\ mV$ 分步钳制至 $+20\ mV$,同时记录相应钳制状态下的膜电流,即可用上式计算出对应的 G_{Na} 和 G_K。如图 2.13 所示,在相当于动作电位去极化时相早期 G_{Na} 增加,表明膜对 Na^+ 通透性增加,随后下降并出现 G_K 的增加,膜对 K^+ 通透性增加,并保持恒定。

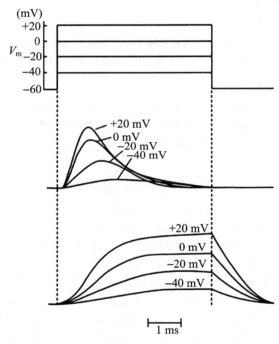

图 2.13   分步电压钳时膜钠电导和钾电导的改变

4. 单通道电流的测定

用特制的玻璃微吸管吸附于细胞表面,使之形成 $10 \sim 100\ G\Omega$ 的密封(giga-seal),被孤立的小膜片面积为平方微米量级,内中仅有少数**离子通道**。然后对该膜片实行电压钳制,可测量单个离子通道开放产生的皮安(pA,10^{-12} 安培)量级的电流。图 2.14 显示将膜电位从 $-120\ mV$ 钳制至 $-50\ mV$ 时,连续 10 次膜片钳记录的单个通道的离子电流。在相当于去极化的早期,可见较为规律的微弱内向电流出现,连续 300 次钳制记录的这种单通道电流叠加平均所获总和电流,与全细胞或电压钳记录的**宏膜电流**(macroscopical current)相似。给膜片应用 $5\ \mu M$ 利多卡因后,其内向电流及总和电流减小,表明去极化时相这种内向单通道电流是由膜外 Na^+ 通过单个 Na^+ 通道内流所产生的。

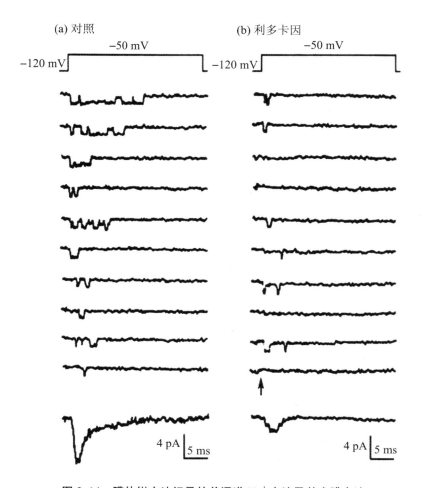

图 2.14　膜片钳方法记录的单通道 Na$^+$ 电流及其宏膜电流

膜片钳(patch clamp)技术(图 2.15)

由德国神经生物学家 Neher 和 Sakmann 于 1976 年发明,1991 年两人共获诺贝尔生理学和医学奖。

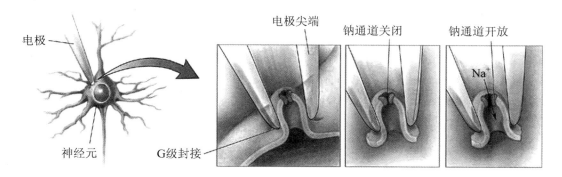

图 2.15　膜片钳原理模式图

膜片钳技术使用玻璃微电极吸管把只含 1~3 个离子通道、面积为 mm^2 级的细胞膜通过负压吸引并封接起来。由于电极尖端(1~5 μm)与细胞膜之间的电阻大于 10~100 GΩ,呈**高阻封接**,从而使电极尖端下的膜与膜的其他部分从电学上隔离开来。当给膜片一个固定的钳制电压使膜片钳位时,膜片内通道开放所产生的电流便流进玻璃吸管,可用极为敏感的膜片钳放大器测量此电流及其强度,即可记录到单一通道的离子电流。膜片钳技术具有较高的时间(10 μs)和空间(1 μm)分辨率。从单通道记录的离子电流形态上,可观察到膜上电压依赖型离子通道有开与关两种状态。

(四) 离子通道启闭与膜的通透性改变

如前所述,某离子膜电导的增加,意味着膜对该离子通透性增大。在静息状态下,膜的钾电导增加,用以形成和维持静息电位,这是由于有相当数量的钾漏通道随机开放的结果,该通道属于非门控性通道。动作电位去极化时相钠电导迅速增加,是由于膜上电压门控性钠通道大量激活(开放)所致。因此,膜电导和膜通透性的改变,直接与离子通道的状态有关。

实验表明,产生动作电位去极化的钠通道,至少存在着三种功能状态,即**关闭**(close)或静息、**激活**(activation)和**失活**(inactivation)状态,其中关闭和失活两种状态下的 Na^+ 通道都是不开放的。一般认为,Na^+ 通道分子内部有两个"闸门",即与"激活"相关的 m 门和与失活相关的 h 门。当膜电位处于静息电位状态时,m 门完全关闭,h 门处于开放状态,通道不具有通透性。当膜电位去极化至通道的失活电位(如 +20 mV)水平时,m 门开放,而 h 门则完全关闭,通道仍处于关闭状态。由于 h 门关闭的速度较 m 门慢,激活状态便处于 m 门迅速开放,h 门尚未关闭之前的瞬间时刻,一旦 h 门关闭,通道就进入 m 门开放而 h 门关闭的失活状态(图 2.16)。处于失活状态下的钠通道,无论给予何种强度的刺激均不能使其进入激活状态,它必须随着膜电位的复极化使通道进入静息或备用状态,才能被再次激活,即经历 m 门迅速关闭和 h 门缓慢开启的复活过程。

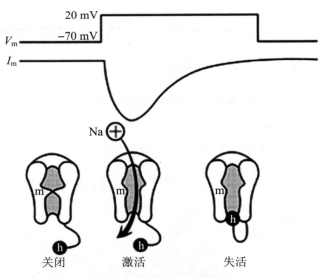

图 2.16　钠通道关闭、激活和失活状态模式图

与钠通道相比较,钾漏通道分子内部只有一个激活门,称为 n 门,没有失活门。n 门开放过程称为激活,通道进入被激活开放状态,n 门的关闭过程称为"**去激活**"(deactivation),通道处于关闭状态。因此,这种钾漏通道实际上没有类似于钠通道的失活状态。

(五) 局部电位与动作电位之间的关系

细胞受到刺激时,可产生兴奋。刚刚能引起组织和细胞产生兴奋的最小刺激强度,称为阈强度,又称阈值。当细胞受到刺激时,造成膜上钠通道通透性突然增加的临界膜电位值,称为阈电位。阈电位与静息电位的距离一般相差 $10\sim20$ mV 左右。很显然阈值和阈电位的概念是不相同的。一般而言,衡量兴奋性的指标常用阈值表示。

用低于阈值(阈下刺激)的去极化脉冲刺激细胞,虽不能引起动作电位,但会引起一种去极化的电紧张电位(由膜阻容特性所决定),这种电紧张电位可以使细胞膜少量 Na^+ 通道开放,Na^+ 内流产生局部去极化,后者与电紧张电位叠加,形成去极化的局部电位(local potential)。由于此时内向性 Na^+ 电流很微弱,很快就被外向性 K^+ 电流所抵消而复极到静息水平,因此仅在局部膜部位形成局部反应或局部兴奋。与动作电位相比较,局部电位具有下列特征:① 反应强度与刺激强度成正相关,即刺激强度越大,反应强度越大。② 呈电紧张性扩布,不能远距离传播,易衰减。③ 可以总和,包括时间总和和空间总和两种。若局部去极化达阈电位后,即可触发动作电位的产生,而一旦动作电位在局部产生,即可沿着细胞远距离传播并且不会衰减。同理,给细胞一次超极化脉冲刺激,细胞仅仅能产生超极化的局部电位,这种超极化局部电位远离阈电位水平,因而不可能引起该细胞产生动作电位(图 2.17)。

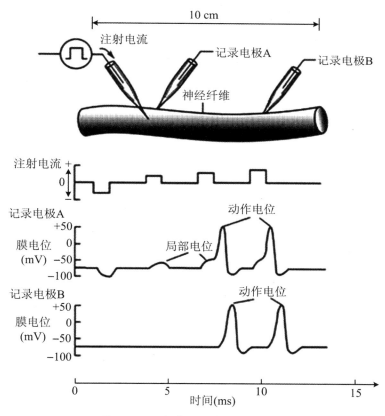

图 2.17 局部电位和动作电位的传播

(六)动作电位的传导

兴奋在同一个细胞上扩布称为**传导**(conduction)。在动作电位发生部位,细胞膜电位呈现内正外负的反极化状态,未兴奋部位仍是内负外正的极化状态,两者之间形成电位差,从而导致电荷的移动产生局部电流,这种局部电流刺激了相邻的未兴奋部位,使其膜内外电位差减小产生去极化,当去极化达到阈电位时,引起未兴奋部位膜上大量的钠通道开放,产生新的动作电位,于是动作电位便从兴奋部位向未兴奋部位得以传导,然后以这种方式不断向两端扩布。通常意义上的神经冲动实际上就是指在神经纤维上传导的动作电位(图 2.18)。

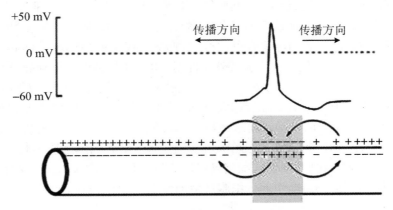

图 2.18　动作电位在神经纤维上的传导模式图

有髓神经纤维在轴突外面包有一层髓鞘,髓鞘主要成分的脂质是不导电或不允许带电离子通过的,只有在髓鞘中断的郎飞结处,轴突膜才能和细胞外液接触,允许兴奋和未兴奋部位依靠电位差产生电荷移动,形成局部电流刺激未兴奋的郎飞结部位产生动作电位,因此,有髓鞘神经纤维动作电位表现为跨过每一段髓鞘而在相邻郎飞结处相继出现,这称为兴奋的跳跃式传导。

跳跃式传导时的兴奋传导速度,显然比上述无髓纤维或一般细胞的传导速度快得多,而且由于跳跃式传导时,单位长度内每传导一次兴奋所涉及的跨膜离子运动的总数要少得多,因此它还是一种"节能"的传导方式。神经髓鞘的出现是进化过程中既能增加神经纤维传导速度,又能减少生物能量消耗的一种方式。无脊椎动物没有有髓神经纤维,其无髓纤维增加传导速度主要依靠增大轴突的直径,因为这样可以减少膜内液体的电阻,而增加局部电流的强度,使动作电位的传导速度加快。

第四节　骨骼肌的收缩功能

人体肌肉按其功能特性,可分为骨骼肌、心肌和内脏平滑肌,它们收缩和舒张的过程,有某些相似之处。本节以骨骼肌为重点,说明肌细胞的收缩机制。每个骨骼肌纤维都是一个独立的功能和结构单位,它们至少接受一个运动神经末梢的支配,并且人体骨骼肌纤维只有在支配它们的神经纤维有神经冲动传来时,才能进行收缩。因此,人体所有的骨骼肌活动,是在中枢神经系统的控制下完成的。

一、神经-骨骼肌接头处兴奋的传递

神经和肌肉组织是两种不同的组织类型,其间的兴奋必须依赖骨骼肌神经-肌接头处的特殊结构进行传递。该神经-肌接头的结构主要由三部分组成:接头前膜、接头间隙、接头后膜,后者又称为终板膜,当神经末梢处有神经冲动传来时,首先使接头前膜去极化,引起该处电压

门控式 Ca^{2+} 通道开放,细胞间隙液中的 Ca^{2+} 借助电化学驱动力进入轴突末梢内。Ca^{2+} 的进入量决定着囊泡释放的数目,大量囊泡向接头前膜的内侧面靠近,通过囊泡膜与接头前膜的融合,并在融合处出现裂口,使囊泡中的乙酰胆碱(ACh)递质排放至接头间隙。神经末梢释放 ACh 是以一个突触囊泡所含全部 ACh 分子为最小单位,"倾囊"排出,此单位量称为一个"量子",故囊泡释放递质呈"**量子样释放**"(quantal release)。当 ACh 分子通过接头间隙与终板膜表面 N 型 ACh 敏感性阳离子通道上的受体结合时,引起蛋白质分子内部构象的变化,导致该通道的开放,允许 Na^+、K^+ 同时通过,根据几种离子正常时在膜内外的分布特点,实际出现的是 Na^+ 的内流和 K^+ 的外流。在静息状态下,Na^+ 的内向驱动力远大于 K^+ 的外向驱动力,其结果是使终板膜处产生去极化,这一去极化电位称为**终板电位**(end-plate potential,EPP)。终板电位与前述的局部兴奋电反应有类似的性质,不表现"全或无"特性,其大小与接头前膜释放的 ACh 的量成比例,可表现总和现象等。终板电位产生后,以电紧张电位形式扩布至终板膜周围的普通肌细胞膜,触发后者膜电位达阈电位,就会引发一次向整个肌细胞膜作"全或无"式传导的动作电位,后者再通过所谓"兴奋-收缩耦联",引起肌细胞出现一次机械收缩(图 2.19)。

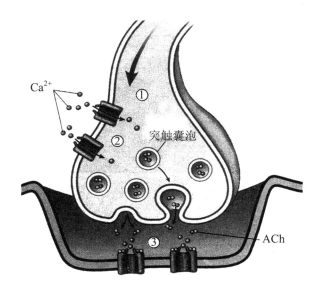

图 2.19　神经-肌接头结构示意图

正常情况下,一次神经冲动所释放的 ACh 以及它所引起的终板电位的大小,大约超过引起肌细胞膜动作电位所需阈值的 3～4 倍。ACh 的清除主要靠胆碱酯酶的降解作用来完成,此酶主要分布在接头间隙和接头后膜上,它们可以在很短的时间内将一次神经冲动所释放的 ACh 清除掉。神经-肌接头兴奋传导易受环境因素的影响,许多药物可以作用于接头传递过程中的不同阶段,影响正常的接头功能。例如,美洲箭毒和 α-银环蛇毒可以同乙酰胆碱竞争终板膜的 ACh 受体亚单位,因而可以阻断接头传递而使肌肉失去收缩能力,有类似作用的药物称为肌肉松弛剂。有机磷农药和新斯的明对胆碱酯酶有选择性的抑制作用,可造成 ACh 在接头和其他部位的大量积聚,引起种种中毒症状。重症肌无力是由于体内自身免疫抗体破坏了 ACh 受体,导致肌张力降低。

二、骨骼肌的收缩机制

1. 骨骼肌细胞的微细结构

肉眼所见的一块骨骼肌由许多的肌细胞组成,每一个肌细胞除了有细胞膜、多个卵圆形的细胞核外,最主要的特点就是细胞质内含有大量肌原纤维。它们平行排列,纵贯肌纤维全长,在一个细胞中可达上千条之多。每条肌原纤维的全长都呈现规则的明、暗交替形态,分别称为明带和暗带。在暗带中央,有一段相对透明的区域,称为 H 区。在 H 区中央亦即整个暗带的中央,有一条暗线,称为 M 线。明带中央也有一条横向的暗线,称为 Z 线,两 Z 线之间的区域,是肌肉收缩和舒张的最基本单位,称为**肌小节**(sarcomere)。肌小节是肌肉收缩的基本结构和功能单位(图 2.20)。

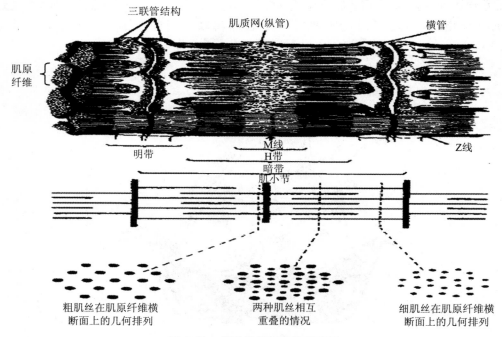

图 2.20　骨骼肌微细结构示意图

进一步研究发现,肌小节的明带和暗带包含有更细的、平行排列的丝状结构,称为肌丝。暗带中含有的肌丝较粗,称为粗肌丝,其长度与暗带相同,实际上暗带的形成就是由于粗肌丝的存在,M 线则是把成束的粗肌丝固定在一定位置的某种结构。明带中的肌丝较细,称为细肌丝,它们由 Z 线结构向两侧明带伸出,它的游离端有一段伸入暗带,和粗肌丝处于交错和重叠的状态。

粗肌丝:主要由**肌球蛋白**(myosin,肌凝蛋白)组成(图 2.21),其形状呈豆芽状,包括头部和杆部,头部又叫**横桥**(cross-bridge)。横桥有两个特性:① 具有 ATP 酶的作用,能与 ATP 结合,分解 ATP 而获得能量,但此酶要在它与细肌丝上的肌动蛋白结合后才能被激活,作为横桥摆动和做功的能量来源。② 在一定条件下横桥可以和细肌丝上的肌动蛋白分子呈可逆性的结合,同时出现横桥向 M 线方向的扭动,继而出现横桥和细肌丝的解离、复位,然后再同细肌丝上另外的位点结合,出现新的扭动,如此反复,使细肌丝继续向 M 线方向移动。

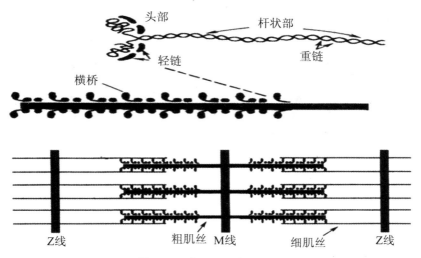

图 2.21　粗肌丝结构示意图

细肌丝：由三种蛋白质组成，其中**肌动蛋白**（actin，肌纤蛋白）占 60%。肌动蛋白与肌丝滑行有直接的关系，故与肌球蛋白一起被称为收缩蛋白。肌动蛋白分子单体呈球状，但它们在细肌丝中聚合成双螺旋状，成为细肌丝的主干。细肌丝中另外有两种蛋白质，它们不直接参与肌丝间的相互作用，但可影响和控制收缩蛋白之间的相互作用，称为调节蛋白，其中一种是**原肌球蛋白**（tropmyosin，原肌凝蛋白），也呈双螺旋结构，在细肌丝中与肌动蛋白双螺旋并行，但在肌肉安静时原肌球蛋白的位置正好在肌动蛋白和横桥之间，掩盖着肌动蛋白上的结合位点，这就起了阻碍两者相互结合的作用。另一种称为**肌钙蛋白**（troponin），肌钙蛋白在细肌丝上不直接和肌动蛋白分子相连接，而只是以一定的间隔出现在原肌球蛋白的双螺旋结构之上。肌钙蛋白的分子呈球形，含有三个亚单位，其中亚单位 C 中有一些带双负电荷的结合位点，因而对肌浆中出现的 Ca^{2+} 有很大的亲和力；亚单位 T 作用是把整个肌钙蛋白分子结合于原肌球蛋白，而亚单位 I 与肌动蛋白结合，其作用是在亚单位 C 与 Ca^{2+} 结合时，脱离肌动蛋白并把信息传递给原肌球蛋白，引起后者的分子构象发生改变，解除它对肌动蛋白和横桥相互结合的阻碍作用。

2. 肌肉收缩的基本过程

肌肉收缩时外部可见整个肌肉发生了缩短，但其肌细胞内并无肌丝及其分子结构的缩短。有实验观察到肌肉收缩时，并无暗带长度的变化，仅发生明带长度的缩短，同时暗带中央的 H 区也相应地变窄。这些可以表明肌肉收缩产生缩短，可能是粗、细肌丝之间出现了相对运动，即细肌丝向 M 线滑行，在暗带与粗肌丝发生了重叠，使肌小节长度缩短，从而导致肌肉的缩短。由此，Huxley 在 1969 年提出了**肌丝滑行学说**（sliding filament theory），作为肌肉收缩原理的解释。根据这一学说，肌肉收缩是由于肌动蛋白微丝（细丝）在肌球蛋白微丝（粗丝）之上滑行所致。在整个收缩的过程之中，肌球蛋白微丝和肌动蛋白微丝本身的长度则没有改变。

安静时由于肌动蛋白上与横桥相结合的部位被原肌球蛋白分子所掩盖，称为"位阻效应"，横桥不能与细肌丝的肌动蛋白结合。但当某种因素使 Ca^{2+} 进入肌浆，肌浆中 Ca^{2+} 浓度升高时，将会促进 4 个 Ca^{2+} 与肌钙蛋白 C 亚基结合，使肌钙蛋白构象发生改变，这种变构导致肌钙蛋白 I 亚基与肌动蛋白结合减弱和原肌球蛋白发生位移，后者向肌动蛋白沟槽内移动，从而暴露出肌动蛋白的结合位点，位阻效应被解除，横桥与肌动蛋白结合，其 ATP 酶活性增加，分解

ATP 供能,横桥拖动细肌丝向 M 线滑行,肌小节缩短,肌肉收缩。当肌浆中 Ca^{2+} 浓度下降时,肌钙蛋白与钙离子解离,位阻效应恢复,细肌丝从暗带内滑出,肌丝复原,肌肉舒张(图 2.22)。

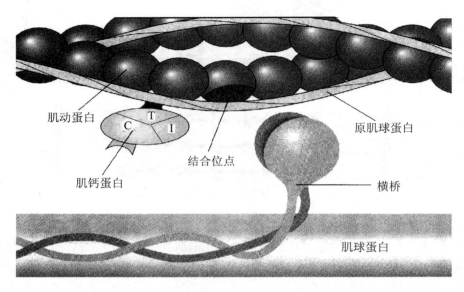

图 2.22 粗细肌丝及其肌丝滑行示意图

三、骨骼肌的兴奋-收缩耦联

肌细胞电兴奋过程和机械收缩过程相联系的中介过程,称为**兴奋-收缩耦联**(excitation-contraction coupling)。其中三联管区是其结构基础(图 2.23),钙离子是耦联因子。实验表明,骨骼肌的兴奋-收缩耦联至少包括三个主要步骤,即:① 电兴奋通过 T 管膜向肌细胞的深处传导。② 三联管结构处的信息传递。③ 肌浆网(即纵管系统)对 Ca^{2+} 贮存、释放和再贮存。

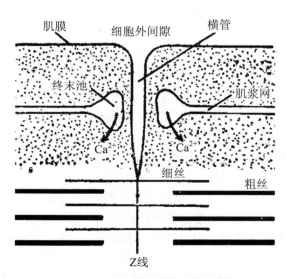

图 2.23 骨骼肌肌管系统示意图

当来自运动神经的动作电位传至骨骼肌细胞膜后,可导致 T 管膜和肌细胞膜上的 L-型钙通道激活,激活的 L-型钙通道通过变构作用,呈现出激活但不打开的"拔塞样"效应,其结果使终池上的钙释放通道被打开(图 2.24(a)),贮存在终池中的 Ca^{2+} 借浓度差向胞质中扩散,使其 Ca^{2+} 浓度由安静时的 0.1 μmol/L 水平升高至 1～10 μmol/L。胞质中的 Ca^{2+} 浓度升高促使 Ca^{2+} 与细肌丝中的肌钙蛋白结合,从而触发肌丝滑行和肌肉收缩。与此同时,胞质中 Ca^{2+} 的升高,也激活了纵行肌质网上的钙泵,钙泵将胞质中的 Ca^{2+} 逆浓度差回收至终池,使胞质中 Ca^{2+} 浓度降低,肌丝复原和肌肉舒张。缺乏 Ca^{2+} 虽然肌膜动作电位仍可发生,但不能引起肌细胞的收缩,这种只产生兴奋,不引起收缩的现象称为"兴奋-收缩脱耦联"。

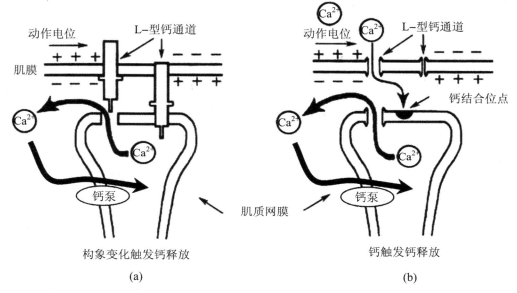

图 2.24　横纹肌肌质网钙释放机制

心肌相对于骨骼肌而言,其三联管系统和肌质网相对不发达,终池 Ca^{2+} 贮量较少,因此,心肌收缩时较多地依赖细胞外液中的 Ca^{2+}。当动作电位沿 T 管膜向肌细胞深处传导后,可激活 T 管膜上 L-型钙通道,后者被激活而开放,细胞外液中的 Ca^{2+} 顺浓度差通过 L-型钙通道进入膜内,进一步激活终池膜上的 ryanodine 受体,该受体为钙释放通道,它的激活开放使终池中的 Ca^{2+} 释放至胞质。L-型钙通道内流的 Ca^{2+} 触发终池释放 Ca^{2+} 的过程,称为**钙触发钙释放**(calcium induced Ca^{2+} release)(图 2.24(b))。

四、影响骨骼肌收缩效能的因素

从力学角度分析,骨骼肌收缩时可产生相应的张力和缩短改变,这些改变反映出肌肉收缩效能的变化。根据肌肉收缩张力和缩短改变的力学特征,可将肌肉收缩分为两种形式,即**等长收缩**(isometric contraction)和**等张收缩**(isotonic contraction),前者表现为肌肉收缩时只有张力的增加而长度保持不变,后者表现为肌肉收缩时只发生缩短而张力保持不变。骨骼肌收缩所产生的张力和缩短,即收缩效能受其前负荷、后负荷、肌肉收缩能力和总和效应等因素的影响。

1. 前负荷

指肌肉收缩前所遇到的阻力或负荷。

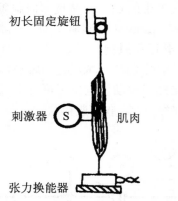

图 2.25 前负荷影响肌肉收缩实验装置模式图

如把一条肌肉顺着它的肌原纤维的走行方向垂直悬挂起来而把上端固定,再在另一端悬挂一定质量的重物,后者就是前负荷。前负荷使肌肉在收缩前就处于某种程度的被拉长状态,使它具有一定的长度,称为初长度。不同的前负荷,可使肌肉处于不同的初长度,因此,可用初长度概念衡量肌肉所遇前负荷的大小(图 2.25)。实验表明:在一定的范围内,初长度与肌张力成正相关,前负荷越大,肌肉收缩时产生的主动张力越大;达到最适初长度,收缩张力可达最大;超过最适初长,收缩张力反而降低,表明前负荷可通过改变肌肉的初长度,影响肌肉收缩时产生的主动张力大小(图 2.26(a))。

肌肉在最适前负荷和最适初长度条件下进行收缩,何以能产生最大的张力? 而高于或低于肌肉最适初长时,为何产生张力均小于最适初长下所产生的最大张力? 这是因为在最适初长度条件下,肌节中参与滑行的粗细肌丝重叠的程度最大,起作用的横桥数目最多,因而收缩时产生的张力最大。小于或大于最适初长度,上述两项将会减少,所以产生的张力不及最适初长时所产生的张力大小(图 2.26(b))。

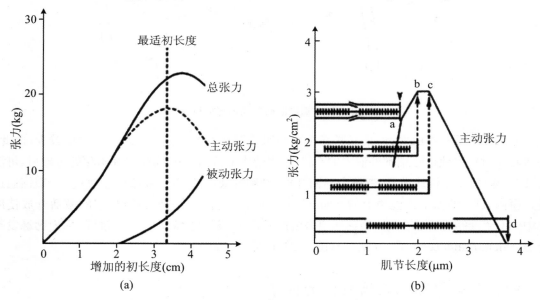

(a)

(b)

图 2.26 前负荷(初长度)对肌肉收缩主动张力的影响

2. 后负荷

指肌肉收缩后所遇到的阻力或负荷。在固定肌肉的前负荷条件下,逐次增加肌肉的后负荷,测定不同后负荷时肌肉收缩产生的张力和缩短速度变化,所描记的关系曲线称为张力-速度曲线(图 2.27)。由该曲线可见,随着后负荷的增加,肌肉收缩张力相应增加,但肌肉缩短的速度减小,张力和缩短速度之间大致呈反比关系。当后负荷增加到肌肉不能缩短时,肌肉可产生最大张力(P_0);当后负荷理论上为零时,肌肉缩短可达最大缩短速度(V_{max})。适度的后负荷

（相当于最大张力的 30％左右）才能获得肌肉最佳做功效率。后负荷加大使肌肉收缩产生的张力增加，是因为后负荷促使肌丝内部起作用的横桥数目增加，以产生较大的张力来克服后负荷增加所形成的阻力。后负荷增加使肌肉缩短速度减小，是因为后负荷所构成的机械性阻力，阻碍了横桥与位点结合和横桥摆动的速度，使横桥周期延长所致。

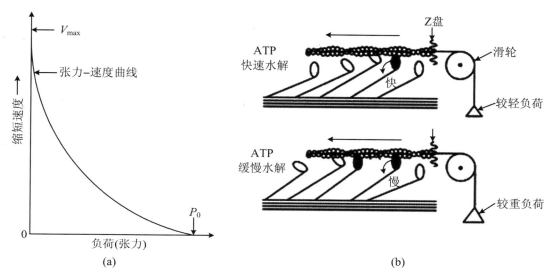

图 2.27　后负荷(张力)对肌肉收缩张力和缩短速度的影响

3. 肌肉收缩能力

与负荷无关，决定肌肉收缩效能的肌肉内在特性，称为**肌肉收缩能力**(contractility)。肌肉收缩能力提高时，肌肉收缩的张力、缩短程度和速度均会相应提高。例如，钙离子、咖啡因、肾上腺素等物质可显著提高肌肉的收缩效能，而缺氧、酸中毒、肌肉中能源物质缺乏，都可能降低肌肉收缩的效能。肌肉这种内在特性与肌肉兴奋-收缩耦联过程中各个环节的因素有关，如胞质内的 Ca^{2+} 浓度、Ca^{2+} 与肌钙蛋白的亲和力、活化的横桥数目、肌球蛋白横桥中 ATP 酶的活性等。机体中很多神经递质、体液因子等都可以通过调节和影响肌肉收缩能力，影响肌肉的收缩效能。

4. 收缩的总和

骨骼肌的收缩效能，受骨骼肌本身收缩总和的影响。相比之下，正常状态时心肌不会发生收缩总和。骨骼肌收缩总和有两种形式，即运动单位总和和频率效应总和。

（1）运动单位总和　所谓**运动单位**(motor unit)是指一个脊髓前角运动神经元及其所支配的全部肌纤维。机体中的运动单位大小差别很大，不同运动单位包含的肌纤维数可以从几根到几千根，而收缩时产生的张力也可相差 50 倍以上。当少量的运动单位兴奋时，肌肉发生较弱的收缩，产生的张力较小；当较多的运动单位兴奋时，肌肉收缩可以总和，产生较大的张力。

（2）频率效应总和　运动神经发放的冲动频率，同样会影响骨骼肌的收缩效能。骨骼肌在不同冲动频率或人为电刺激频率作用下，可产生不同的收缩形式。

当骨骼肌受到一次短促刺激时，先是产生一次动作电位，紧接着出现一次机械收缩，这种收缩称为**单收缩**(twitch)。由于骨骼肌收缩和舒张的周期较长，期间若接受新的刺激，可在原有收缩或舒张基础上发生再次收缩,并与上次尚未结束的收缩过程发生总和。骨骼肌受到频率较高的连续刺激时,可出现多次收缩总和而导致强而持久的收缩称为**强直收缩**(tetanus)。若刺激频率相对较低,在肌肉舒张但还没有完全舒张时就给予新的刺激,可使收缩总和发生在前次收缩的舒张期,这种收缩称为**不完全性强直收缩**(incomplete tetanus)。若进一步提高刺激频率,在肌肉还处于收缩状态时就给予新的刺激,收缩总和发生在前次收缩的收缩期,这种收缩称为**完全性强直收缩**(complete tetanus)(图 2.28)。由于正常体内由运动神经传到骨骼肌的兴奋冲动都是快速连续的,体内骨骼肌的收缩形式是以完全性强直收缩为基础的,强直收缩可以产生更大的收缩效能,例如,强直收缩所能产生的最大张力可达单收缩的 3～4 倍。这是因为肌肉在只接受一次刺激时,释放到肌浆中的 Ca^{2+} 很快被肌浆网上的 Ca^{2+} 泵回至肌质网,而连续刺激可使肌浆中的 Ca^{2+} 维持在一个高浓度水平,因此收缩张力可被有效提高。

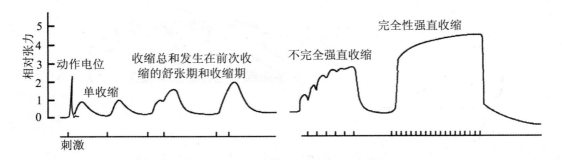

图 2.28　骨骼肌收缩的频率效应总和

参 考 文 献

[1]　朱大年. 生理学[M]. 7 版. 北京:人民卫生出版社,2008.

[2]　Guyton A C, Hall J E. Textbook of Medical Physiology[M]. 12th ed. Elsevier Health Sciences,2010.

[3]　白波,高明灿. 生理学[M]. 6 版. 北京:人民卫生出版社,2010.

[4]　姚泰. 人体生理学[M]. 3 版. 北京:人民卫生出版社,2001.

[5]　张建福. 人体生理学[M]. 2 版. 上海:第二军医大学出版社,2003.

(潘群皖　李敏)

第三章 血 液

血液（blood）是由血浆和血细胞组成的流体组织，在心血管系统内循环流动，起着运输物质的作用。另一方面，血液又将细胞代谢产生的 CO_2 运送到肺，将其他代谢终产物运送到肾脏等排泄器官而排出体外。血液含有多种缓冲物质，可缓冲进入血液的酸性或碱性物质引起血浆 pH 的变化。血液中的水分有较高的比热，有利于体温的相对恒定。因此，血液在维持机体内环境稳态中起着非常重要的作用。此外，血液还具有防御和保护功能，参与机体的生理性止血，抵抗细菌和病毒等微生物引起的感染和各种免疫反应。

第一节 血液的组成和理化特性

一、血液的组成

血液由血浆（plasma）和血细胞（blood cell）组成。

（一）血浆

人体血浆中主要含有机物和无机物，前者主要包括血浆蛋白、葡萄糖、氨基酸、脂类、磷脂、胆固醇、维生素、激素、尿素、尿酸、肌酐和含氮类化合物等。用盐析法可将血浆蛋白分为白蛋白、球蛋白和纤维蛋白原三类；用电泳法又可进一步将球蛋白区分为 α_1、α_2、β 和 γ-球蛋白等。正常成人血浆蛋白含量为 $65\sim85$ g/L，其中白蛋白为 $40\sim48$ g/L，球蛋白为 $15\sim30$ g/L。除 γ-球蛋白来自浆细胞外，白蛋白和大多数球蛋白主要由肝脏产生。

血浆蛋白的主要功能是：① 形成血浆胶体渗透压，维持血管内外水平衡；② 与激素等结合，使血浆中激素不会很快地经肾脏排出，从而维持激素在血浆中相对较长的半衰期；③ 作为载体运输脂质、离子、维生素、代谢废物、异物（包括药物）等低分子物质；④ 参与血液凝固、抗凝和纤溶等生理过程；⑤ 抵御病原微生物（如细菌、病毒及真菌等）入侵；⑥ 营养功能。

（二）血细胞

血细胞可分为红细胞、白细胞和血小板三类，取一定量的血液与抗凝剂混匀后，置于刻度管（如比容管）中，以 3000 转/min 的速度离心 30 min，使血细胞下沉压紧而分层。上层浅黄色的液体为血浆，下层深红色不透明的是红细胞，中间一薄层白色不透明的是白细胞和血小板（二者共约占血液总量的 1%，在计算容积时常可忽略不计）。

血细胞在血液中所占的容积百分比，称为**血细胞比容**（hematocrit）。正常人的血细胞比容为：成年男性为 $40\%\sim50\%$，成年女性为 $37\%\sim48\%$，新生儿约为 55%。由于血液中的白细胞和血小板所占容积百分比很小，所以血细胞比容主要反映了血液中红细胞的相对数量，故又称红细胞比容。

二、血量

　　血量(blood volume)是指全身血液的总量。正常成年人的血量相当于体重的 7%～8%，即每千克体重有 70～80 mL 血液。因此，体重 60 千克的人，血量约为 4.2～4.8 L。安静时，绝大部分血液在心血管中流动，称为循环血量；少部分血液滞留于肝、肺、腹腔静脉以及皮下静脉丛等处，流动缓慢，称为储存血量，这些储存血液的部位称为储血库。当人体在情绪激动、剧烈运动或大量失血时，储血库的血液可补充循环血量。

　　血量的相对恒定是维持正常机体活动的必要条件。足够的血量才能保持心血管系统一定的充盈度，维持正常的血压水平。当机体少量失血(如一次失血量少于血液总量的 10%)时，由于反射性引起心脏活动加强、血管收缩，使心血管内血液充盈度不发生显著变化；同时，储血库的血管收缩，可释放出一部分储存血液，迅速补充循环血量，因而不出现明显的临床症状。而且，血浆中丢失的水和电解质，可在 1～2 小时内由组织液进入毛细血管而得以补充；丢失的血浆蛋白，可由肝脏加速合成并在 1～2 天内得到补充；由于失血使组织供氧减少，则肾脏产生促红细胞生成素增多，使骨髓生成红细胞加快，红细胞数量可在一个月左右恢复正常。但是，如果一次失血过快过多，失血量超过体内血量的 20%，则血压显著降低，就会导致机体生理活动的障碍而出现一系列临床症状，如脉搏细速、四肢冰冷、口渴、乏力、眩晕甚至晕倒等；若失血量超过血量的 30%，就可能危及生命。因此，大量失血时常需要及时进行输血治疗。

三、血液的理化特性

(一) 血液的比重

　　正常人全血的比重为 1.050～1.060。血液中红细胞数量越多，全血比重就越大。血浆的比重为 1.025～1.030，其高低主要取决于血浆蛋白的含量。红细胞的比重为 1.090～1.092，与红细胞内血红蛋白的含量呈正相关。

(二) 血液的黏滞性

　　液体的黏滞性来源于液体内部分子或颗粒间的摩擦，即内摩擦。如果纯水的黏滞性为 1，则全血的相对黏滞性为 4～5，血浆的相对黏滞性为 1.6～2.4(温度为 37 ℃时)。当温度不变时，全血的黏滞性主要决定于血细胞比容的高低，血浆的黏滞性主要决定于血浆蛋白的含量。血浆蛋白浓度越高，血浆的黏滞性就越高；反之，则黏滞性降低。血液的黏滞性是形成血流阻力的重要因素之一。

(三) 血浆渗透压

　　渗透压(osmotic pressure)是指溶液中溶质微粒对水的吸引力。渗透压的高低取决于溶液中溶质颗粒(分子或离子)数目的多少，而与溶质的种类和颗粒的大小无关。血浆渗透压约为 300 mOsm/(kg·H_2O)，相当于 770 kPa 或 5790 mmHg。

　　血浆的渗透压包括晶体渗透压和胶体渗透压。由血浆晶体物质所形成的渗透压称为血浆**晶体渗透压**(crystal osmotic pressure)，其 80% 来自 Na^+ 和 Cl^-。由血浆蛋白质所形成的渗透压称为血浆**胶体渗透压**(colloid osmotic pressure)。胶体渗透压一般为 $1.3 \text{ mOsm}/(\text{kg} \cdot \text{H}_2\text{O})$，约等于 $3.3 \text{ kPa}(25 \text{ mmHg})$。血浆胶体渗透压的 $75\% \sim 80\%$ 来自血浆白蛋白。

血浆中的大部分晶体物质不易通过细胞膜，而水分子可自由通过。正常情况下，细胞内外的晶体渗透压基本相等，水分子进出细胞的量保持一种动态平衡。异常情况下，一侧渗透压改变，如高渗性脱水，导致血浆晶体渗透压高于血细胞内晶体渗透压，水就会从红细胞内到细胞外，红细胞体积变小，甚至皱缩。因此，血浆晶体渗透压对维持血细胞内外水的平衡以及血细胞的正常形态起重要作用。毛细血管壁的通透性很高，允许除蛋白质以外的其他小分子物质自由进出，因此血管内外不存在晶体渗透压差。但血浆蛋白不易通过毛细血管壁，可在血管内外形成胶体渗透压。所以虽然血浆胶体渗透压较低，但在调节血管内外水的平衡和维持正常的血浆容量中起重要的作用。

等渗溶液和等张溶液

临床及各种生理学实验所用的各种溶液，其渗透压与血浆渗透压相等，即称为**等渗溶液**(iso-osmotic solution)。如浓度为 0.85% 的 NaCl 溶液为等渗溶液，红细胞悬浮于其中可保持正常形态和大小。渗透压高于或低于血浆渗透压的溶液称为高渗或低渗溶液。

需要注意的是，并不是每种溶质的等渗溶液都能使红细胞保持正常形态和大小，如 1.9% 的尿素溶液的渗透压虽然与血浆相等，但红细胞置于其中会发生溶血现象。这是由于 NaCl 不易通过红细胞膜，而尿素可自由通过，从而导致红细胞内渗透压升高，水进入红细胞使其肿胀破裂而溶血。一般把能使悬浮于其中的红细胞保持正常形态和大小的溶液称为**等张溶液**(isotonic solution)。实际上，等张溶液是由不能自由通过细胞膜的溶质所形成的等渗溶液。因此，0.85% 的 NaCl 溶液既是等渗溶液，也是等张溶液；而 1.9% 的尿素虽是等渗溶液，却不是等张溶液。

（四）血浆 pH 值

正常人血浆 pH 值为 $7.35 \sim 7.45$。血液 pH 值低于 7.35 为酸中毒，高于 7.45 为碱中毒，若低于 6.9 或高于 7.8，将危及生命。

血浆 pH 的相对恒定主要取决于血浆中的缓冲对和正常的肺、肾功能。血浆中的缓冲对包括 $NaHCO_3/H_2CO_3$、蛋白质钠盐/蛋白质、Na_2PHO_4/NaH_2PO_4，其中 $NaHCO_3/H_2CO_3$ 是最为主要的。红细胞的血红蛋白钾盐/血红蛋白、氧合血红蛋白钾盐/氧合血红蛋白、K_2PHO_4/KH_2PO_4、$KHCO_3/H_2CO_3$ 等缓冲对也参与了维持血浆 pH 的恒定。酸性或碱性物质进入血液时，由于这些缓冲系统的作用，对血浆 pH 的影响很小。此外，肺和肾在排出体内过多的酸或碱中起重要作用。

第二节 血细胞生理

一、血细胞的生成

血细胞包括红细胞、白细胞和血小板三类细胞，它们均起源于**造血干细胞**(hemopoietic stem cells)。血细胞的生成过程称为造血。

成人的各种血细胞均发源于骨髓。由于骨髓腔大约在妊娠第五个月才形成，因此在胚胎发育早期是卵黄囊造血，第二个月开始由肝、脾造血，第四个月后由骨髓开始造血并逐渐增强。

各类血细胞均起源于造血干细胞，后者可自我复制和多向分化。造血过程可概括为：干细胞→多系祖细胞→单系祖细胞→前体细胞→成熟血细胞(图 3.1)。造血的过程需要有适宜的环境,该环境称为**造血微环境**(hemopoietic microenvironment),主要由造血器官中的基质细胞、基质细胞分泌的细胞外基质和各种造血调节因子、神经和血管等组成。造血微环境的改变,可导致机体造血功能异常。

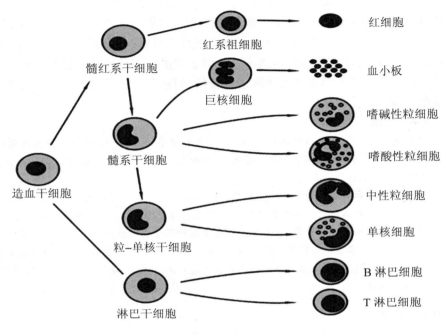

图 3.1　血细胞生成模式图

二、红细胞生理

(一) 红细胞的数量和形态

红细胞是血液中数量最多的血细胞。我国成年男性红细胞的数量为 $(4.5\sim5.5)\times10^{12}/L$,女性为 $(3.8\sim4.6)\times10^{12}/L$。红细胞内的蛋白质主要是**血红蛋白**(hemoglobin, Hb)。我国成年男性血红蛋白浓度为 $120\sim160$ g/L,成年女性为 $110\sim150$ g/L。正常人的红细胞数量和血红蛋白浓度不仅有性别差异,还可因年龄、生活环境和机体功能状态不同而有差异。例如,儿童低于成人(新生儿高于成人);高原居民高于海平面居民;妊娠后期因血浆量增多而致红细胞数量和血红蛋白浓度相对减少。若血液中红细胞数量、血红蛋白浓度低于正常值,称为贫血。

正常的成熟红细胞无核,呈双凹圆碟形,直径为 $7\sim8$ μm,周边最厚处的厚度为 2.5 μm,中央最薄处约为 1 μm,容积约为 90 μm^3。

红细胞的主要功能是运输 O_2 和 CO_2。红细胞含有多种缓冲对,对血液中的酸、碱物质有一定的缓冲作用。此外,红细胞表面还具有补体的受体,可与抗原-抗体-补体复合物结合,减轻该复合物在组织内的沉积,避免引起免疫性疾病。

（二）红细胞的生理特性

1. 可塑变形性

正常红细胞在外力作用下具有变形的能力或特性称为**可塑变形性**(plastic deformation)。红细胞在全身血管中循环运行时,必须经过变形才能通过口径比它小的毛细血管和血窦孔隙。外力撤销后,变形的红细胞又可恢复其正常的双凹圆碟形。正常的双凹圆碟形使红细胞具有较大的表面积与体积比,这使得红细胞在受到外力时易于发生变形。红细胞的变形能力受红细胞内的黏度、红细胞膜弹性、血红蛋白是否变性以及血红蛋白浓度等因素的影响。若黏度增加、弹性降低、血红蛋白变性以及浓度过高,红细胞的变形能力均下降。

2. 渗透脆性

红细胞在等渗的 0.85％ NaCl 溶液中可保持其正常形态和大小。若将红细胞悬浮于一系列浓度递减的低渗 NaCl 溶液中,水将在渗透压差的作用下渗入细胞,于是红细胞由正常双凹圆碟形逐渐胀大,成为球形;当 NaCl 浓度降至0.42％时,部分红细胞开始破裂而发生溶血;当 NaCl 浓度降至0.35％时,全部红细胞发生溶血。这种现象说明红细胞对低渗盐溶液具有一定的抵抗力,且同一个体的红细胞

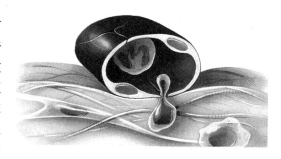

图 3.2　红细胞挤过脾窦的内皮细胞裂隙示意图

对低渗盐溶液的抵抗力并不相同。红细胞在低渗盐溶液中发生膨胀破裂的特性称为**红细胞渗透脆性**(osmotic fragility),简称脆性。生理情况下,衰老红细胞对低渗盐溶液的抵抗力降低,即脆性高;而初成熟的红细胞的抵抗力高,即脆性低。有些疾病可影响红细胞的脆性,如遗传性球形红细胞增多症患者的红细胞脆性变大,故测定红细胞的渗透脆性有助于一些疾病的临床诊断。

3. 悬浮稳定性

生理状态下,红细胞能相对稳定地悬浮于血浆中而不易下沉,红细胞的这一特性称为**悬浮稳定性**(suspension stability)。将盛有抗凝血的血沉管垂直静置,尽管红细胞的比重大于血浆,但正常时红细胞下沉速度十分缓慢。通常以红细胞在第 1 小时末下沉的距离来表示红细胞的沉降速度,称为**红细胞沉降率**(erythrocyte sedimentation rate,ESR),简称血沉。用魏氏法检测的正常值,正常成年男性为 0~15 mm/h,成年女性为 0~20 mm/h。血沉越快,红细胞的悬浮稳定性越小。红细胞能相对稳定地悬浮于血浆中,是由于双凹圆碟形的红细胞在下沉时与血浆之间产生了较大的摩擦力,从而阻碍了红细胞的下沉。某些疾病(如活动性肺结核、风湿热、晚期癌症等)中,多个红细胞易发生以凹面相贴,形成**红细胞叠连**(rouleaux formation)。红细胞叠连的发生,使其与血浆的摩擦阻力下降,血沉加快。其发生的原因在于血浆成分的变化,如球蛋白、纤维蛋白原和胆固醇浓度增加,ESR 加速;白蛋白、卵磷脂增加,ESR减慢。

（三）红细胞的生成与破坏

1. 红细胞的生成

胚胎时期,红细胞在卵黄囊、肝、脾和骨髓生成。出生后,红骨髓是生成红细胞的唯一场

所。红细胞的发育和成熟是一个连续而又分阶段的过程。红骨髓内的造血干细胞首先分化成为红系定向祖细胞，再经过原红细胞、早幼红细胞、中幼红细胞、晚幼红细胞及网织红细胞的阶段，最后成为成熟的红细胞。从原红细胞到中幼红细胞阶段，经历 3～5 次有丝分裂；一个原红细胞可产生 8～32 个晚幼红细胞。晚幼红细胞不再分裂，细胞内血红蛋白的含量已达到正常，细胞核逐渐消失，成为网织红细胞。由原红细胞发育至网织红细胞并释放入血，约历时 6～7 天。当骨髓造血功能增强时，释放入血的网织红细胞大量增加。某些理化因素，如放射性物质、药物（氯霉素和抗癌药）等能抑制骨髓造血功能引起贫血，这种由于骨髓造血功能障碍而引起的贫血，称为**再生障碍性贫血**（aplastic anemia）。

2. 红细胞生成所需物质

红细胞内的主要成分是血红蛋白，合成血红蛋白的基本原料是铁和蛋白质，而叶酸及维生素 B_{12} 是红细胞成熟所必需的物质。此外，红细胞生成还需要氨基酸，维生素 B_6、B_2、C、E 和微量元素铜、锰、钴、锌等。

（1）铁　铁是合成血红蛋白的必需原料。成人每天需要 20～30 mg 铁用于红细胞的生成，其一部分是来源于体内红细胞破坏后释放的"内源性铁"，另一部分是从食物中摄取的"外源性铁"。由血红蛋白释放出的"内源性铁"约 25 mg/天，所以每天仅需从食物中吸收 1 mg 的铁以补充排泄的铁即可。"外源性铁"多为 Fe^{3+}，必须在胃酸的作用下转变为 Fe^{2+} 才能被吸收。"内源性铁"丢失增多或铁经消化道的吸收量减少以及机体对铁的需要量相对增多，可使血红蛋白合成减少，引起低色素小细胞性贫血，即**缺铁性贫血**（iron-deficiency anemia），其特征是红细胞体积较小。

（2）叶酸及维生素 B_{12}　在幼红细胞发育和成熟过程中，叶酸是合成 DNA 过程中必需的辅酶。叶酸在体内需转化成四氢叶酸后才能参与 DNA 的合成。叶酸的转化需要维生素 B_{12} 的参与。缺乏叶酸或维生素 B_{12}，骨髓中有核红细胞内 DNA 合成障碍，细胞分裂增殖减慢，使红细胞的生长停止在初始状态而不能成熟，红细胞体积增大，形成**巨幼红细胞性贫血**（megalo-blastic anemia）。正常情况下，维生素 B_{12} 的吸收需要胃黏膜分泌的**内因子**（intrinsic factor）的参与，形成内因子- VB_{12} 复合物，在回肠远端被重新吸收。因此，萎缩性胃炎、胃癌或部分胃切除的患者因内因子缺乏，引起维生素 B_{12} 吸收障碍而发生巨幼红细胞性贫血。

正常情况下，体内储存有 1000～3000 μg 的维生素 B_{12}，而红细胞生成仅需 1～3 μg/天，故当吸收障碍时，常在 3～4 年后才出现贫血。正常人体内叶酸的储存量为 5～20 mg，叶酸需要量为 200 μg/天，当叶酸摄入不足或吸收障碍时，3～4 个月后可发生巨幼红细胞性贫血。

3. 红细胞生成的调节

正常情况下，体内红细胞数量相对恒定。当人体所处环境或功能状态发生变化时，红细胞的数量和生成速度会发生适当的调整。红细胞在生长发育过程中，受**促红细胞生成素**（eryth-ropoietin，EPO）和雄激素的调节。

（1）促红细胞生成素　EPO 是一种糖蛋白，主要由肾合成。此外，肝细胞和巨噬细胞也合成少许。EPO 的主要作用是促进晚期红系祖细胞的增殖并向原红细胞分化。这是由于晚期红系祖细胞膜上 EPO 受体密度最高的缘故。EPO 缺乏或红细胞上 EPO 受体缺陷，可导致再生障碍性贫血。此外，EPO 还可加速幼红细胞的增殖和 Hb 的合成，促进网织红细胞的成熟和释放。组织缺氧是刺激 EPO 合成分泌增多的生理性因素。任何引起肾供氧不足的因素，如贫血、缺氧或肾血流量减少，均可促进 EPO 的合成与分泌（图 3.3）。此外，高原居民、长期从事体力劳动或体育锻炼的人以及肺心病患者等，其红细胞数量较多也是由于缺氧刺激肾组织合成分泌 EPO 所致。因此,双肾实质严重破坏的晚期肾脏病患者常因缺乏 EPO 而发生**肾性贫血**(renal anemia)。

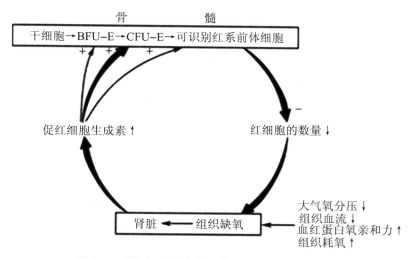

图 3.3　促红细胞生成素调节红细胞生成的反馈环

BFU - E:爆式红系集落形成单位;CFU - E:红系集落形成单位;+:表示促进;-:表示抑制

(2) 雄激素　雄激素主要作用于肾,促进 EPO 的合成和分泌,使骨髓造血功能增强,红细胞生成增加。雄激素还可以刺激红骨髓,促进红细胞生成。而雌激素可降低红系祖细胞对 EPO 的反应,抑制红细胞的生成,这可能是男性的红细胞数和血红蛋白量高于女性的原因之一。

此外,甲状腺激素、生长素和糖皮质激素对红细胞的生成也有一定的促进作用。

2. 红细胞的破坏

正常人红细胞的平均寿命约为 120 天。每天约有 0.8％的红细胞更新。其中 90％的衰老红细胞被巨噬细胞吞噬。由于衰老红细胞的变形能力减弱,脆性增加,容易滞留于脾和骨髓中而被巨噬细胞所吞噬(称为血管外破坏)。衰老破损的红细胞被巨噬细胞吞噬消化后,释放出铁、氨基酸和脱铁血红素,其中铁和氨基酸可被再利用,而脱铁血红素则经肝脏处理排入胆汁,最后排出体外。此外,还有 10％的衰老红细胞在血管中受机械冲击而破损(称为血管内破坏),所释放的血红蛋白与血浆中的触珠蛋白结合,进而被肝脏摄取。大量溶血时,血浆中血红蛋白浓度过高(1.0 g/L),超出了触珠蛋白的结合能力,未能与触珠蛋白结合的血红蛋白将经肾由尿排出,出现血红蛋白尿。

三、白细胞生理

(一) 白细胞的分类与数量

白细胞(leukocyte 或 white blood cell,WBC)是一个不均一的有核细胞群,在血液中一般呈球形。根据其形态、功能和来源,白细胞可分为**粒细胞**(granulocyte)、**单核细胞**(monocyte)和**淋巴细胞**(lymphocyte)三大类。根据粒细胞胞浆颗粒的嗜色性质不同,又分为**中性粒细胞**(neutrophil)、**嗜酸性粒细胞**(eosinophil)和嗜碱性粒细胞(basophil)。

正常成年人血液中的白细胞总数为$(4.0\sim10.0)\times10^9$/L。新生儿白细胞总数大于成年人，约为$(12.0\sim20.0)\times10^9$/L。正常人血液中白细胞的数目的生理变动范围较大，如餐后、剧烈运动、月经期、妊娠及分娩期白细胞数量均有增加。

(二) 白细胞的功能

白细胞的主要功能是通过吞噬及免疫反应，实现对机体的保护和防御。白细胞具有的变形、游走、趋化、吞噬和分泌等特性是执行防御功能的生理基础。

白细胞（淋巴细胞除外）能伸出伪足做变形运动，可凭借这种运动穿过毛细血管壁，这一过程称为**白细胞渗出**（diapedesis）。在某些化学物质吸引下，渗出到血管外的白细胞可借助变形运动迁移到炎症区发挥其生理作用。白细胞朝向某些化学物质运动的特性，称为**趋化性**（chemotaxis）；而能吸引白细胞发生定向运动的化学物质，称为**趋化因子**（chemokine）。人体细胞的降解产物、抗原-抗体复合物、细菌和细菌毒素等都具有趋化活性。白细胞按照这些物质的浓度梯度游走到炎症部位，将细菌等异物吞噬、杀灭。

1. 中性粒细胞

中性粒细胞是血液中主要的吞噬细胞，其变形游走能力和吞噬活性都很强，在非特异性免疫中起着十分重要的作用。细菌入侵时，在细菌产生的趋化物质的作用下，中性粒细胞从毛细血管渗出并游走到病变部位，吞噬细菌。中性粒细胞内含有大量溶酶体酶，能分解吞噬入细胞内的细菌和组织碎片，使入侵的细菌被包围在组织局部，防止其体内扩散。当中性粒细胞吞噬数十个细菌后，其本身即解体，释放的各种溶酶体酶又可溶解周围组织而形成脓液。此外，中性粒细胞还可吞噬和清除衰老的红细胞及抗原-抗体复合物等。

骨髓中贮存了2.5×10^{12}/L成熟的中性粒细胞，约为外周血的$15\sim20$倍。炎症时，可使骨髓内贮存的中性粒细胞大量释放而使外周血液的中性粒细胞数目显著升高，有利于更多的中性粒细胞进入炎症区域。当血液中的中性粒细胞数减少到1×10^9/L时，机体的抵抗力就会降低，容易发生感染。

2. 单核细胞

从骨髓进入血液的单核细胞尚未成熟，在血液中停留$2\sim3$天后迁移入组织中，继续发育成**巨噬细胞**（macrophage），其吞噬能力大为提高，可吞噬更多的细菌和颗粒。此外，巨噬细胞的溶酶体还含有大量的酯酶，可以消化某些细菌（如结核杆菌）的脂膜。激活的单核-巨噬细胞能合成、释放多种细胞因子，如集落刺激因子、白介素、肿瘤坏死因子等，参与其他细胞生长的调控；单核-巨噬细胞在吞噬抗原后将所携带的抗原决定簇转交给淋巴细胞，诱导淋巴细胞的特异性免疫反应。

3. 嗜酸性粒细胞

嗜酸性粒细胞内含有溶酶体和颗粒，无溶菌酶，因此仅有吞噬作用而无杀菌能力。嗜酸性粒细胞的主要作用是：① 限制嗜碱性粒细胞和肥大细胞在速发型过敏反应中的作用。② 参与对蠕虫的免疫反应。当机体发生过敏反应及蠕虫感染时，常伴有嗜酸性粒细胞增多的现象。

4. 嗜碱性粒细胞

嗜碱性粒细胞含有较大的碱性染色颗粒，颗粒内含有**肝素**（heparin）、**组胺**（histamine）、嗜酸性粒细胞趋化因子A和过敏性慢反应物质等多种生物活性物质。肝素具有抗凝血作用，有利于保持血管通畅；肝素还可作为酯酶的辅基，加快脂肪分解为游离脂肪酸的过程。组胺和过敏性慢反应物质可使毛细血管壁通透性增加，局部充血水肿，并可使支气管平滑肌收缩，从而引起荨麻疹、哮喘等过敏反应症状。此外,嗜碱性粒细胞被激活时释放的嗜酸性粒细胞趋化因子A,可吸引嗜酸性粒细胞,使之聚集于局部,以限制嗜碱性粒细胞在过敏反应中的作用。

5. 淋巴细胞

淋巴细胞在免疫应答反应过程中起核心作用。根据细胞生长发育的过程、细胞表面标志和功能的不同,可将淋巴细胞分成 T 淋巴细胞、B 淋巴细胞和自然杀伤细胞(natural killer,NK)三大类。T 细胞主要与细胞免疫有关,B 细胞主要与体液免疫有关,而 NK 细胞则是机体天然免疫的重要执行者。

(三) 白细胞的生成与破坏

粒细胞由骨髓的造血干细胞分化而来,淋巴细胞和单核细胞有的在骨髓中生成,有的在淋巴组织中发育成熟。目前对淋巴细胞生成的调节机制了解不多。粒细胞的生成受**集落刺激因子**(colony stimulating factor,CSF)的调节,包括粒-巨噬细胞集落刺激因子(GM-CSF)、粒细胞集落刺激因子(G-CSF)、巨噬细胞集落刺激因子(M-CSF)等。其中 GM-CSF 由活化的淋巴细胞产生;G-CSF 由巨噬细胞、内皮细胞释放。此外,乳铁蛋白和 TGF-β 抑制白细胞的增殖和生长。

由于白细胞主要在组织中发挥作用,且淋巴细胞往返于血液、组织液和淋巴之间,故白细胞的寿命难以准确判断。中性粒细胞一般在循环血液中停留 4～8 小时左右进入组织,在4～5 天后衰老死亡或经消化道排出。若有细菌入侵,中性粒细胞吞噬细菌后发生溶解,与被破坏的细菌和组织碎片等共同构成脓液。

四、血小板生理

(一) 血小板的形态与数量

血小板(platelet)是从骨髓中成熟的巨核细胞胞浆裂解脱落下来的具有生物活性的小块胞质。血小板呈两面微凸的圆盘状,直径 2～3 μm,血小板内含 α-颗粒、致密体、溶酶体、过氧化物酶体等储存颗粒。α-颗粒是血小板中数量最多的细胞器,其中含有生长调节物、黏附蛋白、凝血因子及其他蛋白质;致密体含有 ADP、ATP、5-羟色胺(5-HT)、Ca^{2+} 及肾上腺素等。当血小板被激活时,可伸出伪足呈不规则形状。

正常成年人的血小板数量是$(100～300)\times10^9$/L。妇女月经期血小板减少,妊娠、进食、剧烈运动、缺氧或机体受到较大损伤时可使血小板增多。当血小板数量减少到 50×10^9/L 以下时,皮肤和黏膜下常出现瘀点,甚至出现大块紫癜,称**血小板减少性紫癜**(thrombocytopenic purpura)。若血小板数量过多(超过 1000×10^9/L),则易发生**血栓**(thrombus)。

(二) 血小板的功能

血小板具有参与生理性止血、促进血液凝固以及维护血管内皮完整性的功能。血液中的血小板一般处于"静止"状态,但当血管受损伤时,通过表面接触和某些凝血因子的作用,可激活血小板,并在生理性止血和血液凝固过程中发挥重要作用。而血小板对血管内皮细胞具有营养、支持作用,并维持毛细血管壁的正常通透性。

（三）血小板的生理特性

1. 黏附

血小板可黏着在损伤血管内皮下暴露的胶原组织上，称为**血小板黏附**（platelet adhesion）。血小板黏附是生理性止血过程中非常重要的起始步骤。当血管内皮损伤时，血管内皮下的胶原纤维暴露，血浆的 von Willebrand 因子（简称 vWF）与胶原纤维结合，并产生变构，然后血小板膜上的糖蛋白（GP I b/IX、GP II b/IIIa）与 vWF 结合，从而使血小板黏附在血管胶原上。若在 GP I b 缺损、vWF 缺乏和胶原纤维变性等情况下，可发生出血倾向。

2. 释放

指血小板受刺激后，将储存的致密体、α-颗粒或溶酶体内的物质排出的现象，称为**血小板释放**（platelet release）。其中从致密体释放的物质有 ADP、ATP、5-羟色胺、Ca^{2+}；从 α-颗粒释放的物质有 β-血小板球蛋白、血小板因子 4（PF_4）、PF_5、vWF、纤维蛋白原等。血小板也可将临时合成的物质释放出来，如**血栓烷** A_2（thromboxane A_2，TXA_2）。血小板所释放的物质具有生物活性作用。临床上可通过测定血浆 β-血小板球蛋白和 PF_4 的含量了解体内血小板的活化情况。

3. 聚集

血小板之间彼此相互黏着的现象称为**血小板聚集**（platelet aggregation）。引起血小板聚集的因素被称为致聚剂。在致聚剂的激活下，血小板膜上的 GP II b/IIIa 纤维蛋白原受体暴露，在 Ca^{2+} 的作用下，纤维蛋白原与之结合，并与相邻的血小板连接，充当聚集的桥梁，使更多的血小板聚集在一起。此外，活化的 GP II b/IIIa 与 vWF 结合，也可导致血小板黏附和聚集。血小板聚集是形成血小板栓子的基础。

血小板聚集的特点：

（1）血小板聚集需致聚剂的作用。生理性致聚剂包括 ADP、肾上腺素、5-HT、组胺、胶原、凝血酶等。病理性致聚剂有细菌、病毒、免疫复合物、药物等。

（2）血小板的聚集通常有两个时相，第一时相是可逆的、易解聚，第二时相是不可逆的。血浆中低浓度 ADP 可导致第一时相，并很快解聚，高浓度 ADP（血小板释放的内源性 ADP）可产生第二聚集时相。胶原具有强烈的致聚作用，呈单相、不可逆聚集。

（3）TXA_2 具有强烈的致聚作用。血小板被激活后，也激活了血小板内的磷脂酶 A_2，其对膜磷脂裂解释放出花生四烯酸，后者在环加氧酶的作用下生成前列腺素 G_2 和 H_2（PGG_2 和 PGH_2），它们分别在血栓烷合成酶和前列腺素合成酶的作用下，生成 TXA_2 和**前列环素**（prostacyclin，PGI_2）。TXA_2 通过降低血小板内的 cAMP 浓度对血小板的聚集起正反馈促进作用，而 PGI_2 的作用相反，具有较强的抑制血小板聚集和舒血管作用（图 3.4）。阿司匹林可抑制环加氧酶而减少 TXA_2 的生成，具有抗血小板聚集的作用。

4. 收缩

血小板含有收缩蛋白，在胞浆中 Ca^{2+} 作用下，可引起血小板收缩，使血块回缩，有利于止血。临床上可根据体外血块回缩情况大致估计血小板的数量或功能是否正常。

5. 吸附

血小板黏附和聚集于破损的血管内皮后，可吸附多种凝血因子，如凝血因子 I、V、XI、XIII 等，使破损部位凝血因子浓度增高，促进生理性止血和血液凝固过程。

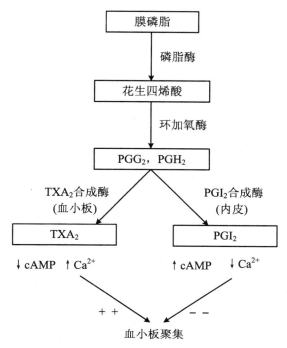

图 3.4　TXA₂和前列环素(PGI₂)对血小板聚集的影响

TXA₂：血栓烷 A₂；PGI₂：前列环素；cAMP：环—磷酸腺苷；＋：表示促进；－：表示抑制

第三节　生理性止血

正常情况下，小血管受损后引起的出血，在几分钟内就会自行停止，这种现象称为**生理性止血**(hemostasis)。临床上常用小针刺破耳垂或指尖，使血液自行流出，然后测定出血延续的时间，这段时间称为**出血时间**(bleeding time)，正常人不超过 9 min(模板法)。出血时间的长短可反映生理性止血功能的状态。

一、生理性止血的基本过程

生理性止血过程主要包括血管收缩、血小板止血栓的形成和血液凝固三个过程。

1. 血管收缩

血管受损后，首先表现为受损血管局部和附近的小血管收缩，使局部血流减少。引起血管收缩的原因有：① 损伤性刺激反射性地使血管收缩；② 血管壁的损伤可引起局部血管肌源性收缩；③ 黏附于损伤处的血小板释放 5-HT、TXA₂等缩血管物质，引起血管收缩。

2. 血小板止血栓的形成

血管损伤后，1～2 s 内即有少量的血小板黏附于内皮下暴露的胶原上，并作为可"识别"的损伤部位，使血小板活化而释放内源性物质，从而促使血小板聚集。黏着在内皮下胶原的血小板最终形成血小板止血栓，堵塞伤口，达到初步止血作用。

3. 血液凝固

　　血管损伤后也启动了凝血系统。在局部损伤部位聚集的血小板提供磷脂表面作为凝血的场所,迅速发生血液凝固,使血浆中可溶性的纤维蛋白原转变成不溶性的纤维蛋白,并交织成网,以加固止血栓,称为二期止血(图3.5)。最后,局部纤维组织增生,并长入血凝块,达到永久性止血。

　　生理性止血三个过程同时发生并相互重叠,彼此相互促进,使生理性止血能及时而快速地进行。血小板在生理性止血过程中处于核心地位。当血小板减少或功能降低时,出血时间就会延长。

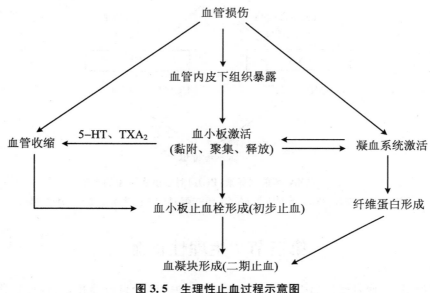

图 3.5　生理性止血过程示意图

5-HT:5-羟色胺;TXA$_2$:血栓烷 A$_2$

二、血液凝固

　　血液由流动的液体状态变成不能流动的凝胶状态的过程,称为**血液凝固**(blood coagulation),简称血凝。其实质就是血浆中的可溶性纤维蛋白原转变成不溶性的纤维蛋白的过程。纤维蛋白交织成网,把血细胞及血液的其他成分网罗在内,从而形成血凝块。血液凝固是一系列复杂的酶促反应过程,需要多种凝血因子的参与。

(一) 凝血因子

　　血浆与组织中直接参与血液凝固的物质,称为**凝血因子**(blood coagulation factor)。目前已知的凝血因子主要有 14 种(表 3.1),即凝血因子 Ⅰ ~ ⅩⅢ(简称 FⅠ~FⅩⅢ,其中 FⅥ被证实是活化的 FⅤa 而废除)。此外,还有前激肽释放酶、高分子激肽原等。

表 3.1 血浆凝血因子

编号	同义名	合成部位	编号	同义名	合成部位
因子 I	纤维蛋白原	肝细胞	因子 IX	血浆凝血活酶	肝细胞(需 Vit K)
因子 II	凝血酶原	肝细胞(需 Vit K)	因子 X	斯图亚特因子	肝细胞(需 Vit K)
因子 III	组织因子	内皮细胞	因子 XI	血浆凝血激酶前质	肝细胞
因子 IV	钙离子		因子 XII	接触因子	肝细胞
因子 V	前加速易素变因子	内皮细胞和血小板	因子 XIII	纤维蛋白稳定因子	肝细胞和血小板
因子 VII	前转变素稳定因子	肝细胞(需 Vit K)		前激肽释放酶	肝细胞
因子 VIII	抗血友病因子	肝细胞		高分子激肽原	肝细胞

在这些凝血因子中,除 FIV 是 Ca^{2+} 外,其余的凝血因子均为蛋白质,其中 FII、FVII、FIX、FX、FXI、FXII、FXIII 和前激肽释放酶都是丝氨酸蛋白酶。正常情况下,这些蛋白酶是以无活性的酶原形式存在的,在参与凝血的过程中需被激活,活化的凝血因子在代号的右下角加一个"a"(指 activated)标记,如 FII 被激活为 FIIa。FIII、Ca^{2+}、FV、FVIII 和高分子激肽原在凝血反应中起辅因子的作用。除 FIII 是组织释放的外,其他因子均存在于新鲜血浆中,且多数在肝内合成,其中 FII、FVII、FIX、FX 的生成均需要维生素 K 的参与。当肝脏病变时,可出现凝血功能障碍。

(二)血液凝固的过程

凝血过程可分为三个基本步骤:① 凝血酶原酶复合物(也称凝血酶原激活复合物)的形成;② 凝血酶原的激活;③ 纤维蛋白生成(图 3.6)。

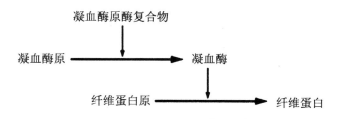

图 3.6 血液凝固过程的三个基本步骤

1. 凝血酶原酶复合物的形成

凝血酶原酶复合物为 FXa、FV、Ca^{2+} 和血小板第三因子(PF3,为血小板膜上的磷脂)复合物,其形成首先需要因子 X 的激活。根据 FXa 形成的始动条件与参与因子的不同,可分为内源性凝血途径和外源性凝血途径两种。由于两条途径中的某些凝血因子可以相互激活,故两者间相互密切联系,并不各自完全独立。

(1)内源性凝血途径 **内源性凝血途径**(intrinsic pathway)是指参与凝血的因子全部来自血液。该途径由 FXII 启动。当血液与异物(尤其是血管内皮下的胶原纤维)接触时,FXII 被激活为 FXIIa。FXIIa 使前激肽释放酶激活,成为激肽释放酶;后者可反过来激活 FXII,形成正反馈效应,产生大量的 FXIIa。FXIIa 的主要功能是将 FXI 激活而成为 FXIa。在 Ca^{2+} 的参与下,FXIa 激活 FIX 转变成 FIXa,FIXa 与 FVIIIa、Ca^{2+}、PF3 形成复合物(**因子 X 酶复合物**,tenase complex),该复合物激活 FX 转变成 FXa。FVIIIa 作为辅助因子可加速 FX 的激活(激活速度可提高 20 万倍)(图 3.7)。

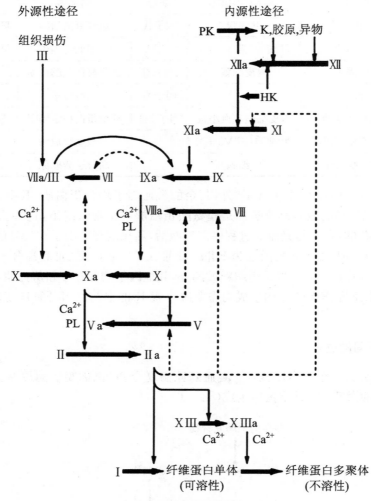

图 3.7　血液凝固过程示意图

PL:磷脂;PK:前激肽释放酶;K:激肽释放酶;HK:高分子激肽原;
罗马数字表示相应的凝血因子;实线表示促进;虚线表示正反馈

缺乏 FⅧ、FⅨ和 FⅪ的病人,凝血过程缓慢,轻微外伤常可引起出血不止,分别称为甲型、乙型和丙型血友病。

(2) 外源性凝血途径　由来自于血液之外的组织因子(FⅢ)暴露于血液而启动的凝血过程,称为**外源性凝血途径**(extrinsic pathway),又称组织因子途径。当组织损伤血管破裂时,组织释放 FⅢ入血,后者与 FⅦ相结合并激活,使之迅速转变为 FⅦa,成为 FⅦa-FⅢ复合物。该复合物在磷脂和 Ca^{2+} 存在的情况下,使 FⅩ迅速激活并转变成 FⅩa。在此过程中,FⅢ可促进 FⅦa 激活 FⅩ的效力(增加 1000 倍)。FⅩa 反过来又能激活 FⅦ,进而激活更多的 FⅩ,形成正反馈效应。

此外,在 Ca^{2+} 的参与下,FⅦa-FⅢ复合物还能激活 FⅨ生成 FⅨa。而 FⅨa 除能与 FⅧa 结合并激活 FⅩ外,也能反馈激活 FⅦ,从而使内源性凝血途径和外源性凝血途径相互联系,相互促进,共同完成凝血过程。

FⅢ广泛存在于血管外组织中,尤其是在脑、肺和胎盘组织中含量丰富。在病理状态下,细菌内毒素、补体C5a、免疫复合物、肿瘤坏死因子等均可刺激血管内皮细胞和单核细胞表达FⅢ,从而启动凝血过程,引起弥散性血管内凝血。

在 Ca^{2+} 存在的情况下,由内源性和外源性凝血途径所生成的 FⅩa,可与 FⅤa 在磷脂膜表面形成 $FⅩa-FⅤa-Ca^{2+}$-磷脂复合物,即凝血酶原酶复合物。

2. 凝血酶原的激活

在凝血酶原酶复合物的作用下,凝血酶原被激活而转变成凝血酶(FⅡa)。凝血酶原酶复合物中的 FⅤa 为辅因子,可使 FⅩa 激活凝血酶原的速度提高 10000 倍。凝血酶是一种多功能凝血因子,其主要作用是分解纤维蛋白原(四聚体),转变为纤维蛋白单体。

3. 纤维蛋白的生成

纤维蛋白原在 FⅡa 的作用下被激活并分解成纤维蛋白单体。同时,凝血酶在 Ca^{2+} 的作用下激活 FⅩⅢ,FⅩⅢa 使纤维蛋白单体相互聚合成不溶于水的交联纤维蛋白多聚体凝块。后者交织成网,网罗红细胞形成血凝块,完成凝血过程。

目前认为,外源性凝血途径在体内生理性凝血反应的启动中起关键性作用,组织因子是生理性凝血反应过程的启动物,而内源性途径则对凝血反应开始后的维持和巩固起非常重要的作用。

(三)血液凝固的调控

正常情况下,血液在血管里流动是不会发生凝固的,即使在组织损伤而发生生理性止血时,凝血也只局限于受损部位,并不延及未损部位。这说明体内的生理性凝血过程在时间和空间上受到严格的控制,是多因素综合作用的结果,包括内皮细胞的完整性、血流的稀释、单核-巨噬细胞的吞噬作用、血浆中含有多种抗凝物质以及纤溶系统。其中,血管内皮细胞在防止血液凝固反应的蔓延中起重要作用。

1. 血管内皮的抗凝作用

血管内皮细胞对防止凝血因子、血小板与内皮下的成分接触起屏障作用,从而避免凝血系统的激活和血小板的活化。血管内皮细胞可合成、释放前列环素(PGI_2)和一氧化氮(NO),抑制血小板的聚集;内皮细胞还能合成硫酸乙酰肝素蛋白多糖,并覆盖在内皮细胞表面,其与血液中的抗凝血酶Ⅲ结合后,可灭活活化的凝血因子,如 FⅡa、FⅩa 等;内皮细胞也能合成、分泌**组织因子途径抑制物**(tissue factor pathway inhibitor,TFPI)和抗凝血酶等抗凝物质。此外,内皮细胞还可分泌**组织型纤溶酶原激活物**(tissue plasminogen activator,t - PA),参与纤维蛋白的降解,保证血管畅通。

2. 生理性抗凝物质

体内的生理性抗凝物质可分为丝氨酸蛋白酶抑制物、蛋白质 C 系统、组织因子途径抑制物和肝素四类。

(1)丝氨酸蛋白酶抑制物　血浆中含有多种**丝氨酸蛋白酶抑制物**,主要有抗凝血酶Ⅲ、C_1 抑制物、$α_1$ 抗胰蛋白酶、$α_1$-抗纤溶酶、$α_2$-巨球蛋白以及肝素辅因子Ⅱ等。其中最重要的是抗凝血酶Ⅲ。抗凝血酶Ⅲ由肝脏和血管内皮细胞产生,可与凝血酶形成复合物使其灭活,也可封闭凝血因子 FⅨa、FⅩa、FⅪa、FⅫa 等的活性中心而抑制其活性。在缺乏肝素时,抗凝血酶Ⅲ的直接抗凝作用慢而弱,与肝素结合后,其抗凝作用可显著增强(2000 倍)。

(2)蛋白质 C 系统　蛋白质 C 系统主要包括蛋白质 C(protein C,PC)、凝血酶调节蛋白、蛋白质 S 和蛋白质 C 的抑制物。蛋白质 C 是由肝脏合成的维生素 K 依赖的因子,以酶原形式存在于血浆中。当凝血酶与血管内皮细胞上的凝血酶调节蛋白结合后,可激活蛋白质 C,从而灭活 FⅧa 和 FⅤa,抑制 FⅩ 及凝血酶原的激活。此外,活化的蛋白质 C 还可促进纤维蛋白溶解。蛋白质 S 可增强激活的蛋白质 C 的作用。

（3）组织因子途径抑制物　组织因子途径抑制物(TFPI)是一种糖蛋白,主要来源于小血管的内皮细胞,是外源性凝血途径的特异性抑制物,也是体内主要的生理性抗凝物质。其作用是直接抑制 FⅩa 的活性,并在 Ca^{2+} 的作用下灭活 FⅦ-FⅢ复合物。

（4）肝素　**肝素**(heparin)是一种酸性黏多糖,主要由肥大细胞和嗜碱性粒细胞产生。肺、心、肝、肌肉等组织中含量丰富,生理情况下血浆中含量甚微。肝素的抗凝作用较强,其抗凝作用主要是增强与抗凝血酶Ⅲ结合,使其与凝血酶的亲和力增加,并使二者的结合更稳定,从而促使凝血酶失活。肝素还能抑制凝血酶原的激活,阻止血小板的黏附、聚集与释放,刺激内皮细胞释放 TFPI。因此,肝素作为一种很强的抗凝物质,在临床的体内外抗凝中被广泛使用。

在体外,草酸盐、柠檬酸钠盐以及金属离子螯合剂(如 EDTA)由于可以去除游离的 Ca^{2+},从而阻断凝血过程,所以常用作体外抗凝剂。

此外,某些理化因素可促进或延缓血液凝固。在一定范围内,升高温度可提高酶的活性,加速酶的反应速度,从而促进血凝;反之,延缓血凝。粗糙的异物表面可加速血小板解体,也可促进血凝。临床手术中,常采用温热生理盐水纱布压迫止血,一方面可提高手术野的温度,另一方面提供了粗糙表面,从而促进血凝过程。

三、纤维蛋白溶解

纤维蛋白在纤溶酶的作用下被降解液化的过程,称为**纤维蛋白溶解**(fibrinolysis),简称纤溶。其作用是维持生理止血过程中所产生的局部的或一过性的纤维蛋白凝块适时溶解,从而防止血栓形成,保证血管内血流通畅;此外,还参与组织修复、血管再生等多种功能。纤溶的基本过程分为两个阶段,即纤溶酶原的激活和纤维蛋白(或纤维蛋白原)的降解(图 3.8)。参与纤溶过程的物质构成纤维蛋白溶解系统(简称纤溶系统)。血浆纤溶系统由**纤维蛋白溶解酶原**(plasminogen,简称纤溶酶原,又称血浆素原)、**纤溶酶**(plasmin,又称血浆素)、**纤溶酶原激活物**(plasminogen activator)与纤溶抑制物所组成。

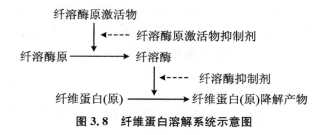

图 3.8　纤维蛋白溶解系统示意图

（一）纤溶酶原的激活

纤溶酶原是一种主要由肝脏合成的糖蛋白,此外,骨髓、嗜酸性粒细胞和肾脏也少量合成。正常人血浆中的浓度约为 $100\sim200$ mg/L。在激活物的作用下,纤溶酶原被激活,成为纤溶酶。纤溶酶原的激活有两条途径:一是通过内源性凝血系统的有关凝血因子参与的纤溶酶原激活,如 FⅫa、FⅪa、前激肽释放酶、高分子量激肽原、激肽释放酶等,即所谓内源性激活途径

（占总激活能力的15％）；二是通过主要由血管内皮细胞合成的**组织型纤溶酶原激活物**（tissue-type plasminogen activator，t‐PA）和由肾脏合成的**尿激酶型纤溶酶原激活物**（urokinase-type plasminogen activator，u‐PA）参与的纤溶酶原激活，即所谓的外源性激活途径。目前，临床上较多采用t‐PA作为溶栓治疗药物。

（二）纤维蛋白与纤维蛋白原的降解

纤溶酶属于丝氨酸蛋白酶，是血浆中活性最强的蛋白酶，具有很强的蛋白水解作用。其最敏感的底物为纤维蛋白和纤维蛋白原，可将纤维蛋白和纤维蛋白原分解成很多可溶性的小分子肽，称为**纤维蛋白降解产物**（fibrin degradation product）。纤维蛋白降解产物通常不再发生凝固，而且其中一部分还有抗凝血作用。

纤维蛋白原除可被纤溶酶水解外，还可被凝血酶降解。但两者的作用机制不同。凝血酶只在纤维蛋白原两对肽链的N‐端各脱下一个小肽，使纤维蛋白原变成纤维蛋白单体；而纤溶酶可使纤维蛋白或纤维蛋白原肽链分子中的赖氨酸‐精氨酸键裂解，使纤维蛋白或纤维蛋白原整个分子被分割为纤维蛋白降解产物。

纤溶酶除能水解纤维蛋白或纤维蛋白原外，还能水解凝血酶、FVa、FⅧa、FⅨa、FⅫa、血小板的糖蛋白，促使血小板聚集和释放5‐HT、ADP等，激活血浆中的补体系统；但它的主要作用是水解纤维蛋白或纤维蛋白原。血管内出现血栓时，纤溶主要发生于血栓局部，这可能是由于血浆中存在大量的抗纤溶物（即纤溶抑制物），以及血栓中的纤维蛋白可吸附较多的纤溶酶原及其激活物所致。在正常情况下，血管内皮表面经常有低水平的纤溶活动，很可能血管内也经常有低水平的凝血过程，两者处于平衡状态。

（三）纤溶抑制物

血液中可抑制纤溶的物质主要有两种：纤溶酶原激活物抑制物‐1（plasminogen activator inhibitor type‐1，PAI‐1）和α_2‐抗纤溶酶（α_2 antiplasmin，α_2‐AP）。前者主要由内皮细胞产生，后者主要由肝脏产生。PAI‐1可与t‐PA和u‐PA结合形成不稳定的复合物，而使它们失去活性；α_2‐AP通过与纤溶酶结合形成复合物，从而使纤溶酶迅速失去活性。

血液凝固与纤溶是两个既相对独立又统一的功能系统，两者处于一种动态平衡。既保证出血时有效地止血，又防止血块堵塞血管，从而维持血流的正常状态。若凝血作用大于纤溶，易发生血栓，反之就会造成出血倾向。

第四节　血型和输血原则

一、血型

血型（blood group）通常是指红细胞膜上特异性抗原的类型。这种特异性抗原是人体免疫系统识别"自我"或"异己"的标志。将血型不相容的两个人的血滴混合，红细胞可凝集成簇，这个现象称为**红细胞凝集**（agglutination）。在补体的作用下，凝集的红细胞会发生破裂溶血。若给人体输入血型不相容的血液时，在血管内同样可发生红细胞凝集和溶血反应而危及生命。因此，血型鉴定是安全输血的前提。此外，血型鉴定对组织器官移植、法医学和人类学的研究均具有重要的意义。

红细胞凝集是由于镶嵌于红细胞膜上的一些特异蛋白质或糖脂与血浆中特异抗体相互作用的结果。红细胞膜上的这些特异蛋白质或糖脂在凝血反应中起抗原作用，称为**凝集**

原(agglutinogen)。而与之结合的特异性抗体则称为**凝集素**(agglutinin)。凝集素为 γ-球蛋白,含 2～10 个抗原结合位点,这是导致红细胞聚集成簇的原因。根据红细胞膜上凝集原的有无与不同,国际输血协会认可的有 23 个血型系统,如 ABO、Rh、MNSs、Lutheran、Kell、Lewis、Duff 及 Kidd 等。其中,与临床关系最为密切的是 ABO 血型系统和 Rh 血型系统。

(一) ABO 血型系统

1. ABO 血型的分型

ABO 血型是根据红细胞膜上是否存在 A 抗原和 B 抗原而将血液分为四型:红细胞膜上只含 A 抗原者为 A 型血;只含 B 抗原者为 B 型血;同时含 A 与 B 两种抗原者为 AB 型血;无 A 和 B 两种抗原者为 O 型血。不同血型的人的血清中含有不同的抗体,但不会含有与自身红细胞抗原相对应的抗体。在 A 型血者的血清中,只含有抗 B 抗体;B 型血者的血清中只含有抗 A 抗体;AB 型血者的血清中没有抗 A 和抗 B 抗体;而 O 型血者的血清中则含有抗 A 和抗 B 两种抗体(表 3.2)。

表 3.2　ABO 血型系统的抗原和抗体

血型	红细胞上的抗原	血清中的抗体
A	A	抗 B
B	B	抗 A
AB	A、B	无
O	无 A、B	抗 A、抗 B

现已发现,人的 ABO 血型系统中有多个亚型。其中与临床关系密切的主要是 A 型中的 A_1 和 A_2 两个亚型。A_1 亚型红细胞膜上含 A 和 A_1 凝集原,血清中只含抗 B 凝集素;A_2 亚型红细胞膜上只含 A 凝集原,但血清中含抗 A_1 和抗 B 凝集素。抗凝集素是 B 型血和 O 型血血清中的正常成分。汉族人中 A_1 亚型占 99% 以上,A_2 亚型极少见。输血前检验时,应注意血型亚型的存在。

2. ABO 血型系统的抗原

ABO 血型系统中各种抗原的特异性决定于红细胞膜上的糖蛋白或糖脂上所含的糖链。这些糖链都是由暴露在红细胞表面的少数糖基所组成的寡糖链。A 和 B 抗原的特异性就决定于这些寡糖链的组成与连接顺序。A、B 抗原都是在 H 抗原的基础上形成的。H 抗原连上一个乙酰半乳糖胺基形成 A 抗原;若连上一个半乳糖基则形成 B 抗原。O 型血红细胞只含有 H 抗原。H、A 和 B 抗原都源自一种前驱物质(图 3.9)。H 基因编码岩藻糖基转移酶,在该酶的作用下,将岩藻糖连接到前驱物质的半乳糖末端形成 H 抗原。不同血型的表现型就是由于不同基因编码不同糖基转移酶,从而催化何种糖基连在前驱物质的哪个位置所决定的。若 H 基因缺损,则不能生成 H、A 和 B 抗原,而只含有前驱物质,其血型称为孟买型。正常人 A、B 抗原的抗原性终生不变。血型抗原在不同地域、不同民族的分布不同。

3. ABO 血型系统的抗体

血型抗体有天然抗体和免疫性抗体两类。ABO 血型系统存在天然抗体。新生儿的血液尚无 ABO 血型系统的抗体,出生后 2～8 个月开始产生,8～10 岁时达高峰。天然抗体多属

IgM,分子量大,不能通过胎盘。

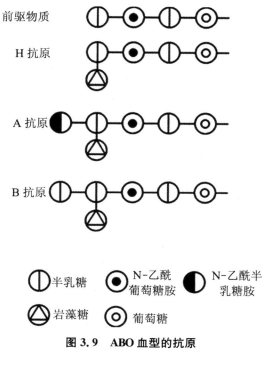

图 3.9　ABO 血型的抗原

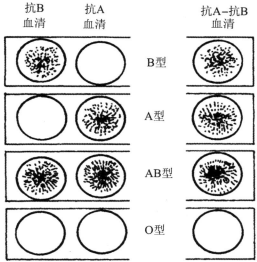

图 3.10　血型鉴定

4. ABO 血型的鉴定

正确鉴定血型是保证输血安全的基础。用如图 3.10 所示的方法测定 ABO 血型。若待测红细胞与抗 B 和抗 A-抗 B 血清发生凝集反应,为 B 型;待测红细胞与抗 A 和抗 A-抗 B 血清发生凝集反应,为 A 型;待测红细胞与抗 A、抗 B 和抗 A-抗 B 血清均发生凝集反应,为 AB 型;待测红细胞与抗 A、抗 B 和抗 A-抗 B 血清均不发生凝集反应,为 O 型。

（二）Rh 血型系统

Rh 凝集原是人类红细胞膜上存在的另一类凝集原。最早发现于恒河猴（Rhesus monkey）的红细胞,并以其学名的前两个字母命名为 Rh 凝集原。将恒河猴的红细胞反复注射于豚鼠或家兔的腹腔,可使受试动物产生抗体,再用含这种抗体的血清与人的红细胞混合,发现可使大部分人的红细胞发生凝集反应,说明多数人的红细胞上具有 Rh 凝集原。这一血型系统称为 Rh 血型系统。在我国各族人群中,汉族和其他大部分民族 Rh 阳性者约占 99%,Rh 阴性者只占 1%左右。但是在某些少数民族中,Rh 阴性的人较多。

1. Rh 血型系统的抗原与分型

Rh 血型系统是红细胞血型中最复杂的一个系统,已发现 40 多种 Rh 抗原（也称 Rh 因子）,与临床关系密切的是 D、E、C、c、e 5 种。因 D 抗原的抗原性最强,故临床意义最为重要。医学上通常将红细胞上含有 D 抗原者称为 Rh 阳性;而缺乏 D 抗原者称为 Rh 阴性。

2. Rh 血型的特点及其临床意义

人的血清中不存在抗 Rh 的天然抗体,当 Rh 阴性受血者在第一次接受 Rh 阳性供血者的输血后,一般不产生明显的输血反应,但其体内会产生原来不存在的抗 Rh 抗体。当他们再次接受 Rh 阳性输血时,就会发生凝集反应,从而导致输入的 Rh 阳性红细胞溶血。

此外,Rh 系统抗体的特性与 ABO 系统不同。Rh 系统的抗体主要是 IgG,其分子较小,可透过胎盘。当 Rh 阴性的孕妇怀孕后,若胎儿是 Rh 阳性,则胎儿的少量红细胞及 D 抗原可以进入母体,使母体产生免疫性抗体,主要是抗 D 抗体,或 Rh 阴性的母体曾接受过 Rh 阳性的血液,体内已经产生了抗 Rh 抗体,该抗体透过胎盘进入胎儿的血液,使胎儿的红细胞溶血,造成新生儿出现溶血性贫血,严重时可导致胎儿死亡。但由于只有在妊娠末期或分娩时才有足量的胎儿红细胞进入母体,抗体浓度较低,故 Rh 阴性的母体怀第一胎 Rh 阳性的胎儿时,很少出现新生儿溶血现象;只有在第二次妊娠时,母体内的抗 Rh 抗体可进入胎儿体内而引起溶血。若在 Rh 阴性母亲生育第一胎后,及时输注特异性抗 D 免疫球蛋白,中和进入母体的 D 抗原,避免 Rh 阴性的母亲致敏,可预防第二次妊娠时新生儿溶血的发生。

二、输血原则

输血是治疗某些疾病、抢救伤员生命以及保证一些手术顺利进行的重要手段。输血最好采用同型输血。由于红细胞血型物质和亚型的存在,即使是同型输血,输血前也必须进行常规**交叉配血试验**（cross-match test）。如图 3.11 所示,供血者的红细胞与受血者的血清进行配合试验,称为交叉配血主侧;受血者的红细胞与供血者的血清作配合试验,称为交叉配血次侧。这样,既可检验血型鉴定是否有误,又能发现供血者和受血者的红细胞或血清中是否还存在其他不相容的血型抗原或血型抗体。如果两侧均无凝集反应,称为配血相合,可以输血;如果主侧发生凝集反应,不管次侧结果如何,均为配血不合,绝对不能输血;如果主侧不发生凝集反应而次侧发生凝集反应,一般不宜输血,紧急情况下可少量输血,但输血速度不宜太快,并在输血过程中密切观察受血者的情况,如发生输血反应,必须立即停止输血。

随着科技的进步,已由原来的输全血发展为成分输血。**成分输血**（blood component therapy）是指将血液中的不同成分（如红细胞、粒细胞、血浆、血小板）分别制备成高纯度或高浓度的制品,再输给病人。如严重贫血患者适宜输入浓缩的红细胞悬液;大面积烧伤病人适宜输入血浆或血浆代用品(如右旋糖酐溶液)。成分输血可增强治疗的针对性,提高疗效,减少不良反应,且能节约血源。

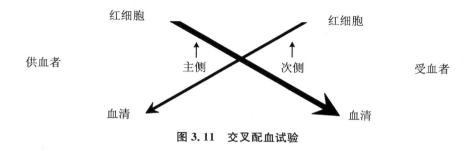

图 3.11 交叉配血试验

参 考 资 料

[1] 邓家栋,杨崇礼,杨天楹,等.邓家栋临床血液病学[M].上海:上海科学技术出版社,2001.

[2] 傅杰青.生理学或医学诺贝尔奖八十年[M].北京:人民卫生出版社,1987.

[3] 高峰.输血与输血技术[M].北京:人民卫生出版社,2003.

[4] 刘泽霖,贺石林,李家增.血栓性疾病的诊断与治疗[M].2版.北京:人民卫生出版社,2006.

[5] 王绮如,谭孟群,程腊梅.造血生理学[M].长沙:中南大学出版社,2005.

[6] 王志均.生命科学今昔谈[M].北京:人民卫生出版社,1998.

[7] 姚泰.人体生理学[M].3版.北京:人民卫生出版社,2001.

[8] 姚泰.生理学[M].北京:人民卫生出版社,2005.

[9] 张之南,杨天楹,郝玉书.血液病学[M].北京:人民卫生出版社,2003.

[10] 白坚石,卜凤荣.血红蛋白的化学修饰与血液代用品[J].生理科学进展,2001,32(1):71-73.

[11] 孙绣泓.缅怀恩师易见龙先生[J].生理科学进展,2003,34(2):104-104.

[12] 徐文琳,钱令嘉,张成岗,等.缺氧诱导因子1与缺氧信号转导机制[J].生理科学进展,2003,34(2):169-170.

[13] 朱辉,杨增明.环氧合酶的研究进展[J].生理科学进展,2004,35(1):81-83.

[14] Bentler E, Lichtman M, Coller B, et al. Williams Hematology[M]. 6th ed. New York:McGraw-Hill, 2001.

[15] Ganong W F. Review of Medical Physiology[M]. 22th ed. New York:McGraw-Hill, 2005.

[16] Guyton A C, Hall J E. Textbook of Medical Physiology[M]. 11th ed. Philadelphia:Saunders, 2006.

[17] Hoffman R, Banz E J, Shattil S J, et al. Hematology:Basic Principles and Practice[M]. 3rd ed. New York:Churchill Livingstone, 2000.

[18] Rhoades R A, Tanner G A. Medical Physiology[M]. 2nd ed. Philadelphia: Lippincott Williams & Wilkins, 2003.

[19] Daniels G L, Fletcher A, Garratty G, et al. Blood group terminology. 2004: from the International Society of Blood Transfusion Committee on Terminology for Red Cell Surface Antigens[M]. Vox Sang, 2004,87(4):304-316.

[20] Esmon C T, Owen W G. The discovery of thrombomodulin[J]. J Thromb Haemost, 2004,2(2):209-213.

[21] Figl M, Pelinka L E. Karl Landsteiner, the discoverer of blood groups[J]. Resuscitation, 2004,63:251-254.

［22］ Ikehara S. A new concept of stem cell disorders and their new therapy［J］. J Hematother Stem Cell Res，2003,12(6):643-653.

［23］ Jelkmann W. Erythropoietin after a century of research: younger than ever［J］. Eur J Haematol,2007, 78(3):183-205.

［24］ Meadows T A, Bhatt D L. Clinical aspects of platelet inhibitors and thrombus formation［J］. Circ Res, 2007,100(9):1261-1275.

［25］ Ruggeri Z M, Mendolicchio G L. Adhesion mechanisms in platelet function［J］. Circ Res, 2007,100 (12):1673-1685.

［26］ Schwarz H P, Dorner F. Karl Landsteiner and his major contributions to haematology［J］. Br J Haematol, 2003,121(4):556-565.

［27］ Stockmann C, Fandrey J. Hypoxia-induced erythropoietin production: a paradigm for oxygen-regulated gene expression［J］. Clin Exp Pharmacol Physiol，2006,33(10):968-979.

（王海华　姜玉新）

第四章 血液循环

心血管系统主要由心脏和血管组成。血液在心血管系统中按一定方向周而复始的流动过程,称为**血液循环**(blood circulation)。心脏是血液循环的动力器官,血管是血液运行的通道和物质交换的场所。血液循环的主要意义是实现血液的功能,保证机体新陈代谢的正常进行。任何因素导致血液循环发生障碍均会导致新陈代谢的异常,严重时将危及生命。

第一节 心脏的泵血功能

心脏的主要功能是泵血。心脏的泵血依靠心脏的收缩和舒张的交替活动而得以完成。心脏收缩时将血液射入动脉,并通过动脉系统将血液分配到全身组织;心脏舒张时则通过静脉系统使血液回流到心脏,为下一次射血做准备。

一、心脏的泵血过程和机制

(一) 心动周期

心脏的每一次收缩和舒张,构成一个机械活动周期,称为**心动周期**(cardiac cycle)。每分钟心动周期的次数称为心跳频率,即心率。正常成人安静状态时心率约为60～100次/分,平均75次/分。在每一个心动周期中,心房和心室的活动都可分为收缩期和舒张期,并按一定顺序交替进行。

以成人平均心率75次/分计算,则每一个心动周期为0.8 s。其中心房收缩期占0.1 s,心房舒张期占0.7 s,心室收缩期占0.3 s,心室舒张期占0.5 s。从心室开始舒张到心房开始收缩之前的0.4 s期间,心房和心室均处于舒张阶段,称为全心舒张期(图4.1)。由此可以看出,不

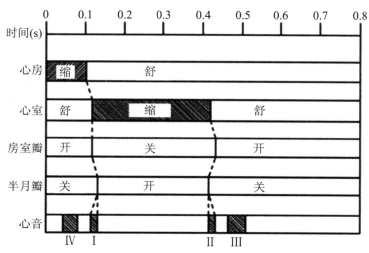

图4.1 心动周期中心房和心室活动的顺序和时间关系

论心房还是心室,其舒张期均长于收缩期。这一特点既保证有足够的时间,使静脉血回流充盈心脏,又能使心肌得到充分的休息而不易疲劳,从而使心脏能更有效地完成射血功能。心动周期的长短与心率的快慢呈反比。心率减慢时,心动周期延长。相反,心率加快时,心动周期缩短,收缩期和舒张期均缩短,但以舒张期缩短更为显著。所以当心率过快时,心脏的充盈和休息时间均相对减少,既不利于心脏射血,也不利于心脏持久活动。

(二) 心脏的泵血过程

在心脏的泵血过程中心室起主导作用,在一个心动周期中,随着心室的规律性收缩、舒张引起室内压的周期性变化,心脏瓣膜呈规律性开放、关闭,从而完成其泵血功能。因左、右心脏的活动基本相同,现以左心室为例说明在一个心动周期中心脏的射血和充盈过程。

1. 心室收缩期

(1) 等容收缩期　心房开始舒张之时,心室即开始收缩。随着心室的收缩,室内压迅速升高,当其压力超过心房内压时,心室内血液推动房室瓣使之关闭。此时心室内压仍低于动脉压,故动脉瓣仍处于关闭状态。由于心室在这段收缩时间内室内压逐渐升高,但房室瓣、动脉瓣均处于关闭状态,既无血液流入心室,亦无血液射入动脉,心室容积不变。所以,此期称为**等容收缩期**(period of isovolumic contraction),持续时间约为 0.05 s。等容收缩期的长短取决于心肌收缩力的强弱及动脉血压的高低。在心肌收缩力减弱或动脉血压升高时,等容收缩期将延长。

(2) 快速射血期　随着心室肌的继续收缩,心室内压继续上升,可达心动周期中最高值。当室内压一旦超过动脉压时,心室内的血液迅速将动脉瓣推开,血液被射入动脉。随着心室的射血,心室容积明显缩小。此期射血速度较快,射入动脉的量较多,约占总射血量的 2/3,故称为**快速射血期**(period of rapid ejection)。此期约占 0.1 s。

(3) 减慢射血期　快速射血后,心室收缩减弱,室内压开始下降,同时由于心室血液量减少,射血速度逐渐减慢,射血量逐渐减少,称为**减慢射血期**(period of slow ejection)。此期持续 0.15 s。

通过精确测量,已知在快速射血期的中期或稍后至减慢射血期结束,室内压已低于主动脉压(图 4.2),但此时心室内血液因具有较高的动量,故仍能逆压力梯度继续向主动脉射血。

2. 心室舒张期

(1) 等容舒张期　收缩期结束后,心室开始舒张,室内压迅速降低,当室内压低于动脉压时,主动脉内血液向心室方向返流,推动动脉瓣关闭。由于此时心室内压仍高于心房内压,房室瓣仍处于关闭状态,无血液进出心室,心室容积不变。故此期称**等容舒张期**(period of isovolumic relaxation)。此期历时约为 0.06~0.08 s,在此期中心室容积达最小。

(2) 快速充盈期　当室内压下降到低于房内压时,房室瓣自动打开,心房和大静脉内血液被抽吸入心室,心室容积增大。开始时血液流入速度快、量多,称为**快速充盈期**(period of rapid filling)。此期约为 0.11 s。

(3) 减慢充盈期　随着心室充盈血量的增多,心房、心室间的压力差逐渐减小,血液流入心室的速度逐渐减慢,称为**减慢充盈期**(period of slow filling)。此期持续 0.22 s。

在充盈期内由于心室舒张,室内压远较静脉中的压力低,且此时处于全心舒张期,因此,心室依靠静脉-心室之间的压力差抽吸血液,从静脉通过心房快速回流至心室。由"抽吸"作用所形成的充盈量约占整个回心血量的 70%。

3. 心房收缩期

在心室舒张期的最后 0.1 s,下一心动周期的心房开始收缩,随着心房收缩,心房容积缩小,房内压升高,进一步将心房内血液"挤入"心室,使心室在收缩之前充盈饱满,利于心室射血。此期进入心室的血液约占心室充盈期的 30%。

由上可以看出,在整个心脏的射血、充盈过程中,心房的作用较弱,而心室活动起主要作用,因此,临床上心房发生纤维性颤动时,不至于严重影响心脏功能,而一旦发生心室纤维性颤动,短时内即可发生血液循环障碍,甚至危及生命。

(三)心动周期中房内压的变化

在心动周期中,心房内压力曲线依次出现 a、c、v 三个较小的正向波(图 4.2)。心房收缩时房内压升高,形成 a 波的升支;随后心房舒张,形成 a 波的降支。当心室收缩时,心室内的血液向上推顶已关闭的房室瓣并使之凸入心房,造成房内压稍有升高而形成 c 波的升支;当心室射血后心室容积减小时,房室瓣向下移动,使心房容积扩大,房内压降低,形成 c 波的降支。随后,由于血液不断从静脉回流至心房,房内压升高,形成 v 波的升支;当心室充盈时,血液迅速由心房进入心室,房内压很快下降而形成 v 波的降支。

(四)心音的产生

在每一心动周期中,由于心肌的收缩与舒张、心脏瓣膜关闭及血液撞击心室壁和大动脉壁等机械振动而产生的声音,称心音。通常可用听诊器在胸壁上听取,一般情况下,一个心动周期中可听到两个心音,即第一心音和第二心音。

1. 第一心音

发生在心室收缩期,音调相对较低,持续时间较长,约为 0.12 s。第一心音的产生是由于心室肌收缩,房室瓣关闭及心室射出的血液撞击动脉壁引起的振动而产生的,其中主要是由于房室瓣关闭导致。第一心音标志着心室收缩的开始,它的强弱可反映房室瓣的功能状态及心肌收缩的强弱。

2. 第二心音

发生在心室舒张期,音调相对较高,持续时间短,约为 0.08 s。第二心音的产生是由于心室肌舒张开始时,动脉瓣迅速关闭及血液冲击大动脉根部引起振动而产生的,其中主要是由于动脉瓣关闭所致。第二心音标志着心室舒张的开始,它的强弱可反映动脉瓣的功能状态及动脉压的高低。

除第一心音和第二心音外,少数人有时还可听到第三心音和第四心音。第三心音发生在心室舒张期,血液从心房快速流入心室,引起心室肌振动而产生。它多见于健康儿童和青年。第四心音是由于心房收缩时,血液流入心室引起的振动,所以又称心房音,正常情况下一般听不到,在部分老年人或心房异常强烈收缩及心室舒张末期压力增高的病人中可以听到。

由于心音可反映心肌收缩和心脏瓣膜的功能情况以及动脉压的高低,因而在心肌发生病变、心瓣膜关闭不全或狭窄、动脉血压过高时,均可出现异常心音。另一方面,心音也可反映心率、心律是否正常。因此,心音听诊在某些心脏血管疾病的诊断中具有重要意义。

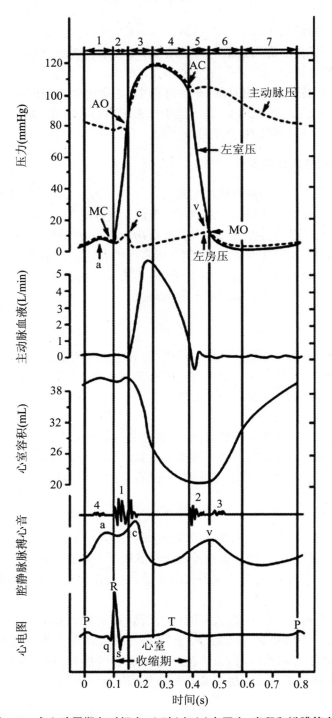

图 4.2 犬心动周期各时相中,心脏(左心)内压力、容积和瓣膜等变化

1. 心房收缩期;2. 等容收缩期;3. 快速射血期;4. 减慢射血期;5. 等容舒张期;6. 快速充盈期;
7. 减慢充盈期;AO 和 AC:分别表示主动脉瓣开启和关闭;MC 和 MO:分别表示二尖瓣关闭和开启

二、心脏泵血功能的评定

心脏的主要功能是泵血。对心脏泵血功能的评定,通常用心脏的射血量和心脏做功量作为指标。

(一)每搏输出量和射血分数

一侧心室每次收缩射出的血量称**每搏输出量**(stroke volume),简称搏出量。正常成人安静状态下每搏输出量约为 60~80 mL(平均 70 mL),左、右心室基本相等。正常成人安静状态下心室舒张末期容积约为 125 mL,搏出量约为 70 mL。搏出量占心室舒张末期容积的百分比,称为**射血分数**(ejection fraction),健康成人射血分数为 55%~65%。心功能减退、心室异常增大的患者,虽然搏出量与正常人差异不大,但射血分数明显降低。因此,射血分数能更准确地反映心功能的变化。

(二)每分输出量和心指数

一侧心室每分钟射出的血量,称为**每分输出量**(minute volume),简称**心输出量**(cardiac output)。心输出量等于搏出量与心率的乘积。如正常成人心率按 75 次/分计算,心输出量约为 4.5~6 L/min,平均 5 L/min。生理状态下心输出量与机体代谢相适应,并与年龄、性别等因素有关。在肌肉运动、情绪激动等情况下心输出量增多;在相同条件下,男性心输出量比女性略高,青年人心输出量比老年人略高。

不同个体因其代谢的不同,对心输出量的需求不同,例如,不同身材的个体新陈代谢水平不同,心输出量也不相同,如单纯用心输出量作为个体之间心功能测定的标准进行比较,显然是不合理的。每平方米体表面积的心输出量称为**心指数**(cardiac index),可用于个体之间的心功能比较。我国中等身材成人的体表面积约为 1.6~1.7 m^2,安静和空腹情况下心输出量约为 5 L/min,故心指数约为 3.0~3.5 $L/(min \cdot m^2)$。安静和空腹情况下的心指数称为静息心指数,是分析比较不同个体心脏功能的常用指标。

(三)心脏做功量

心脏所做的功可分为两类:一是外功,主要是指由心室收缩而产生和维持一定压力(室内压)并推动血液流动(心输出量)所做的机械功,也称压力-容积功;二是内功,指心脏活动中用于完成离子跨膜主动转运,产生兴奋和收缩,维持心壁张力,克服心肌组织内部的黏滞阻力等所消耗的能量。实际上,内功所消耗的能量远大于外功。心脏所做的外功占心脏总能量消耗(通常用心脏代谢的耗氧量表示)的百分比称为**心脏的效率**(cardiac efficiency)。正常心脏的最大效率为 20%~25%。

$$心脏的效率 = \frac{心脏做的外功}{心脏代谢的耗氧量} \times 100\% \tag{4.1}$$

由式(4.1)知,单纯的心脏搏出量增加和动脉血压增高引起的搏出量代偿性增加,两者均使心脏完成的外功量增加,但后者在增加外功量的同时,心脏的耗氧量也大大增加,因此心脏的效率可能不增加,甚至反而降低,表明高血压具有降低心脏效率的危害。

1. 每搏功

每搏功(stroke work)简称搏功,是指心室一次收缩射血所做的功,亦即心室完成一次心搏所做的机械外功。

$$每搏功(J) = 搏出量(L) \times 射血压力 + 血流动能 \tag{4.2}$$

安静状态下,心脏做功产生的能量主要是维持血压和射出一定容积的血量,而转化为推动血液向外周流出的动能仅占心脏做功产生能量的1%左右。因此上式可忽略血流动能:

$$左心室每搏功(J) = 搏出量(L) \times 血液比重 \times (平均动脉压 - 平均心房压)(mmHg)$$
$$\times 13.6 \times 9.807 \times (1/1000) \tag{4.3}$$

2. 每分功

每分功(minute work)简称分功,是指心室每分钟内收缩射血所做的功,亦即心室完成每分输出量所做的机械外功。每分功(J/min)等于搏功乘以心率。

当动脉血压升高时,为克服加大的射血阻力,心肌必须增加其收缩强度才能使搏出量保持不变,因而心脏做功量将增加。由于心脏的代偿作用,其射血指标早期并无显著改变。因此,与单纯的心输出量相比,用心脏做功量来评定心脏泵血功能将更全面,尤其是在动脉血压高低不同的个体之间,或在同一个体动脉血压发生改变前后,用心脏做功量来比较心脏泵血功能更显其优越性。

三、影响心输出量的因素

如前所述,心输出量等于搏出量与心率的乘积,因此,凡能影响搏出量和心率的因素均可影响心输出量。而搏出量的多少则取决于前负荷、后负荷和心肌收缩能力。

(一) 前负荷

前负荷可使骨骼肌在收缩前处于一定的初长度。对于中空球形的心脏来说,心室肌的初长度决定于心室舒张末期的血液充盈量,换言之,心室舒张末期容积相当于心室的前负荷。由于测量心室内压比测定心室容积方便,且心室舒张末期容积与心室舒张末期压力在一定范围内具有良好的相关性,故在实验中常用心室**舒张末期压力**(end-diastolic pressure,P_{ed})来反映前负荷。有时也可用心房内压力反映心室前负荷,这是因为正常人心室舒张末期的心房内压力与心室内压力几乎相等,且心房内压力的测定更为方便。

与骨骼肌相似,心肌的初长度对心肌的收缩力量具有重要影响。为了分析前负荷或初长度对心脏泵血功能的影响,在实验中可逐步改变心室舒张末期压力,并将相对应的搏出量或每搏功的数据绘制成**心室功能曲线**(ventricular function curve)(图4.3)。从心室功能曲线上看,在增加前负荷(图中为左心室舒张末压)时,心肌收缩力加强,搏出量增加,每搏功增大。这种通过改变心肌初长度而引起心肌收缩力改变的调节,称为**异长调节**(heterometric regulation)。

关于"心定律"

1895年德国生理学家Frank在离体蛙心实验中观察到:在心肌收缩前,如果心肌受到牵拉可导致心肌收缩力加强,即心肌收缩前的长度影响心肌的收缩。1914年,英国生理学家Starling在犬心-肺制备标本实验中所绘制的"左心室功能曲线图"上也发现,当静脉回流增加时,心室内压增加,每搏输出量亦随之增加,证实了Frank的发现,并总结为"心脏收缩力是收缩前心肌纤维长度的函数"。同时,Starling还观察到当静脉回心血量使心室增大到一定限度(超过心肌初长度)时,每搏输出量和心室做功不再增加的现象(不出现降支)。由于Frank以前的发现被重新关注,并且这种特性属于心肌的内在特性,因此,鉴于Frank和Starling的共同贡献,后人将此发现称为"心定律"或"Frank-Starling定律"。

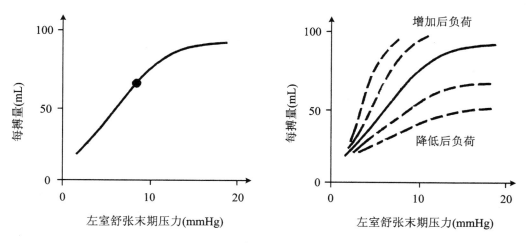

图 4.3　心室功能曲线

初长度对心肌收缩力影响的机制与骨骼肌相似,即不同的初长度可改变心肌细胞肌节中粗、细肌丝的有效重叠程度。当肌节的初长度为 $2.0\sim2.2\,\mu m$ 时,粗、细肌丝处于最佳重叠状态,活化时可形成的横桥连接数目最多,肌节收缩产生的张力最大。此时的初长度即为最适初长度。在肌节未达到最适初长度之前,随着前负荷或肌节初长度的增加,粗、细肌丝的有效重叠程度增加,活化时形成的横桥连接数目增多,因而肌节以至整个心室的收缩力逐渐加强,搏出量增加,每搏功增大。可见,心室功能曲线是心肌初长度与主动张力间的关系在整个心室功能上的一种反应。

与骨骼肌不同的是,正常心室肌具有较强的抗过度延伸的特性,肌节的长度一般不会超过 $2.25\sim2.30\,\mu m$,因此心室功能曲线不会出现明显的下降趋势,这是因为心肌细胞外间质内含有大量胶原纤维,且心室壁多层肌纤维呈交叉方向排列;当心肌肌节处于最适初长度时,产生的静息张力已经很大,从而能对抗心肌被进一步拉长。心肌这种能抵抗被过度延伸的特性对心脏泵血功能具有重要的生理意义,它使心脏在前负荷明显增加时,一般不会发生搏出量和做功能力的下降。

异长调节的主要作用是对搏出量的微小变化进行精细调节,使心室射血量与静脉回心血量之间保持平衡,从而使心室舒张末期容积和压力保持在正常范围内。在整体情况下,心室前负荷主要决定于心室舒张末期充盈的血液量。因此,凡能影响心室舒张期充盈量的因素,都可通过异长调节使搏出量发生改变。心室舒张末期充盈的血液量是静脉回心血量和射血后心室内剩余血量之和。

（二）后负荷

在完整的循环系统中,大动脉血压是心室收缩时所遇到的后负荷。后负荷影响搏出量,如动脉血压升高,心脏后负荷增高,心室等容收缩期延长,期间压力峰值增高,射血期缩短,心室搏出量降低。但对整体动物来讲,夹闭主动脉远端,使动脉血压升高（<160 mmHg）,并不影响心输出量,这是因为大动脉血压增高,搏出量减小,心室内剩余血量增多,通过前负荷的调节使搏出量恢复正常。大动脉血压也可直接影响心肌收缩力,使心肌收缩力增强。后负荷本身可直接影响搏出量,随后通过心肌初长和心肌收缩能力的改变,保持搏出量的稳定。

（三）心肌收缩能力

前负荷和后负荷是影响心肌泵血的外在因素,而肌肉的内在功能状态也是决定肌肉收缩效果的重要因素。心肌不依赖于前负荷和后负荷而能改变其力学活动(包括收缩的强度和速度)的内在特性,称为**心肌收缩能力**(myocardial contractility),又称心肌的**变力状态**(inotropic state)。在完整的心室中,心肌收缩能力增强可使心室功能曲线向左上方位移(图 4.3),表明在同样的前负荷条件下,每搏功增加,心脏泵血功能增强。这种通过改变心肌收缩能力的心脏泵血功能调节,称为**等长调节**(homometric regulation)。

心肌收缩能力受多种因素的影响。凡能影响心肌细胞兴奋-收缩耦联过程中各个环节的因素都可影响收缩能力,其中 Ca^{2+} 与肌钙蛋白的亲和力、活化的横桥数目、肌球蛋白横桥 ATP 酶的活性,是影响心肌收缩能力的主要环节。通过改变心肌收缩能力可对搏出量进行大范围调节,使搏出量适于机体的需要。

（四）心率

在安静状态下正常成年人心率(heart rate)为每分钟 60～100 次,平均 75 次。在一定范围内,心率加快可使心肌收缩加强和心输出量增加。心率增快或刺激频率增高引起心肌收缩能力增强的现象,称为**阶梯现象**(staircase phenomenon),其机制与心率增快或刺激频率增高时细胞内 Ca^{2+} 浓度的增高有关。但是当心率过快,并超过每分钟 160～180 次时,由于心室舒张期明显缩短,心舒期充盈量明显减少,因此搏出量会明显减少,从而导致心输出量下降。

如果心率过慢,并低于每分钟 40 次时,将使心室舒张期过长,此时心室充盈早已接近最大极限,心舒期的延长已不能进一步增加充盈量和搏出量,因此心输出量也将减少。

四、心脏泵血功能的储备

人体在不同生理状态下,心脏的泵血功能能够随之发生相应的改变,以适应机体代谢的需要。心输出量随机体代谢的需要而增加的能力称为心脏泵血功能的储备,简称**心力储备**(cardiac reserve)。包括心率储备和搏出量储备两个方面。

1. 心率储备

正常人安静时心率平均为 75 次/分,剧烈运动时可增加至 180 次/分左右,为静息时的 2～2.5 倍。若动用心率储备,可使心输出量增加 2～2.5 倍。

2. 搏出量储备

正常人安静时搏出量为 60～80 mL,剧烈活动时可增加至 125 mL,其中,收缩期储备约占 35～50 mL,舒张期储备仅为 15～20 mL。

心力储备可反映心脏泵血功能的潜力,是判定能否胜任运动强度的指标。心力储备能力小者,能够胜任的运动强度就小;心力储备能力大者,能够胜任的运动强度就大。健康人有相当的心力储备,强体力运动时可达安静时的 5～6 倍。合理的体育锻炼可提高心力储备,包括心率储备和搏出量储备。

第二节　心脏的生物电活动和生理特性

心脏实现其泵血功能是以心肌的收缩和舒张为基础的,但心房和心室之所以能不停地进行有序的、协调的、收缩与舒张交替的活动,归根结底都是由心肌细胞动作电位的规律性发生与扩布而引起的。因此,需要进一步学习心脏的生物电活动规律。

　　与神经细胞和骨骼肌细胞相比,心肌细胞的生物电活动要复杂得多,各类心肌细胞的跨膜电位存在较大差异(图 4.4),其形成机制也各不相同。根据组织学和电生理学特点,可将心肌细胞分为两类:一类是具有收缩能力的普通心肌细胞,又称**工作细胞**(cardiac working cell)或非自律细胞,它们是构成心房壁和心室壁的细胞,这类细胞不具有产生自律性的能力。另一类是特殊分化的、不具有收缩能力的心肌细胞,这类细胞能自动产生节律性兴奋,称**自律细胞**(autorhythmic cell),它们构成心内**特殊传导系统**(specialized conduction system),包括窦房结、心房优势传导通路、房室交界区、房室束和浦肯野纤维。不同类型心肌细胞的生物电现象不完全相同。现以心室肌细胞、窦房结细胞和浦肯野细胞为例说明心肌细胞的生物电现象。

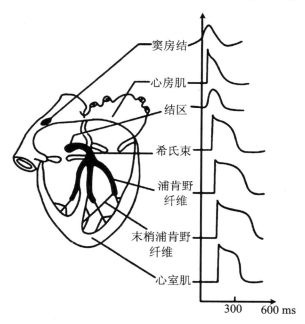

　　窦房结
　　心房肌
　　结区
　　希氏束
　　浦肯野
　　纤维
　　末梢浦肯野
　　纤维
　　心室肌

300　　600 ms

图 4.4　心脏各部分心肌细胞的跨膜电位

一、心肌细胞的跨膜电位及其形成机制

(一) 工作细胞的跨膜电位及其形成机制

　　工作细胞的心房肌和心室肌细胞跨膜电位及其形成机制基本相同,所以,以下着重介绍心室肌细胞的跨膜电位及其形成机制。

　　1. 静息电位

　　人和哺乳动物心室肌细胞的静息电位为 $-80 \sim -90$ mV。其产生原理基本上与神经细胞和骨骼肌细胞相似,即与静息时细胞膜对不同离子的通透性和离子的跨膜浓度差有关。心室肌细胞膜上存在丰富的内向(入)整流 I_{K1} 通道,是**内向整流钾通道**(inward rectifier K^+ channel,K_{ir} channel)中最常见的一种通道。这种通道属于非门控通道,它不受电压或化学信号的控制,但其开放程度可受膜电位的影响。在安静状态下,I_{K1} 通道处于开放状态,其通透性远大于其他离子通道的通透性,因此,由 I_{K1} 电流引起的 K^+ 平衡电位是构成静息电位的主要成分。

内向整流 I_{K1} 通道及其电流的特征

I_{K1} 通道及其电流的电流-电压曲线显示(图 4.5):当膜内电位大于 $-90\ mV$ 时(如超极化),推动 K^+ 流动的电驱动力大于化学驱动力,K^+ 向膜内流动,形成内向电流;当膜电位小于 $-90\ mV$ (如去极化)时,推动 K^+ 流动的电化学驱动力均使 K^+ 向膜外流动,形成外向电流,并且这种外向电流随着膜的去极化($-90 \sim -20\ mV$)而逐步由大变小,当膜去极化至 $20\ mV$ 或更小时,I_{K1} 已接近零。因此,I_{K1} 通道对 K^+ 的通透性因膜的去极化而降低的现象,称为**内入(向)整流**(inward rectification),而这种具有内入整流性质的 I_{K1} 通道,称为内入整流 I_{K1} 通道。

引起膜电位去极化的常见因素是膜在刺激条件下,对 Na^+ 的通透性(电导)增加,Na^+ 大量内流使膜电位产生快速去极化,甚至反极化,这种导致膜电位去极化和反极化改变的内向电流,可使 I_{K1} 通道逐步失活和 I_{K1} 减弱,产生内入整流效应(内向 I_{Na} 电流抑制了外向 I_{K1} 电流)。内入整流产生的原因是由于内向电流导致膜去极化时,I_{K1} 通道内口被细胞内 Mg^{2+} 和多胺(如腐胺、精胺、亚精胺等)阻塞,I_{K1} 通道"去激活"所致。若用实验方法去除这些阻塞物质,则可消除 I_{K1} 通道的内入整流现象,使 I_{K1} 通道恢复"激活"状态。

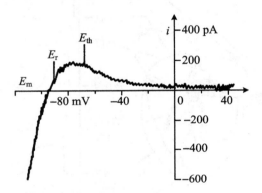

图 4.5　豚鼠心室肌细胞内向整流钾电流 I_{K1} 的电流-电压曲线
E_m:膜电位;E_r:转向电位;E_{th}:阈电位(注意去极化时曲线的内向移动)

此外,心肌细胞在静息时对 Na^+ 也有一定的通透性,这是一种钠背景电流(Na^+ background current),这种由少量 Na^+ 内流可部分抵消细胞内的负电位。因此,心肌静息电位总是稍微小于 K^+ 平衡电位。另外,钠泵的生电性活动也参与了静息电位的形成。

2. 动作电位

心室肌细胞的动作电位与神经、骨骼肌细胞的动作电位从形态上比较,有明显不同,其特征是去极化和复极化不对称,复极化时间长,有明显的平台期。心室肌细胞动作电位去极化和复极化过程可以分为五个时期,即 0、1、2、3、4 期(图 4.6)。各期产生的机制如下。

(1) 0 期(去极化过程)　当心室肌细胞受刺激时,细胞膜上 Na^+ 通道少量开放,Na^+ 少量内流使膜产生去极化,当去极化达到阈电位($-70\ mV$)水平时,细胞膜上**快 Na^+ 通道**(fast sodium channel)被大量激活,膜对 Na^+ 通透性急剧增加,Na^+ 快速大量内流使膜内电位上升至 $+30\ mV$ 左右,接近于 Na^+ 的平衡电位,形成动作电位的上升相。该期历时约 $1 \sim 2\ ms$。

由于工作细胞膜上存在快钠通道,这种通道激活快,失活快,因而工作细胞属于**快反应细胞**(fast response cell)。由快钠通道介导产生的动作电位,称为**快反应动作电位**(fast response action potential)。与神经细胞和肌细胞钠通道比较而言,心室肌快钠通道对河豚毒的阻断效应相对不敏感。

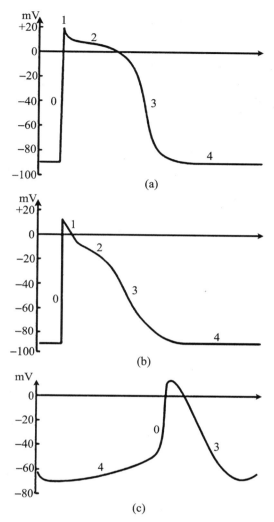

图 4.6 各类心肌细胞动作电位模式图
(a) 心室肌；(b) 心房肌；(c) 窦房结 P 细胞

(2) 1 期（快速复极初期） 0 期去极化后心室肌细胞膜上 Na$^+$ 通道关闭，Na$^+$ 内流停止，一种在去极化至 -30 mV 时被激活的瞬间外向电流（transient outward current，I_{to}）产生，该电流由 K$^+$ 所负载，使膜早期快速复极至 0 mV 左右，此期历时 10 ms。

(3) 2 期（平台期） 当膜电位达 0 mV 左右时，心室肌细胞膜上出现两种方向相反的电流，一种是膜电位 0 期去极化至 -40 mV 时所激活的**慢钙通道**（slow calcium channel），又称 **L-型钙通道**（Long-lasting type calcium channel，I_{Ca-L}），使 Ca^{2+} 缓慢内流并逐渐减弱；另一种是 0 期（-40 mV）被激活的钾通道，使 K$^+$ 向膜外扩散并逐渐增强形成的一种**延迟性整流钾电流**（delayed rectifier potassium current，I_K）。由于两种带正电荷的离子流动方向相反，在电位上相互抵消，使复极化速度缓慢，形成一个较长时间的平台期。平台期是心室肌细胞动作电位的主要特征。此期历时约 $100\sim150$ ms。

此外，膜电位 0 期去极化过程中产生的 I_{K1} 通道的内入性整流效应，抑制了外向的 I_{K1}，是平台期形成并得以延长的重要因素。若这种内入性整流作用减弱，平台期将会缩短。

（4）3期（快速复极末期）　此期膜上慢 Ca^{2+} 通道关闭，Ca^{2+} 内流停止。此外，内入性整流效应逐渐消除，K^+（I_K 和 I_{K1}）外流随膜的复极化过程而增强，使膜电位迅速降至 -90 mV。此期历时约 $100\sim150$ ms。

（5）4期（静息期）　此期膜电位基本恢复并稳定于静息电位水平，故称静息期。但由于在形成动作电位的过程中，有一定量的 Na^+、Ca^{2+} 内流和 K^+ 外流，造成细胞内、外原有的离子浓度发生改变，致使膜上钠泵、钙泵和 $Na^+ - Ca^{2+}$ 转运体活动增强，在此期内逆浓度梯度将 Na^+、Ca^{2+} 排出到细胞外，同时将 K^+ 摄回到细胞内，使细胞内外的离子分布逐渐恢复到未受刺激前的状态，保持心肌细胞的正常兴奋能力。

心房肌细胞的动作电位及形成机制与心室肌相似，但持续时间短，历时约 $100\sim150$ ms。

（二）自律细胞的跨膜电位及其形成机制

心室肌等非自律细胞，在未受到外来刺激时，4 期膜电位始终稳定在静息电位水平。而自律细胞的特点是动作电位的 4 期膜电位不稳定；在没有外来刺激情况下，可自动缓慢去极化，当去极化达到阈电位时可引起细胞产生一个新的动作电位。自律细胞的 4 期自动去极化，是自律细胞与非自律细胞生物电现象的主要区别，也是形成自动节律性的基础。下面主要讨论窦房结细胞、浦肯野细胞动作电位的特征。

1. 窦房结自律细胞

窦房结自律细胞称为 **P(pacemaker)细胞**，其缺乏快钠通道和 I_{K1} 通道，很少表达 I_{to} 通道。0 期去极化主要依赖慢钙通道的激活，故属于**慢反应自律细胞**（slow response autorhythmic cell）。P 细胞动作电位的主要特征是最大复极化电位值较小，在 -60 mV 左右。0 期去极化的速率较慢、幅度小。没有明显的复极 1 期和 2 期，只有复极化 3 期（图 4.6）。

窦房结 P 细胞动作电位的形成，目前认为：(1)0 期去极化是由于膜电位自动去极化至 -40 mV 时，膜上慢 Ca^{2+} 通道被激活，Ca^{2+} 缓慢内流所引起的。(2)复极期是由于 0 期后，慢 Ca^{2+} 通道失活，Ca^{2+} 内流停止，而 K^+ 通道被激活，K^+（I_K）外流逐渐增加，使膜逐渐复极至最大复极化电位。

P 细胞 4 期可自动去极化，且速率最快（0.1 V/s），这是因为膜电位在产生最大复极化电位过程中，至少有三种起搏电流形成，三者共同作用，使 P 细胞 4 期产生快速去极化（图 4.7）。

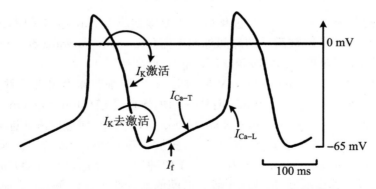

图 4.7　窦房结 P 细胞 4 期去极化和动作电位发生原理示意图

（1）延迟整流钾流（I_K）的进行性衰减　这是窦房结细胞 4 期自动去极化的重要离子基础之一。I_K 通道在动作电位复极化到 -50 mV 左右时逐步失活，降低了 P 细胞的复极化速率，使膜内电位趋于去极化,提示它是 P 细胞主要起搏离子电流之一。I_K 通道阻断剂 E‐4032 可以减慢窦房结的起搏频率。

（2）I_f 电流　I_f 电流是膜电位在超极化状态下所激活的一种非特异性内向离子电流。此电流由 Na^+ 负载,可被 Cs^+ 所阻断。I_f 通道在复极化－60 mV 时被激活开放,－100 mV 时被最大激活,4 期自动去极化至－50 mV 时失活。由于 P 细胞最大复极化电位不超过－70 mV,因此,I_f 在窦房结细胞起搏活动中,不是主要起搏离子流。

（3）T‐型钙电流（I_{Ca-T}）　P 细胞存在着 **T‐型钙通道**（transient calcium channel）,在 4 期自动去极化达－50 mV 时被激活开放,Ca^{2+} 内流形成 I_{Ca-T},在 4 期自动去极化后期使膜进一步去极化,达到能使 L‐型钙通道激活的阈电位,后者的激活产生动作电位的上升支。T‐型钙通道可被镍（$NiCl_2$）所阻断。

2. 浦肯野细胞

浦肯野细胞最大复极化电位可达－90 mV,其动作电位的形态和产生机制与心室肌细胞相似,故属于快反应自律细胞,所不同的是复极化至 4 期时膜电位不稳定,可缓慢自动去极化。目前认为浦肯野细胞 4 期自动去极化主要是由于 I_f 增强和 I_K 进行性衰减所致,以前者为主。

二、心肌细胞的生理特性

心肌细胞的生理特性包括自动节律性、兴奋性、传导性和收缩性四种。前三种特性是在细胞生物电活动的基础上产生的,通常称为电生理特性。收缩性属于心脏的机械特性。

（一）兴奋性

心肌细胞在受刺激时可产生动作电位的能力或特性称为心肌的兴奋性。心肌的兴奋性可用其引起兴奋的阈值来衡量。

1. 兴奋性的周期性变化

心肌细胞每一次兴奋后,其兴奋性的周期性变化可分为（图 4.8）:

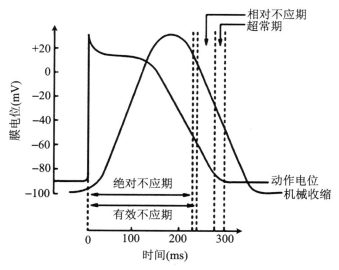

图 4.8　心室肌细胞的动作电位、机械收缩曲线与兴奋性变化的关系

（1）有效不应期　心肌细胞每次兴奋后，从 0 期去极化开始到复极化 3 期至－55 mV 期间，心肌兴奋性等于零，对任何强度的刺激均不发生反应，此期称**绝对不应期**（absolute refractory period）。这是因为心肌在去极化过程中，钠通道全部处于失活状态，刺激不能激活钠通道引起细胞产生兴奋。

从复极化－55 mV 至－60 mV 时间内，心肌兴奋性开始恢复，给予特别强的刺激，可以产生局部兴奋（局部去极化），但不能产生扩布性兴奋，此期称**局部反应期**（local refractory period）。该期仅有极少量的钠通道复活，刺激只能产生局部电位，不足以引起动作电位。

（2）相对不应期　从复极化－60 mV 到－80 mV 时间内，心肌兴奋性逐渐恢复，但仍低于正常状态，用阈上刺激心肌可产生再次兴奋，此期称**相对不应期**（relative refractory period）。其原因是此间有相当数量的钠通道已经恢复至备用状态，但若用阈值刺激不足以引发动作电位，故需要高于阈值的刺激才能引起兴奋。

（3）超常期　在复极化结束前，即膜电位复极化由－80 mV 到－90 mV 这段时间内，心肌细胞兴奋性较正常高，阈下刺激即可产生再次兴奋，故称**超常期**（superanormal period）。超常期后心肌兴奋性恢复正常。此期兴奋性较正常高的原因，一是失活的钠通道已完全恢复；二是膜电位负值小于静息电位，与阈电位水平距离较近，故给予阈下刺激便可引发动作电位的产生。

从心肌细胞兴奋性的周期性变化中可以看出，心肌细胞兴奋性的特点是每次兴奋后有效不应期特别长，相当于整个收缩期和舒张期的早期阶段。也就是说，心肌在整个收缩期至舒张早期，任何强度的刺激都不能引起再次兴奋和收缩，只有在相对不应期后，才能接受刺激，产生再次兴奋和收缩。这一特性使心肌在正常情况下，不会像骨骼肌那样产生强直收缩，从而使心脏始终保持收缩与舒张交替活动，有利于心脏的充盈和射血过程。

2. 期前收缩与代偿间歇

正常情况下，心房和心室的活动都是按窦房结节律性而进行的。但在某些特殊情况下，在心肌兴奋的有效不应期之后到下一次窦房结兴奋传来之前，若受到人工刺激或异位起搏点传来的刺激，心脏可提前产生一次兴奋和收缩，称为**期前兴奋**（premature excitation）和**期前收缩**（premature systole）。期前收缩以后，当下一次窦房结兴奋传来时，恰好落在心肌期前收缩的有效不应期内，不能引起再次兴奋，必须等下一次窦房结兴奋传来，才能引起心肌的兴奋和收缩。故每次期前收缩后，都会出现一个较长时间的心脏舒张期，称为**代偿间歇**（compensatory pause）（图 4.9）。

3. 影响兴奋性的因素

（1）静息电位或最大复极化电位水平　若阈电位水平不变，静息电位或最大复极化电位负值增大（超极化），则后两者与阈电位之间距离加大，引起兴奋所需的刺激强度增大，兴奋性降低，反之，兴奋性升高。

如细胞外 K^+ 轻度升高（约为 5～7 mmol/L）时，静息电位呈现轻度去极化，与阈电位水平之间差距减小，细胞兴奋性增高。当细胞外 K^+ 显著增高（>7 mmol/L）时，则因静息电位去极化而显著减小，引起 Na^+ 通道失活，兴奋性反而降低。若静息电位去极化至－50 mV 时，Na^+ 通道将全部处于失活状态，此时将不能产生快反应动作电位，快反应细胞兴奋性丧失。

（2）阈电位水平　若静息电位或最大复极化电位水平不变，阈电位水平上移，则细胞兴奋性降低，反之兴奋性升高。

心肌快钠通道激活门（m 门）含有正电荷，当膜电位去极化时，m 门被打开。细胞外高钙时，Ca^{2+} 可覆盖在通道表面,m 门难以打开,抑制 Na^+ 内流,产生膜屏障作用,使阈电位水平上移,快反应细胞兴奋性降低。

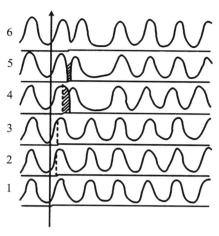

图 4.9 期前收缩与代偿间歇

虚线指示给予刺激时间;曲线 1~3:刺激落在有效不应期,不引起
反应;曲线 4~6:刺激落在相对不应期,引起期前收缩和代偿间歇

（3）快钠通道和慢钙通道的性状　引起快、慢反应动作电位 0 期去极化的快钠通道和 L-型钙通道,都具有关闭、激活和失活三种状态。如钠通道在静息状态下,处于关闭状态,但可被激活,当膜去极化至阈电位时,钠通道被大量激活开放引发兴奋,随后便迅速失活关闭。处于失活状态的钠通道不能被再次激活,须待膜电位复极化至 $-60\ mV$ 后,才能逐步复活至关闭状态。由此可见,快反应细胞的兴奋性与钠通道的性状有关。L-型钙通道也具有类似的性状,但激活、失活和恢复相对较慢。

（二）自动节律性

心肌细胞在没有受到外来刺激的情况下能够自动地发生节律性兴奋的特性,称为**自动节律性**(autorhythmicity),简称自律性。心肌的自律性与自律细胞的 4 期自动去极化过程有关。

1. 心脏的起搏

不同自律细胞自律性的高低不同。在正常情况下,窦房结自律性最高,约为 100 次/min,房室交界次之,约为 50 次/min,浦肯野细胞最低,约为 20~40 次/min。由于窦房结自律性最高,并能将其他自律细胞的活动控制在自身活动之下,所以窦房结是主导整个心脏兴奋和收缩的正常部位,称为心脏的**正常起搏点**(normal pacemaker)。由窦房结为起搏点的心跳节律,称为窦性心律。其他自律细胞由于自律性低且在正常情况下受窦房结控制不能表现自身的自律性,称为**潜在起搏点**(latent pacemaker)。某些特殊情况下,潜在起搏点的自律性升高、窦房结自律性过低或兴奋发生传导阻滞时,潜在起搏点的兴奋可引起心脏的活动,导致心律失常。此时的潜在起搏点又称异位起搏点。由异位起搏点引起的心跳节律,称为异位节律。

窦房结之所以成为心脏的起搏点控制着潜在起搏点的活动,主要通过两种机制实现。

（1）抢先捕获　由于窦房结自律性高于其他潜在起搏点,当潜在起搏点尚未兴奋之前,窦房结的兴奋已经抵达这些细胞,并以自己的节律**超速驱动**(overdrive)潜在起搏点的兴奋,产生**抢先捕获**(preemptive capture)或抢先占领效应。使潜在起搏点的自律性不能表现出来。

（2）超速驱动压抑　自律细胞的自律性由于超速驱动而受到压抑的现象,称为**超速驱动**

压抑(overdrive suppression)。窦房结超速驱动潜在起搏点兴奋活动,可压抑潜在起搏点本身的节律,使后者产生动作电位的频率增加,导致进入胞内的 Na^+ 增加,流出胞外的 K^+ 增加,结果刺激膜上的钠泵使其活动增强,产生电性活动,使潜在起搏点膜电位超极化,降低其细胞的兴奋性和自律性,产生超速驱动压抑现象。超速驱动压抑的程度与两个起搏点的自律性差别呈平行关系,差别越大压抑越深。

临床上发生突发性窦性心跳停搏时,往往要间隔较长时间才出现房室交界或室性心律,其原因与超速驱动压抑密切相关。根据此原理,对心脏人工起搏患者,若需暂停起搏器工作,须提前使起搏器驱动频率逐步减慢,以免发生心搏停止。

2. 影响自律性的因素

凡能影响自律细胞 4 期自动去极化的因素均可影响自律性(图 4.10)。

(1)自律细胞最大复极化电位与阈电位之间的差距　最大复极化电位负值减小,或阈电位下移,两者间距离减小,4 期自动去极化所需时间缩短,自律性增高;反之,自律性降低。

(2)4 期自动去极化的速率　4 期自动去极化速率加快,4 期自动去极化所需时间缩短,自律性增高;反之,自律性降低。如心交感神经兴奋,可增强 I_f 电流,加快自律细胞 4 期自动去极化速率,提高自律细胞的自律性。

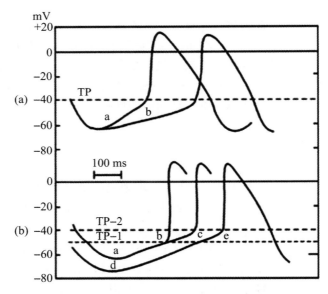

图 4.10　影响自律性的因素

(a)舒张期去极化速率有由 a 减小至 b 时,自律性降低;(b)最大复极化电位由
a 超极化至 d 时,或阈电位有 TP-1 升至 TP-2 时,自律性降低;TP:阈电位

(三)传导性

1. 心内兴奋传导的途径和特点

心肌细胞传导兴奋的能力称为传导性。正常情况下心脏的兴奋由窦房结产生以后,一方面经优势传导通路传至左右心房,另一方面经优势传导通路传至房室交界区,再经房室束,左、右束支和浦肯野纤维传至左右心室。

不同传导纤维的传导速度是不相同的。普通心房肌细胞传导速度较慢,约为 0.4 m/s,而心房优势传导通路的传导速度较快,可达 1.0～1.2 m/s;心室肌细胞传导速度约为 1 m/s,而心室内传导组织的传导速度较快,如浦肯野纤维传导速度可达 4 m/s。因此,窦房结的兴奋和房室交界的兴奋可分别通过心房优势传导通路和浦肯野纤维,迅速传遍两个心房和心室,从而保证左、右心房和心室同步收缩和舒张。

由于心房肌与心室肌在解剖上有心肌纤维环阻隔,兴奋不能直接由心房肌传向心室肌,须经过房室交界区特殊传导纤维的传导,此部位兴奋传导速度缓慢,其中结区传导速度最慢,仅 0.02 m/s,因此,兴奋经心房传至心室常有一段时间延搁,称为**房室延搁**(atrioventricular delay)。其具有重要生理意义,它使窦房结的兴奋先传至心房,使心房兴奋和收缩结束后才引起心室兴奋和收缩,从而有利于心室在收缩射血前得到充分的血液充盈,保证足够的射血量。

2. 影响传导的因素

(1)解剖因素 细胞直径越大,内阻越小,兴奋传导速度越快;反之,传导速度越慢。窦房结细胞直径约为 5～10 μm,房室交界细胞直径约为 3 μm,因此兴奋传导速度较慢;末梢浦肯野细胞直径较大,某些可达 70 μm,兴奋传导速度最快。此外,细胞间缝隙连接的数量和功能状态也影响传导速度。

(2)生理因素

① 0 期去极化的速度和幅度。心肌细胞 0 期去极化的速度和幅度是影响心肌传导速度最重要的因素。0 期去极化速度越快,局部电流及其电紧张电位的形成就越快,邻近未兴奋部位去极化达阈电位水平的时间就越短,兴奋的传导越快;0 期去极化幅度越大,形成的局部电流强度就越大,对未兴奋部位的刺激就越大,作用部位也更远,因而使兴奋的传导速度越快。

影响 0 期去极化速度和幅度的因素

在不改变离子电化学驱动力的状态下,快、慢反应细胞 0 期去极化速度和幅度分别受快钠通道和慢钙通道开放数量(概率)和速度的影响,由于该两离子通道属于电压门控性离子通道,因此,其开放数量和速率决定于受刺激时的膜电位水平,换言之,膜电位水平影响上述两种通道的开放数量和速度,从而影响快、慢反应细胞的 0 期去极化幅度和速度。

以快反应细胞为例,实验观察不同膜电位水平下动作电位的 0 期最大去极化速度,将膜内电位水平作为横坐标,0 期最大去极化速度作为纵坐标,可描记出快反应细胞的**膜反应曲线**(membrane responsiveness curve),见图 4.11,该曲线呈 S 型。

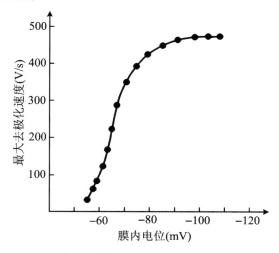

图 4.11 快反应细胞的膜反应曲线

从膜反应曲线可知,当膜电位为 -90 mV(静息电位水平)时,0 期最大去极化速度可达 $400\sim500$ V/s。当膜电位超极化(>-90 mV)时,0 期最大去极化速度基本不变。相反,当膜电位在静息电位水平发生去极化,即膜电位负值减小时,0 期最大去极化速度迅速下降,表明去极化过程中,钠通道逐渐失活,开放数量和速率均逐步下降。当膜电位降至 -55 mV 时,0 期最大去极化速度近乎为零,此时钠通道已全部失活关闭。由此可以看出不同膜电位水平影响 0 期去极化的速度,从而影响心脏兴奋的传导性。

膜电位水平同样也影响 0 期去极化的幅度。在静息电位状态下,Na^+ 所受到的电化学驱动力较大,同时膜受刺激后,钠通道开放的数量和速率也最大,Na^+ 借较大的电化学驱动力而大量、快速地内流,所产生的 0 期去极化幅度将会最大。随着静息电位的去极化,Na^+ 的电化学驱动力、钠通道的开放数量和速率均会下降,0 期去极化的幅度便会相应降低。

② 邻近未兴奋部位膜的兴奋性。兴奋传导依靠局部电流刺激邻近未兴奋部位依次产生动作电位,若邻近部位决定 0 期去极化的离子通道处于失活状态,如在有效不应期内,则局部电流不能使其兴奋,兴奋的传导将会阻滞。此外,邻近未兴奋部位膜电位水平和阈电位水平之间的差距,决定着邻近未兴奋部位的兴奋性,从而影响其动作电位产生的能力和兴奋的传导。

(四) 收缩性

心脏工作细胞在接受刺激兴奋时,通过兴奋-收缩耦联过程,产生收缩的特性,称为**收缩性**(contractivity)。心肌收缩原理与骨骼肌收缩原理基本类似,但具有下列特点。

1. 对细胞外液中的 Ca^{2+} 有较大的依赖性

心肌细胞的肌质网终池不发达,Ca^{2+} 储量少,所以心肌收缩时所需 Ca^{2+} 依赖于细胞外液 Ca^{2+} 的内流。一定范围内,细胞外液中 Ca^{2+} 浓度增加,可使心肌收缩力增强;反之,心肌收缩力减弱。

2. "全或无"式收缩

由于心肌细胞间的闰盘区缝隙连接电阻很小,兴奋容易通过,并且心脏内还有特殊传导系统作用。所以,正常情况下当心房或心室某处一旦兴奋时,兴奋可迅速传至所有心房肌或心室肌细胞,引起同步收缩,而未兴奋时则表现为全部舒张。因此,心脏从收缩角度来看,相当于一个功能性合胞体结构。

3. 不产生强直收缩

由于心肌兴奋不应期长的特点,决定了心肌在整个收缩期至舒张早期内不能接受任何刺激产生兴奋和收缩,因而在正常状态下,心肌细胞不会发生强直收缩。

三、体表心电图

在正常人体内,由窦房结发出的兴奋按一定途径依次传向心房和心室,引起心房、心室的节律性兴奋和收缩。心脏的兴奋是以生物电为基础的,其各部分在兴奋过程中出现的生物电活动,可以通过心脏周围的组织和体液传导至身体表面。利用心电图机在体表一定部位放置电极,对引导心肌兴奋、传导和恢复过程的电变化所描记的曲线,称为**心电图**(electrocardiogram,ECG)。心电图可反映整个心脏兴奋、传导和恢复过程的电变化,而与心脏的机械收缩活动则无直接关系。

1. 心电图的导联

在描记心电图时,按与仪器相连的引导电极放置部位的不同,分为不同的导联。临床常用的有:标准导联(I、II、III)、加压肢体导联(aVR、aVL、aVF)和单极胸导联(V1、V2、V3、V4、

V5、V6)。

2. 正常心电图的波形及意义

由不同导联描记出的心电图波形不完全相同,但基本波形由 P 波、QRS 波群、T 波及各波间线段所组成(图 4.12)。

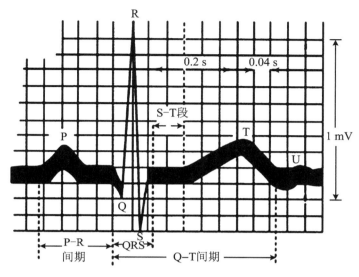

图 4.12　正常人的心电模式图

(1)P 波　反映左、右两心房去极化过程的电位变化。其波形小而呈圆屋顶形。历时约 0.08～0.11 s,波幅不超过 0.25 mV。

(2)QRS 波群　反映左、右两心室去极化过程的电位变化。由向下的 Q 波,高尖向上的 R 波及向下的 S 波组成。在不同导联中,三个波不一定全部出现,各波的幅度变化也不同,正常 QRS 波群历时约 0.06～0.10 s。

(3)T 波　反映左、右两心室复极化过程的电位变化。其方向与 QRS 波群的 R 波方向一致。历时约 0.05～0.25 s,波幅为 0.1～0.8 mV。

(4)P-R 间期(或 P-Q 间期)　指从 P 波起点到 QRS 波群起点之间的时程,历时约 0.12～0.20 s。它反映从窦房结产生的兴奋,经过心房、房室交界和房室束,传至心室所需要的时间。一般是在心电图记录的基线水平上。临床上所见 P-R 间期延长,提示有房室传导阻滞。

(5)S-T 段　指从 QRS 波群终了到 T 波开始之间的线段,正常时与心电图基线平齐。它反映在这段时间内心室全部处于兴奋状态,各部分之间无电位差存在,若 S-T 段上、下偏离基线超过一定范围,常表示心肌有损伤或冠状动脉供血不足。

(6)Q-T 间期　指从 Q 波开始到 T 波结束之间的时程。它反映心室肌从去极化开始到复极化结束所需要的时间。一般为 0.30～0.40 s。Q-T 间期的长短与心率呈反变关系,心率加快,Q-T 间期缩短;心率减慢,Q-T 间期延长。

第三节　血管生理

血液通过各类血管实现物质运输和与组织、细胞物质交换等重要的生理功能。由图 4.13 可知,全部血液都流经肺(肺循环),而体循环则由许多相互并联的血管环路组成,在这样的结构中,即使局部血流有较大幅度的变动,对整个体循环也不会产生很大影响。本节主要介绍血管的功能。

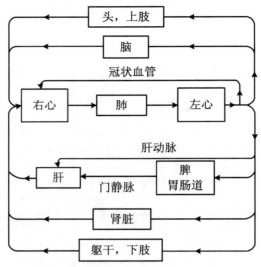

图 4.13　体循环各器官血管床并联关系示意图

一、各类血管的功能特点

体循环和肺循环的血管系统都由动脉、毛细血管和静脉所组成,动脉、毛细血管和静脉之间呈串联关系,体循环和肺循环之间也呈串联关系,从生理功能上可将血管分为以下几类。

1. 弹性储器血管

主、肺动脉主干及其发出的最大分支,其管壁厚,富含弹性纤维,有明显的可扩张性和弹性,故称为**弹性储器血管**(windkessel vessel)。大动脉的弹性储器作用使心脏间断的射血变成血管系统连续的血流,并能减少每个心动周期中血压的波动幅度。

2. 分配血管

从弹性储器血管以后到分支为小动脉前的动脉管道,其功能是将血液运输至各器官组织,故称为**分配血管**(distribution vessel)。

3. 毛细血管前阻力血管

小动脉和**微动脉**(arteriole)的管径小,血流阻力大,因而称为**毛细血管前阻力血管**(precapillary resistance vessel)。微动脉的管壁富含平滑肌,其舒缩活动可使血管口径发生明显变化,从而改变对血流的阻力和所在器官、组织的血流量。

4. 毛细血管前括约肌

在真毛细血管的起始部常有平滑肌环绕,称为**毛细血管前括约肌**(precapillary sphincter)。其舒缩活动可控制毛细血管的启闭,因此可决定某一时间内毛细血管开放和关闭的数量。

5. 交换血管

真毛细血管(true capillary)的管壁仅由单层内皮细胞构成,外面有一薄层基膜,故通透性很高,成为血管内血液和血管外组织液进行物质交换的场所,故称为**交换血管**(exchange vessel)。

6. 毛细血管后阻力血管

微静脉因口径小,对血流也产生一定的阻力,故称为**毛细血管后阻力血管**(postcapillary

vessel)。其舒缩活动可影响毛细血管前阻力和毛细血管后阻力的比值,从而改变毛细血管血压以及体液在血管内和组织间隙内的分配。

7. 容量血管

静脉和相应的动脉相比,数量多,口径较粗,管壁较薄,故容量较大,而且可扩张性较大,即较小的压力改变就可使其容积发生较大的变化。在安静状态下,循环血量的 60%~70%容纳在静脉中。静脉在血管系统中起着血液储存库的作用,因而称为**容量血管**(capacitance vessel)。

8. 短路血管

一些血管床中的小动脉和小静脉之间存在直接联系的血管,称为**短路血管**(arteriovenous shunt)。短路血管可使小动脉内的血液不经过毛细血管而直接流入小静脉。在手指、足趾、耳廓等处的皮肤中存在许多短路血管,它们在功能上与体温调节有关。

二、血流量、血流阻力和血压

(一) 血流量和血流速度

单位时间内流过血管某一横截面的血量称为**血流量**(blood flow),也称为容积速度,其计算单位通常以 mL/min 或 L/min 表示。血液中一个质点在血管内移动的线速度,称为**血流速度**(velocity of blood flow)。在血流量相同的情况下,血流速度与各类血管的总横截面积成反比。动脉系统总横截面积最小,血流速度最快,其次是静脉系统,因毛细血管分支较多,总横截面积最大,故血流速度最慢。

1. 泊肃叶定律

根据流体力学原理,单位时间内的血流量(Q)与血管两端的压力差(ΔP)及其管道半径的 4 次方成正比,与管道的长度(L)和液体的黏滞度(η)成反比,可用下式表示:

$$Q = \frac{\pi(P_1 - P_2) \cdot r^4}{8\eta L} \tag{4.4}$$

2. 层流和湍流

血液为非牛顿液,具有黏滞性,其中管周的黏滞度较大,血管轴心黏滞度较小,因此,血液在血管中流动时出现分层流动的现象,即**层流**(laminar flow)(图 4.14)。在层流状态下,液体每个质点流动方向一致,与血管的长轴平行,但各质点的流速不相同,其中血管轴心处流速最快,越靠近管壁,流速越慢。泊肃叶定律适用于层流。

当血液流速加快到一定程度时,会发生湍流,此时血液各质点流动方向不再一致而出现漩涡。在湍流情况下,泊肃叶定律不再适用。判断血液是否发生湍流,可用**雷诺数**(Reynolds,Re)做判断,Re 与流速(V)、血管直径(D)和血液密度(ρ)成正比,与血液的黏滞度(η)成反比。Re 无量纲,若 Re 大于 2000,说明血液流动时发生了湍流。

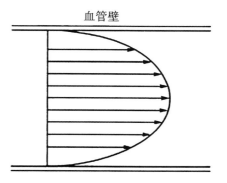

血管壁

图 4.14　血液在血管中流动形成的层流
→:箭头方向至示血流方向,箭头长度表示流速

（二）血流阻力

血液在血管内流动时所遇到的阻力,称为**血流阻力**(resistance of blood flow)。血流阻力来源于血液流动过程中血液各物质之间的摩擦力及血液与血管壁之间的摩擦力,并转变为热能,故血液在血管内流动时压力逐渐降低。

根据流体力学原理,血流阻力与血管的长度和血液的黏滞性呈正比;与血管半径的 4 次方呈反比。可用下式表示：

$$R = \frac{8\eta L}{\pi r^4} \tag{4.5}$$

在生理情况下,血流的阻力主要取决于血管口径和血液的黏滞度。在完整机体内,由于受神径和体液因素的影响,血管的口径经常发生变化,血流阻力也随之发生改变而影响器官血流量。此外,血液黏滞度也是决定血流阻力的一个重要因素。影响血液黏滞度的因素有：

1. 红细胞比容

红细胞比容越大,血液黏滞度越高;反之,血液黏滞度降低。

2. 血流的切率

相邻两层血流速度差和液层厚度的比值称为血流的**切率**(shear rate)。切率的方向由管周指向轴心。当血液以层流方式流动时,血液中的红细胞有向轴心移动的趋势,这种现象称为**轴流**(axial flow)。当血液切率增高时,轴流现象明显,红细胞集中在中轴,红细胞之间的碰撞和红细胞与管壁之间的摩擦力减少,血液黏滞度降低;反之,血液黏滞度增高。

3. 血管的口径

研究表明,血液在流经直径小于 0.2～0.3 mm 的微动脉时,只要切率足够高,则在一定范围内血液黏滞度将随血管口径的变小而降低,这一现象称为 Fahraeus-Lindqvist 效应。

4. 温度

血液的黏滞度可随温度的降低而升高。人体体表温度较深部温度低,故血液流经体表部分时黏滞度会升高。如果将手指放入冰水之中,局部血液中的黏滞度会增高 2 倍。

（三）血压

血管内的血液对单位面积血管壁的侧压力称为**血压**(blood pressure)。血压的测量单位通常用毫米汞柱(mmHg)或千帕(kPa)表示(1 mmHg＝0.133 kPa)。血压是推动血液循环的直接动力,而血压的形成主要是由于心脏射血时释放的能量而产生的,血液在从大动脉经过不同的血管系统流回心脏的过程中,由于要不断地克服阻力去推动血流前进,因此能量不断被消耗,使血压逐渐降低,到胸腔大静脉时已接近于零,故不同血管系统的血压值不同。通常临床测量的血压,一般是指动脉血压。

三、动脉血压与动脉脉搏

（一）动脉血压

1. 动脉血压的形成

动脉血压是指血液对单位面积动脉管壁的侧压力(压强),一般是指主动脉内的血压。临床上常用上臂所测的肱动脉血压代替主动脉血压。动脉血压的形成依赖于下列因素。

（1）循环系统内的血液充盈　血管内有足够的血液充盈是形成动脉血压的前提，血液充盈程度可用循环系统平均充盈压来表示。用电刺激造成心室颤动使心脏暂停射血，血液暂时停止流动，此时循环系统中各处压力很快就相等，所测的血管中压力值，即为**循环系统的平均充盈压**（mean circulatory filling pressure），约 0.93 kPa（7 mmHg），它反映的是循环血量和血管容量的比例关系。

（2）心脏的射血　心室收缩做功释放的能量一部分用于推动血液流动，成为推动血液先前流动的动能，另一部分则形成对血管壁的侧压力，即压强能，并使动脉血管扩张，后者将压强能以势能形式储存起来。心室舒张时，半月瓣关闭，射血停止，被扩张的弹性贮器血管管壁发生弹性回缩，将在心室收缩期贮存的那部分势能又转化为压强能，以维持心室舒张期动脉中的最低压力。

（3）外周阻力　如果没有外周阻力，血液即迅速向外周流失，不能保持对大动脉管壁的侧压力。心室一次收缩所射出的血液，由于外周阻力的存在，在心室收缩期内大约只有三分之一流至外周，其余约三分之二被暂时贮存在主动脉和大动脉内，从而使主动脉和大动脉保持一定的血压。循环系统的外周阻力，主要是指小动脉和微动脉处的血流阻力。

（4）主动脉和大动脉的弹性储器作用　心室收缩期，心室快速射血，主动脉中血压迅速升高，此时主动脉扩张，可使主动脉压力得以缓冲；心室舒张期，心室停止射血，主动脉借弹性回缩，将储存的势能释放出来转化为压强能，维持主动脉中的最低压力。由于主动脉和大动脉的弹性储器作用，动脉血压的波动幅度明显小于心室内压的波动幅度，使收缩压不致升得过高，舒张压不致降得过低。

2. 动脉血压的概念及正常值

在每一心动周期中，动脉血压随心脏的活动而发生周期性变化。心室收缩中期动脉血压升高所达到的最高值，称为**收缩压**（systolic pressure）。心室舒张末期动脉血压降低所达到的最低值，称为**舒张压**（diastolic pressure）。我国成人安静时收缩压约为 100~120 mmHg，舒张压约为 60~80 mmHg。收缩压与舒张压之差称为**脉搏压**（pulse pressure），一般为 30~40 mmHg。脉搏压可反映动脉血压波动的幅度。一个心动周期中，动脉血压的平均值称为**平均动脉压**（mean arterial pressure）。平均动脉压等于舒张压加 1/3 脉搏压。

正常人动脉血压随年龄、性别及功能状态不同有一定的生理差异。一般来说，40 岁以后，随着年龄增长，收缩压相应升高；男性比女性略高，且女性在更年期前后有一定波动；运动或情绪激动时血压暂时升高。根据 1999 年 WHO/ISH 提出的新的高血压分类标准，若舒张压持续性达到或超过 90 mmHg 和（或）收缩压持续性达到或超过 140 mmHg，称为高血压；收缩压持续性低于 90 mmHg（12.0 kPa），称为低血压。

从主动脉到外周动脉，平均动脉血压和舒张压逐级降低，但动脉中收缩压却呈现升高趋势，动脉血压波动幅度逐步变大。如股动脉中血压波动的幅度远大于主动脉中血压波动的幅度。这是因为当主动脉中的压力波动传播至较小动脉分叉处，特别是在微动脉处，因受到阻力或碰撞而发生折返，这种折返的压力波逆流而上，如遇下行的压力波，两者便发生叠加，形成一个较大的波。

3. 影响动脉血压的因素

（1）每搏输出量　如果其他因素不变，每搏输出量增多，主要使收缩压升高。原因是由于心室收缩增强时，搏出量增加，对血管壁施加的侧压力增强，收缩压升高，但同时由于收缩压升高使血流速度加快，流向外周的血量增多，心室舒张末期大动脉内存血增加不明显。故舒张压

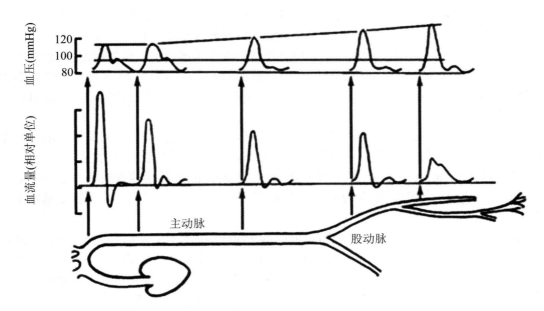

图 4.15　主动脉和外周动脉的脉搏压、平均动脉压和血流的变化

升高不明显。因此,收缩压主要是反映心室射血能力。

(2)心率　其他因素不变,若心率加快,心室舒张期缩短,血液向外周流出减少,心舒末期时大动脉中存血量增多,使舒张压升高。心率加快对收缩压的影响没有舒张压明显。

(3)外周阻力　主要指小动脉、微动脉的血管阻力。若其他因素不变,外周阻力增加时,收缩压和舒张压都升高,但因外周阻力加大使动脉血流速度减慢,外流血液量减少,心室舒张末期存留在大动脉中的血液量增多,使舒张压升高较为明显。由于心率加快,外周阻力增加均可使舒张压升高,但临床上心率变化没有外周阻力改变对血压的影响明显,故舒张压的高低主要反映外周阻力的大小。

(4)大动脉管壁的弹性　大动脉管壁的弹性对缓冲收缩压,维持舒张压具有重要作用。40 岁以上的人,随着年龄增长,大动脉管壁的弹性逐渐降低,对血压的缓冲能力逐渐减弱,导致收缩压升高,舒张压降低,脉搏压增大。但由于老年人小动脉常伴有不同程度的硬化,以致外周阻力增大,因而舒张压也常常升高。

(5)循环血量和血管容积　正常人体循环血量和血管容积相适应,并且循环血量稍多于血管容积,以保持血管内有足够的血液充盈,维持正常血压。如果急性大失血或严重脱水,循环血量明显减少,则引起动脉血压急剧下降。此时应及时给病人输血、输液以补充循环血量。若因细菌毒素的作用或药物过敏,可使全身小血管扩张,血管内血液充盈度降低导致血压急剧下降。对此类患者的急救措施是首先使用调整血管功能的药物进行治疗,以减小血管容积,促使血压回升。

(二) 动脉脉搏

在每一心动周期中,由于动脉内压力的周期性变化引起动脉管壁的搏动,称为动脉脉搏。它起始于主动脉,沿动脉管壁向外周传播,在一些浅表动脉的皮肤表面可能触摸到。脉搏的频率和节律与心脏活动一致,因此可反映心率和心律;脉搏的强弱和紧张度还可反映心肌收缩力、血管壁的弹性等,所以脉搏在一定程度上可反映心血管的功能。

四、静脉血压和静脉回心血量

静脉在功能上不仅仅是血液回流入心脏的通道,由于整个静脉系统的容量很大,而且静脉容易被扩张,又能够收缩,因此静脉可起到血液储存库的作用。静脉的收缩或舒张可有效地调节回心血量和心输出量,从而使循环功能适应机体在各种生理状态时的需要。

(一) 静脉血压

当体循环血液经过动脉和毛细血管到达微静脉时,血压已降至 $15\sim20$ mmHg。右心房作为体循环的终点,血压最低,接近于零。通常将右心房和胸腔内大静脉的血压称为**中心静脉压**(central venous pressure),而各器官静脉的血压则称为**外周静脉压**(peripheral venous pressure)。中心静脉压的高低取决于心脏的射血能力和静脉回心血量之间的相互关系。中心静脉压的正常变动范围为 $4\sim12$ cmH$_2$O。如果心脏功能较好,射血能力较强,能将流经静脉回心的血液及时射入动脉,则中心静脉压可维持正常。若心脏功能减弱,射血能力降低,射血减少,则血液将会在右心房和胸腔大静脉存留增多,致使中心静脉压高于正常值。另一方面,当心脏射血功能不变时,如果静脉回心血量增多,则中心静脉压升高;反之,则中心静脉压降低。因此中心静脉压的高低,可有助于判定心血管功能和作为临床控制补液量与补液速度的指标。临床上对顽固性休克病人通过测定中心静脉压来判定临床病情,以采取相应的治疗措施,挽救病人生命。若中心静脉压低于正常值,常提示循环血量不足或静脉回流受阻,可加大补液量及加快补液速度,以增加静脉回心血量,从而增加心搏出量使血压升高。如果中心静脉压高于正常值,常提示心功能降低或输液过量,应严格控制补液量和补液速度,加用调整心功能药物。

(二) 重力对静脉血压的影响

血管系统内的血液因受地球重力的影响,可产生一定的**静水压**(hydrostatic pressure)。因此,各部分血管中的血压除由心脏做功所形成的那部分外,还加上从该血管所在位置到右心房之间垂直高度所产生的静水压。在人体处于不同体位时,各部分血管的静水压有所不同。当在人体处于平卧位时,身体各处血管的位置大都处在与心脏相同的水平,故静水压也大致相同。当人体从平卧位转为直立位时,足部血管的血压比卧位时高约 90 mmHg(图 4.16);而在心脏水平以上的部分,血管内的压力较平卧位时低,如颅顶脑膜矢状窦内压可降至 -10 mmHg 左右。静脉较动脉具有较大的可扩张性,所以,重力对静脉功能的影响要比对动脉功能的影响大。

(三) 静脉血流

1. 静脉对血流的阻力

单位时间内由静脉回流入心脏的血量等于心输出量。在静脉系统中,由微静脉至右心房的血压仅降落 15 mmHg 左右。可见静脉对血流的阻力很小,约占整个体循环总阻力的 15%。静脉在血液循环中可作为将血液从组织回流入心脏的通道,并起到血液储存库的作用。静脉对血流的阻力较小与静脉的功能是相适应的。微静脉在功能上是毛细血管后阻力血管。毛细血管后阻力的改变可影响毛细血管血压,因为后者的高低决定于毛细血管前、后阻力的比值。

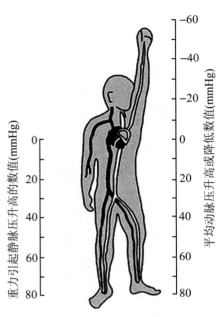

图 4.16　重力对动脉压和静脉压的影响

2. 静脉回心血量及其影响因素

单位时间内的静脉回心血量决定于外周静脉压和中心静脉压之差,以及静脉对血流的阻力。故凡能影响外周静脉压、中心静脉压以及静脉阻力的因素,都能影响静脉回心血量。

(1) 体循环平均充盈压　体循环平均充盈压是反映循环系统充盈程度的指标。实验证明,循环系统内血液充盈程度愈高,静脉回心血量愈多。当血量增加或容量血管收缩时,体循环平均充盈压升高,因而静脉回心血量增多;反之亦然。

(2) 心脏收缩力量　心脏收缩时将血液射入动脉,舒张时则可从静脉抽吸血液。如果心脏收缩力较强,射血分数较高,心舒期心室内压就较低,对心房和大静脉内血液抽吸力量也就较大。相反,心肌收缩力减弱时,心脏搏出量减少,心室射血后剩余血量增多,心室内压较高,对血液的抽吸力降低,使血液淤积在心房和胸腔大静脉内,中心静脉压升高,静脉回流速度减慢,回心血量减少,大量血液淤积在静脉系统内,产生静脉淤血征。右心衰竭时,射血能力明显减弱,心舒期右心室内压将增高,血液淤积在右心房和大静脉内,静脉回心血量减少,出现体循环淤血征,表现为颈静脉怒张,胸、腹水,肝肿大,下肢浮肿等。左心衰竭时,左心房压和肺静脉压升高,可造成肺淤血和肺水肿。

(3) 骨骼肌的挤压作用　人体在直立状态下,下肢进行肌肉活动,与没有进行肌肉活动时的静脉回心血量不同。一方面,由于肌肉收缩时肌肉内和肌肉间的静脉受到挤压,使静脉回流加快;另一方面,因静脉内存在瓣膜,使静脉内的血液只能向心脏方向流动而不能倒流。这样,骨骼肌的节律性舒缩和静脉瓣膜防血液倒流作用相配合,对静脉回流产生"泵"的作用,这种"泵"称为"静脉泵"(或"肌肉泵")。

(4) 体位改变　由于静脉管壁薄,易扩张,所以静脉血压和血流受重力和体位的影响比较明显。在平卧时因全身静脉与心脏基本处于同一水平,重力因素对静脉回心血量的影响不大。当人体由卧位变为直立时,由于重力作用,心脏水平以下的静脉扩张充血,静脉回流速度减慢,回心血量减少,从而使心脏搏出量减少,动脉血压下降。当人体从平卧位转为直立位时,身体低垂部分的静脉可因跨壁压增大而充盈扩张,容量增大,故回心血量减少。静脉的这一特性在人类中特别值得注意。因为当人体处于直立位时,身体中大多数容量血管都处于心脏水平以下,如果站立不动,由于身体低垂部分的静脉充盈扩张,可比平卧位时多容纳 $400\sim600$ mL 血液,这部分血液主要来自胸腔内的血管。这样就造成体内各部分器官之间血量的重新分配,导致回心血量暂时减少,中心静脉压减低,心脏搏出量减少和收缩压降低。这些变化可通过神经和体液调节机制,使动脉血压迅速恢复。故临床上有些人由平卧位或蹲位突然站立时,由于重力、体位因素的影响,静脉回流量减少,心脏射血不足,引起动脉血压骤降从而导致脑、视网膜短暂缺血,出现头晕,眼前发黑,甚至昏厥等现象,称为体位性低血压。

(5) 呼吸运动　呼吸运动也可影响静脉回流(见第五章)。通常情况下,胸膜腔内压低于大气压,称为胸膜腔内负压。由于胸膜腔内压为负压,胸腔内大静脉的跨壁压较大,经常处于充盈扩张状态,在吸气时,胸腔容积加大,胸膜腔内负压值进一步增大,使胸腔内的大静脉和右心房更加扩张,压力进一步降低,因此有利于外周静脉内的血液回流至右心房。由于回心血量增加,心输出量也相应增加,呼气时,胸膜腔负压值减小,由静脉回流入右心房的血量也相应减少。可见,呼吸运动对静脉回流起着"呼吸泵"的作用。

五、微循环

微循环是指微动脉与微静脉之间的血液循环,是血液和组织细胞进行物质交换的场所。不同器官组织微循环的组成略有不同,典型的微循环由微动脉、后微动脉、毛细血管前括约肌、真毛细血管网、通血毛细血管、动-静脉吻合支和微静脉等 7 个部分组成。

(一) 微循环的血流通路和功能

血液流经微循环时有三条通路(图 4.17)。

1. 直捷通路

血液经微动脉、后微动脉、通血毛细血管到微静脉。此通路的特点是安静时经常处于开放状态。血液流经此通路时速度较快但很少进行物质交换。直捷通路的生理意义是使部分血液迅速通过微循环返回心脏,以保证正常静脉回心血量。

2. 迂回通路

血液经微动脉、后微动脉、毛细血管前括约肌、真毛细血管网到微静脉。真毛细血管管壁薄,通透性大,迂回曲折,穿插于组织细胞间隙。血液在此通路时迂回运行流速缓慢,是血液与组织细胞物质交换的场所,故又称营养通路。此通路的特点是安静状态下呈 20% 交替开放。

3. 动-静脉短路

血液经微动脉、动-静脉吻合支到微静脉。血液经过此通路时,完全不进行物质交换。此通路多分布于皮肤及皮下组织,安静状态下无血流通过。当气温升高时,此通路开放增多使皮肤血流量增多而有利于散热。临床上感染性休克、中毒性休克或过敏性休克病人可引起动-静脉短路大量开放,使血液不能流经真毛细血管网,从而导致组织严重缺血、缺氧。

(二) 微循环的调节

1. 神经-体液因素的调节

微动脉和微静脉均受交感缩血管神经支配。交感神经兴奋时,可直接引起微动脉和微静

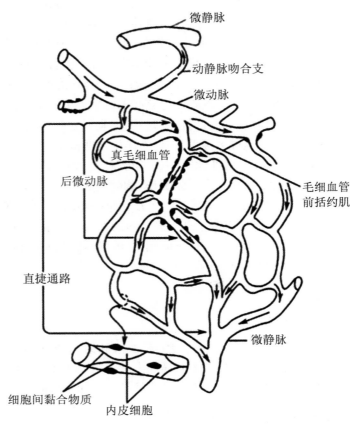

图 4.17 微循环示意图

脉收缩,而使微循环血流量减少。另外,生理状态下,一些缩血管活性物质如肾上腺素、去甲肾上腺素等也主要作用于微动脉,使其保持一定的收缩状态。

后微动脉和毛细血管前括约肌的活动则主要受体液因素的影响,全身性体液物质,如肾上腺素和血管紧张素等可使其收缩,减少进入真毛细血管网的血流量。

2. 局部代谢产物对微循环的调节

正常情况下,微循环的毛细血管前括约肌的活动受局部代谢产物的调节。当机体处于安静状态时,组织代谢水平低,局部代谢产物积聚少,在全身性缩血管物质作用下,毛细血管前括约肌收缩,大部分毛细血管网处于关闭状态,少部分毛细血管网开放,随血液的流动,此处积聚的代谢产物逐渐被运走,开放的毛细血管前括约肌收缩,而另一部分关闭的毛细血管前括约肌随代谢产物的积聚而开放,开放一定时间后,又因局部代谢产物的清除而关闭,如此反复,形成毛细血管前括约肌呈30%交替开放的现象每分钟5~10次,称为**血管舒缩活动**(vasomotion)。当机体活动增强时,局部代谢产物增多,真毛细血管网开放增多,以适应组织代谢的需要。

六、组织液的生成和回流

组织液是存在于组织细胞间隙中的体液,也是细胞生存的环境,是血液与组织细胞进行物质交换的场所。绝大部分组织液呈胶冻状,不能流动。因此不会受重力影响而流到身体的下垂部位,也不能被抽吸。只有极少部分呈液态,可以流动。

(一)组织液的生成与回流

组织液是血浆透过毛细血管壁进入组织间隙而形成的。毛细血管壁的选择性通透是组织液生成的基础。组织液的生成与回流取决于血浆滤过和重吸收的过程。促使血浆滤过的力量和促使组织液重吸收的力量两者之差,称为**有效滤过压**(effective filtration pressure,EFP)。有效滤过压的形成是由毛细血管内外两侧的 4 种压力共同组成的,即毛细血管血压、血浆胶体渗透压、组织液胶体渗透压、组织液静水压。其中毛细血管血压、组织液胶体渗透压是促进组织液生成的力量;血浆胶体渗透压和组织液静水压是阻止组织液生成的力量。阻止生成的力量和促进生成的力量相互作用,若促进力量占优势,则生成组织液;若阻止力量占优势,则组织液返流入血。其计算公式如下:

有效滤过压=(毛细血管血压+组织液胶体渗透压)-(血浆胶体渗透压+组织液静水压)

正常情况下,毛细血管动脉端血压平均为 30 mmHg(4.0 kPa),血浆胶体渗透压约为 25 mmHg(3.33 kPa),组织液胶体渗透压约为 8 mmHg(1.06 kPa),组织液静水压约为 1 mmHg(0.13 kpa)。根据计算公式推算,在毛细血管动脉端有效滤过压约为 12 mmHg,由于促进滤过的力量大于阻止滤过的力量,则生成组织液;血液在由毛细血管动脉端向毛细血管静脉端流动的过程中,因血浆中大分子蛋白质不能滤出,故血浆胶体渗透压和组织胶体渗透压均无明显改变,当组织液生成与回流正常时,组织液静水压也基本不变,而毛细血管血压在毛细血管静脉端则明显降低,约为 10 mmHg(1.33 kPa),由此推算,毛细血管静脉端有效滤过压约为-8 mmHg(-1.06 kPa),即阻止组织液生成的力量大于促进组织液生成的力量,则组织液回流入血。在组织液生成时,血浆中的各种营养物质进入组织间隙,在组织液回流时,细胞代谢产物进入血液,从而实现血液与组织细胞的物质交换过程,保证组织正常代谢(图 4.18)。

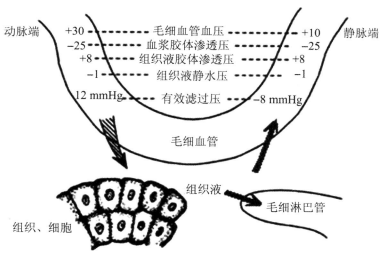

图 4.18　组织液生成示意图

(二)影响组织液生成与回流的因素

正常情况下,组织液的生成与回流保持相对平衡,从而维持体液的正常分布和维持组织细胞的正常功能。若因为某些因素使组织液的生成大于回流,则可造成组织水肿。影响组织液生成与回流的因素有：

1. 毛细血管血压

任何因素只要能使毛细血管血压升高均可促进组织液的生成。例如，炎症时微动脉扩张，肌肉运动或静脉回流受阻等均可使毛细血管血压升高，组织液生成增多，产生组织水肿。

2. 血浆胶体渗透压

正常情况下，血浆胶体渗透压无明显变化，但某些肾脏疾病时导致肾小球滤过膜通透性增加，使大量蛋白质随尿排出，血浆蛋白质明显降低；严重肝脏疾病时白蛋白的合成较少，以及严重营养不良时，蛋白质摄入过少，以上几种情况均可因血浆蛋白质含量的降低，使血浆胶体渗透压下降，组织液生成的有效滤过压升高，组织液生成过多，出现水肿。

3. 淋巴回流

淋巴液的生成是调节组织液平衡的另一重要因素。丝虫病患者，可因丝虫阻塞淋巴管而造成淋巴液回流受阻，从而导致组织液在组织间隙中过多积聚，产生阻塞部位以上的组织水肿。

4. 毛细血管壁通透性

正常时，毛细血管壁具有选择性通透的作用，大分子蛋白质一般不能透出血管，但在烧伤、过敏性反应等情况下，毛细血管壁的通透性明显增加，部分血浆大蛋白透出血管进入组织间隙，导致血浆胶体渗透压下降和组织液胶体渗透压升高，使有效滤过压增多，故组织液生成增多，产生组织水肿。

（三）淋巴液的生成与回流

淋巴液是组织液透入毛细淋巴管而生成的。毛细淋巴管由单层内皮细胞构成，其管壁无基膜，故通透性极高。在组织液生成时，有少部分蛋白质透出血管，但在组织液回流时，则不能直接进入血管，而随组织液进入毛细淋巴管，通过淋巴系统最后流入静脉。因此，淋巴循环可被视为血液循环的一个侧支，是血液循环的辅助系统。

第四节　心血管活动的调节

人体在不同的功能状态下，由于各器官组织的代谢水平不同，其对血流量的需要也不同。在一定范围内，心血管的活动能随体内外环境的变化作相应的调整，通过神经和体液调节心输出量、阻力血管口径以及循环血量，从而使动脉血压保持相对稳定，满足各器官当时状态下的血流量，最终保证其功能活动的正常进行。

一、神经调节

心肌和血管平滑肌均接受自主神经的支配，机体对心血管活动的神经调节，是通过各种心血管反射来实现的。

（一）心脏和血管的神经支配

心脏接受交感神经和副交感神经的双重支配。前者对心脏具有兴奋作用，后者对心脏具有抑制作用，两者的作用相互拮抗，共同完成对心脏功能活动的调节。

1. 心脏的神经支配

（1）心交感神经及其作用　支配心脏的交感神经节前纤维起自脊髓 1～5 胸段的中间外侧柱神经元，与星状神经节或颈交感神经节内的神经元形成突触联系。由节后神经元发出的轴突组成心脏神经丛，支配心脏的窦房结、房室交界、房室束、心房肌和心室肌。两侧心交感神经对心脏不同部位的支配不同，右侧以支配窦房结为主，兴奋时出现心率加快；左侧以对房室交界和心室肌的作用为主，兴奋时房室传导速度加快和心室收缩能力增强。

心交感神经节后纤维末梢释放的递质是去甲肾上腺素。当心交感中枢紧张性增高时，通过心交感神经传出的冲动增多，节后纤维末梢释放的去甲肾上腺素与心肌细胞膜的 β_1 肾上腺素受体（β_1 受体）结合，结果引起心率加快，房室交界传导加速，心房肌和心室肌收缩力增强，即所谓的**正性变时作用**（positive chronotropic action）、**正性变传导作用**（positive dromotropic action）和**正性变力作用**（positive inotropic action）。这种兴奋作用可被 β_1 受体阻断剂如普萘洛尔等药物所阻断。

去甲肾上腺素与 β_1 受体结合后，通过 G 蛋白-AC-cAMP 途径激活蛋白激酶 A（PKA），使心肌细胞膜上的多种功能蛋白磷酸化，从而：① 激活细胞膜上的钙通道（L-型和 T-型），提高其开放数量和速率；② 激活 I_f 通道，使 I_f 增强；③ 促进肌质网 Ca^{2+} 的释放和回收；④ 降低肌钙蛋白与 Ca^{2+} 的亲和力，加速肌钙蛋白与 Ca^{2+} 的解离。因此，对心肌的生理特性产生一定的影响。

兴奋性：激活 L-型钙通道，导致 I_{Ca-L} 增强，使窦房结等慢反应细胞 0 期去极化易于产生，提高了心肌的兴奋性。

自律性：激活 I_f 通道和 T-型钙通道，窦房结 P 细胞 4 期 I_f 和 I_{Ca-T} 增强，P 细胞自律性加快、心率增加。此外，加速肌钙蛋白与 Ca^{2+} 解离，加速肌浆网钙泵回收 Ca^{2+}，使心室舒张期缩短，也使心率加快。

传导性：增加 L-型钙通道开放数量和速率，使房室交界慢反应细胞 0 期去极化速度和幅度增大，房室传导速度加快，传导时间缩短。

收缩性：L-型钙通道开放的概率增加，使平台期延长，Ca^{2+} 进入膜内的数量增加，同时，促进细胞内肌质网释放 Ca^{2+}，均可增强心肌的收缩力；此外，去甲肾上腺素可促使肌钙蛋白 C（TnC）对 Ca^{2+} 的释放、加速肌质网钙泵对 Ca^{2+} 的回收，缩短心肌舒张过程，使心肌的传导性加快，心肌各部分心肌纤维收缩更趋同步，也使心肌收缩力增强。

（2）心迷走神经及其作用　迷走神经的节前神经元胞体位于延髓迷走神经的背核和疑核。支配心脏的副交感节前纤维行走于迷走神经干中，下行至胸腔后，与心交感神经组成心脏神经丛。心迷走节后纤维支配窦房结、心房肌、房室交界、房室束及其分支，也支配心室肌，但其纤维末梢的数量远较心房肌中的少。两侧迷走神经对心脏不同部位的支配存在差异，右侧以支配窦房结为主，兴奋时心率减慢；左侧主要支配房室交界，兴奋时出现房室传导减慢。迷走神经纤维末梢释放的递质是乙酰胆碱。当心迷走中枢紧张性增高时，沿着心迷走神经传出的冲动增多，其节后纤维末梢释放的乙酰胆碱与心肌细胞膜上的 M 型胆碱能受体结合，可使心率减慢，房室传导速度减慢，心房肌收缩力减弱，即所谓的**负性变时作用**（negative chronotropic action）、**负性变传导作用**（negative dromotropic action）和**负性变力作用**（negative inotropic action）。这种作用可被 M 型胆碱能受体阻断剂如阿托品等药物所阻断。

乙酰胆碱与 M 受体结合后，抑制了 G 蛋白-AC-cAMP 途径，使胞内 cAMP 浓度和 PKA 活性降低，从而：① 抑制细胞膜上的钙通道（L-型和 T-型），减少其开放数量和速率；② 降低肌质网 Ca^{2+} 的释放；③ 抑制 I_f 通道，使 I_f 减弱；④ 激活**乙酰胆碱依赖性钾通道**（acetylcholine dependent potassium channel），使 I_{K-ACh} 增强。因此，对心肌生理特性可产生一定的影响。

兴奋性：I_{K-ACh} 增强和 K^+ 外流增加，膜电位超极化，离阈电位的差值增大，细胞的兴奋性降低，此外，抑制 L-型钙通道，导致 I_{Ca-L} 减弱，使窦房结等慢反应细胞 0 期去极化不易产生，也降低了心肌的兴奋性。

自律性：抑制 I_f 通道和 T-型钙通道，窦房结 P 细胞 4 期 I_f 和 I_{Ca-T} 减弱，P 细胞自律性降低、心率减慢。此外，I_{K-ACh} 增强和 K^+ 外流增加，膜电位超极化，离阈电位的差值增大，P 细胞 4 期自动去极化时间延长，自律性降低，心率减慢。

传导性：降低 L-型钙通道开放数量和速率，使房室交界慢反应细胞 0 期去极化速度和幅度降低，房室传导速度减慢，传导时间延长。

收缩性：抑制 L-型钙通道，减少了平台期 Ca^{2+} 内流。激活 I_{K-ACh}，使动作电位复极加快，平台期缩短，Ca^{2+} 内流进一步减少。此外，抑制肌质网 Ca^{2+} 的释放，均使胞内 Ca^{2+} 浓度降低，导致收缩性减弱。

（3）支配心脏的肽能神经元　心脏中还存在多种肽能神经纤维，其所含的神经肽有神经肽、血管活性肠肽、降钙素基因相关肽和阿片肽等。目前对这部分肽能神经元的生理功能尚不完全清楚。

2. 血管的神经支配

除真毛细血管外，其他所有血管的血管壁均有平滑肌分布。绝大多数血管平滑肌都接受自主神经的支配。支配血管平滑肌的神经纤维统称为**血管运动神经纤维**（vasomotor nerve fiber），可分为**缩血管神经纤维**（vasoconstrictor nerve fiber）和**舒血管神经纤维**（vasodilator nerve fiber）两大类。

（1）缩血管神经纤维　缩血管神经纤维均为交感神经纤维，故一般称为**交感缩血管神经纤维**（sympathetic vasoconstrictor nerve fiber）。其节前神经元位于脊髓胸、腰段的中间外侧柱，末梢释放乙酰胆碱，节后神经元位于椎旁和椎前神经节内，末梢释放去甲肾上腺素。它所支配的血管平滑肌上有 α 和 β₂ 两类肾上腺素能受体。去甲肾上腺素与 α 受体结合使血管平滑肌收缩，而与 β₂ 受体结合使血管平滑肌舒张。去甲肾上腺素与 α 受体亲和力较强，而与 β₂ 受体亲和力较弱。因此，缩血管神经兴奋时，主要产生缩血管效应。

除真毛细血管外，体内几乎所有血管都接受交感缩血管纤维的支配，且机体内多数血管只接受交感缩血管纤维单一神经支配。在安静状态下，交感缩血管纤维持续发放低频冲动（约 1～3 次/s），称为**交感缩血管紧张**（sympathetic vasoconstrictor tone），这种紧张性活动可使血管平滑肌保持一定程度的收缩状态。

在不同部位的血管中，缩血管纤维分布的密度不同。皮肤血管的缩血管纤维分布最密，骨骼肌、内脏血管的分布次之，冠状血管和脑血管的分布最少。同一器官动脉的缩血管纤维分布的密度高于静脉；不同管径的血管相比，管径小的血管分布密度高，故小动脉尤其是微动脉中的分布密度最高，而毛细血管前括约肌中一般无神经纤维分布，其舒缩活动主要受局部代谢产物的调节。

（2）舒血管神经纤维　体内有一部分血管除受缩血管神经纤维的支配外，还受舒血管神经纤维的支配。舒血管神经纤维主要有以下几种。

① 交感舒血管神经纤维　交感舒血管纤维末梢释放乙酰胆碱。平时无紧张性活动，只有在激动或剧烈运动时才发放冲动，使骨骼肌血管舒张，血流量增多。此时，体内其他器官的血管则因交感缩血管神经纤维的活动加强而发生收缩，血液重新分配，适应机体需要。

② 副交感舒血管神经纤维　脑膜、唾液腺、胃肠外分泌腺及外生殖器等少数器官的血管平滑肌，除受交感缩血管神经纤维的支配外，还受副交感舒血管神经纤维的支配。这些神经纤维末梢释放 Ach，与血管平滑肌细胞膜上的 M 受体结合，引起血管舒张。副交感舒血管神经纤维只对局部器官血流的调节起作用，对循环系统总的外周阻力影响较小。

③ 脊髓背根舒血管神经纤维　皮肤受到伤害刺激时，感觉冲动一方面沿伤害性感觉传入

纤维传向中枢,另一方面在其末梢分支处沿其他分支到达受刺激部位邻近的微动脉,使微动脉舒张,局部皮肤出现红晕。这种仅通过轴突外周部位完成的反应,称为轴突反射(axon reflex)。这类纤维称脊髓背根舒血管神经纤维,其递质尚不清楚。

④ 血管活性肠肽神经元 支配汗腺的交感神经元和支配颌下腺的副交感神经元等自主神经元内有血管活性肠肽和乙酰胆碱共存。这些神经元兴奋时,其末梢一方面释放乙酰胆碱,引起腺细胞分泌;另一方面释放血管活性肠肽,引起舒血管效应,使局部组织血流增加。

(二)心血管中枢

心血管中枢(cardiovascular center)是指控制心血管活动有关的神经元胞体在中枢神经内相对集中的部位。控制心血管活动的神经元分布在中枢神经系统的各级水平。它们虽然功能不同,但互相密切联系,使整个心血管系统的活动与整体功能协调一致。

1. 延髓心血管中枢

延髓是调节心血管活动的基本中枢。延髓心血管中枢的神经元位于延髓内的心迷走神经元和控制心交感神经及交感缩血管神经活动的神经元。延髓心血管中枢包括四个功能部位。

(1)缩血管区 该区的神经元细胞体位于**延髓头端腹外侧部**(rostral ventrolateral medulla,RVLM),其轴突下行到脊髓灰质的中间外侧细胞柱。这些神经元平时都有紧张性活动。

(2)舒血管区 其神经元细胞体位于**延髓尾端腹外侧部**(caudal ventrolateral medulla,CVLM)的尾端,该部位的神经元兴奋可抑制 RVLM 神经元的活动,使血管舒张。

(3)传入神经接替站 **延髓孤束核**(nucleus of the tractus solitaries,NTS)的神经元一方面接受来自颈动脉窦、主动脉弓和心肺感受器经舌咽神经和迷走神经传入的信息;另一方面信息整合后,发出纤维至延髓和中枢神经系统其他部位的神经元,从而影响心血管活动。

(4)心抑制区 心迷走神经元的细胞体位于延髓的迷走神经背核和疑核,平时亦有紧张性活动。

2. 延髓以上的心血管中枢

在脑干、大脑和小脑中都存在与心血管活动有关的神经元。它们在心血管活动调节中,主要产生一种复杂的**整合**(integration)作用。如下丘脑在机体体温调节、摄食、水平衡和情绪反应等功能活动整合中起重要作用,而这些反应都包含有相应的心血管活动的变化。又如在应激反应过程中,机体处于一种紧张和恐惧状态,通过各级中枢的整合作用,出现心律加快、心肌收缩能力增强,血压升高、呼吸加快以及其他内脏活动的变化,进而使各种功能在整体水平上相互协调。

(三)心血管反射

心血管系统的活动能随机体所处的状态或环境变化而发生相应的变化,主要是通过各种**心血管反射**(cardiovascular reflex)来实现的,其生理意义在于使循环功能适应当时机体所处的状态或环境的变化,满足各种生命活动的需要。

1. 压力感受性反射

压力感受性反射(baroreceptor reflex)是指机体动脉血压升高时,通过对压力感受器的刺激,反射性地引起心输出量减少和外周阻力减小,使血压迅速回落到正常范围的过程,也称**减压反射**(depressor reflex)。压力感受性反射是通过颈动脉窦和主动脉弓压力感受器的刺激而引起的。其中,颈动脉窦压力感受器的作用比主动脉弓压力感受器的作用更为重要。

（1）颈动脉窦和主动脉弓压力感受器　颈动脉窦和主动脉弓压力感受器是分别位于颈动脉窦和主动脉弓的血管壁外膜下的感觉神经末梢,能感受血管壁的机械牵张程度(图4.19)。其适宜刺激是血管壁的机械牵张程度,而非血压本身。

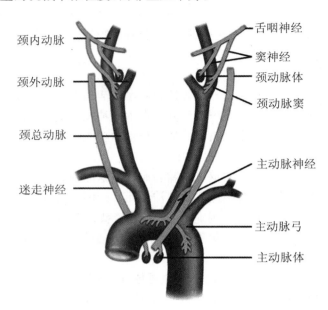

颈内动脉　　舌咽神经
颈外动脉　　窦神经
颈总动脉　　颈动脉体
　　　　　　颈动脉窦
迷走神经　　主动脉神经
　　　　　　主动脉弓
　　　　　　主动脉体

图 4.19　颈动脉窦和主动脉弓压力感受器示意图

（2）传入神经和中枢联系　颈动脉窦压力感受器的传入神经是窦神经,窦神经汇入舌咽神经;主动脉弓压力感受器的传入神经是迷走神经,传入神经进入延髓后,和孤束核的神经元发生突触联系,换元后,再与心血管中枢发生广泛的联系。

压力感受器的传入神经冲动到达孤束核后,经延髓内的神经通路使延髓头端腹外侧部的神经元受到抑制,使交感缩血管紧张降低;孤束核神经元还与延髓内其他神经核团、脑桥、下丘脑等发生纤维联系,其效应也是使交感神经的紧张性活动减弱。此外,压力感受器的传入神经冲动到达孤束核后还与迷走神经背核和疑核发生联系,使心迷走神经紧张增强。

（3）反射效应　正常情况下,血压变化对血管壁已具有一定的牵张作用,因此,颈动脉窦和主动脉弓压力感受器经常发放一定数量的冲动传入延髓,使心血管中枢保持一定的紧张性活动。当动脉血压突然升高时,压力感受器受到的牵张程度增大,其传入冲动增多(图4.20),经窦神经和迷走神经传入延髓,经中枢整合作用,心迷走中枢紧张增高,心迷走神经传出冲动增多,而心交感中枢和心缩血管中枢紧张性降低,心交感神经和缩血管神经传出冲动减少,其反射效应是心率减慢,心肌收缩力减弱,心输出量减少;血管舒张,外周阻力降低,故使升高的动脉血压回落到正常范围。反之,当动脉血压突然降低时,动脉管壁所受的牵张程度减小,压力感受器传入冲动减少,使迷走神经紧张性减弱,交感神经紧张性增加,则出现上述降压反射相反的变化,使血压回升。

在20世纪30年代,我国著名生理学家林可胜和徐丰彦等开展了对颈动脉窦压力感受器反射的研究。在动物实验中,分离颈动脉窦区,保留窦神经与中枢的联系,发现人为改变颈动脉窦区的灌注压,可引起体循环平均动脉血压的改变。据此绘制的反映颈动脉窦内压与主动脉血压之间变化的关系曲线,称为压力感受性反射功能曲线。由图4.21可知,曲线的中部较

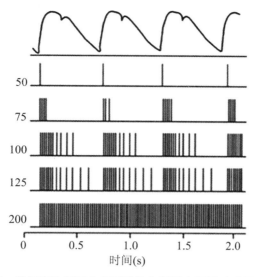

图 4.20　单根窦神经压力感受器传入纤维在不同动脉压时的放电

图中最上方为主动脉血压波,左侧的数字为主动脉平均压

陡,向两端渐趋平坦。这说明当窦内压在正常平均动脉血压水平 60~150 mmHg(平均 100 mmHg)范围内变化时,压力感受性反射最敏感,反射调节作用最强。动脉血压偏离正常水平愈远,压力感受性反射纠正异常血压的能力愈低。

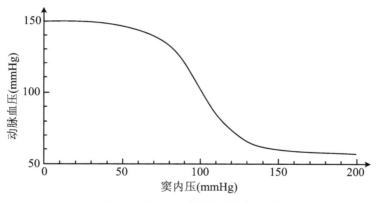

图 4.21　压力感受性反射功能曲线

(4) 压力感受性反射的生理意义　　压力感受性反射是一种典型的具有双向调节能力的负反馈调节机制。当机体循环血量、心输出量和外周阻力血管等发生突然变化造成动脉血压大幅度波动时,压力感受性反射可进行快速调节,使动脉血压不致发生过大的波动,从而维持动脉血压的相对稳定,以保证重要脏器(心、脑等)的正常血供。因此,生理学中将动脉压力感受器的传入神经称为**缓冲神经**(buffer nerves),但该反射对动脉血压的长期调节作用不大。

压力感受性反射对动脉血压的调节是通过设定的**调定点**(set point)作为参照来实现的。如图 4.21 所示,压力感受性反射的调定点位于压力感受性反射两坐标轴上数值相等的位置(100 mmHg 处),即平均动脉压和窦内压处于相同水平。该调定点代表正常情况下的平均动脉压水平。在慢性高血压或实验性高血压动物中,压力感受性反射功能曲线向右移位,提示压力感受性反射在高于正常的血压水平进行工作,即工作范围发生了改变。这种现象称为压力感受性反射的**重调定**(resetting)。其重调定机制复杂,既可发生在感受器水平,也可发生在中枢部分。

2. 心肺感受器引起的心血管反射

在心房、心室壁和肺循环大血管壁上存在许多对机械牵拉和化学刺激敏感的感受器,总称为**心肺感受器**(cardiopulmonary receptor),其传入神经行走于迷走神经干内。引起心肺感受器兴奋的适宜刺激包括血管壁的机械牵张和化学刺激两大类(如前列腺素、缓激肽、藜芦碱等)。在生理状态下,心房壁的牵拉主要是由血容量增多引起的,故心房壁的牵张感受器又称为**容量感受器**(volume receptor)。

当上述感受器受到牵拉刺激、某些化学物质如前列腺素或某些药物如藜芦碱等的刺激时,引起的效应是心交感神经的紧张性减弱,心迷走神经的紧张性加强,从而导致心率减慢、心输出量减少、外周阻力减小、血压下降。心肺感受器引起的心血管反射对血量及体液的量和成分的调节中有重要的生理意义。如心肺感受器兴奋可抑制肾交感神经活动,使肾血流量增加,肾排水排钠增多。此外,心肺感受器的传入冲动可抑制**血管升压素**(vasopressin)的释放,甚至导致排水增多(见第八章)。

3. 颈动脉体和主动脉体化学感受性反射

颈总动脉分叉处和主动脉弓区域有一些特殊的感受装置,其内有丰富的血管和特殊的感受细胞,可感受血液中某些化学成分的变化,如缺氧、CO_2分压和H^+浓度过高等,这些特殊的感受装置称为颈动脉体和主动脉体**化学感受器**(chemoreceptor)。动脉血液中的O_2分压降低、CO_2分压升高和H^+浓度升高,可使化学感受器的传入冲动增加,分别经窦神经和迷走神经传入延髓孤束核,换元后,使延髓内呼吸中枢和心血管中枢的活动发生变化。

化学感受性反射对心血管的直接效应是使心率减慢、心输出量减少、冠状动脉舒张、内脏和骨骼肌血管收缩、外周阻力增大。由于血管效应大于心脏效应,可使血压升高。通常情况下化学感受性反射主要参与呼吸运动的调节,使呼吸加快加深(见第五章),对心血管的活动调节作用较小。而在低氧、窒息、大失血和酸中毒等应急状态时,则参与心血管活动的调节。

4. 躯体感受器引起的心血管反射

身体其他部分的传入冲动,能通过神经联系影响心血管中枢而改变心血管的活动。如运动时肌肉、关节等处的本体感受器所产生的传入冲动,可引起心跳加快,血管收缩,血压升高。此外,皮肤冷热刺激以及各种伤害性刺激都能引起心血管反射。

5. 其他内脏感受器引起的心血管反射

压迫眼球、刺激呼吸道、叩击腹部、牵拉胃肠和挤压睾丸,均可引起心率减慢,血压下降。因此,在这些部位进行外科手术时,应谨慎细心地操作。临床上可利用压迫眼球这种眼心反射机制来制止阵发性室上性的心动过速。

6. 脑缺血反应

脑血流量减少,可引起交感缩血管紧张性显著增加,外周血管高度收缩,血压升高,以改善脑血液供应,称为**脑缺血反应**(brain ischemic response)。

二、体液调节

除神经调节外,许多体液因素对心血管活动起重要的调节作用。它们有些是内分泌细胞分泌的生物活性物质即激素,通过体液运输广泛作用于心血管系统。另一些体液中的化学物质主要作用于局部血管平滑肌,对局部组织血流量起调节作用。

(一) 肾素-血管紧张素系统

肾素-血管紧张素系统(renin-angiotensin system,RAS)是人体内重要的体液调节系统。正常情况下,其对心血管系统的正常发育、心血管功能稳态、电解质和体液平衡的调节以及血压的调节具有重要作用。

肾素(renin)是由肾脏的近球细胞合成和分泌的一种酸性蛋白酶,经肾静脉入血。其底物为肝脏合成和释放的**血管紧张素原**(angiotensinogen)。在肾素的作用下,血管紧张素原被水解成一个十肽的**血管紧张素Ⅰ**(angiotensin Ⅰ,Ang Ⅰ),在血浆和组织(主要是肺循环内皮细胞表面)中的**血管紧张素转换酶**(angiotensin-converting enzyme)作用下,将Ang Ⅰ水解成一个八肽的**血管紧张素Ⅱ**(Ang Ⅱ),在血浆和组织中的氨基肽酶A的水解下,去掉一个氨基酸,生成一个七肽的**血管紧张素Ⅲ**(Ang Ⅲ),然后在氨基端再脱去一个氨基残基生成**血管紧张素Ⅳ**(Ang Ⅳ)。其中,Ang Ⅰ无活性,而Ang Ⅱ的活性最强,Ang Ⅲ的活性是Ang Ⅱ的10%～20%。

$$血管紧张素原(肝脏合成) \xrightarrow{\text{肾素}} 血管紧张素Ⅰ$$

$$血管紧张素Ⅰ \xrightarrow{\text{血管紧张素转换酶(肺血管)}} 血管紧张素Ⅱ$$

$$血管紧张素Ⅱ \xrightarrow{\text{氨基肽酶(血浆、组织中)}} 血管紧张素Ⅲ$$

$$血管紧张素Ⅲ \xrightarrow{\text{氨基端脱去一个氨基残基}} 血管紧张素Ⅳ$$

血管紧张素家族成员包括:Ang Ⅰ(1-10)、Ang Ⅱ(1-8)、Ang Ⅲ(2-8)、Ang Ⅳ(3-8)、Ang_{1-9}、Ang_{1-7}、Ang_{2-7}、Ang_{3-7}等,但对一些成员如 Ang_{2-7}、Ang_{3-7} 等的生物学作用知之甚少。

血管紧张素受体(angiotensin receptor)简称AT受体,已发现 AT_1～AT_4 四种受体亚型。AT_1 受体分布于人体的血管、心、肝、脑、肺、肾和肾上腺皮质等部位。AT_2 受体主要分布在人胚胎组织和未发育成熟的脑组织中,在成年人心肌部分脑组织中有少量分布。AT_3 受体尚未被克隆,该受体分布和信号通路等都不清楚。AT_4 受体广泛分布于哺乳动物的心血管、脑、肾、肺等处。

Ang Ⅱ具有很强的升高血压的效应,其作用途径如下:(1) 与血管平滑肌细胞膜上的Ang Ⅱ受体结合,可使全身微动脉平滑肌收缩,外周阻力增大,使静脉收缩,回心血量增加,心输出量增多,血压升高;(2) 作用于脑的室周器(如穹窿下器、第四脑室后缘区),使交感缩血管中枢的紧张性活动加强,同时刺激机体产生渴觉,导致饮水;(3) 可促使交感神经节后纤维末梢释放去甲肾上腺素增多;(4) 与Ang Ⅲ共同促进肾上腺皮质球状带合成和分泌醛固酮,后者促进肾小管和集合管对 Na^+、H_2O 的重吸收,使循环血量增多。Ang Ⅲ刺激肾上腺皮质球状带合成和分泌醛固酮的作用要强于Ang Ⅱ。

关于Ang Ⅳ的作用

Ang Ⅱ和Ang Ⅲ作用于 AT_1 受体。Ang Ⅳ作用于 AT_4 受体,产生与Ang Ⅱ不同的甚至是相反的生理作用。Ang Ⅳ能抑制左心室的收缩作用,加速左心室的舒张;它在促进收缩血管的同时,能刺激血管壁产生前列腺素类物质或一氧化氮,对血管收缩作用进行调节;Ang Ⅳ还能调节肾血流量及水盐平衡。

在正常情况下,血液中血管紧张素Ⅱ的浓度较低,以维持交感缩血管的紧张性。在大量失血、失水、循环血量显著减少导致动脉血压下降时,由于肾血流量的减少,促使肾脏近球细胞分泌肾素增多,血管紧张素大量生成,可使血压回升。若肾血流量长期减少,则引起RAS的活动持续增强,导致血压长期增高,称为**肾性高血压**(renal hypertension)。

　　在临床上有几类药物可用于抑制肾素-血管紧张素系统:(1)血管紧张素转化酶抑制剂,可抑制血管紧张素转换酶的活性,从而减少 Ang Ⅱ 的生成,如卡托普利。(2)Ang Ⅱ 受体拮抗剂,通过阻断 Ang Ⅱ 与 AT_1 受体结合而起作用,如沙坦类药物。(3)肾素抑制剂,通过抑制肾素的合成和释放,从而阻止 RAS 的启动。

(二) 肾上腺素和去甲肾上腺素

　　循环血液中的肾上腺素(epinephrine,E)和去甲肾上腺素(norepinephrine,NE)主要是由肾上腺髓质分泌的,其中 E 占 80%,NE 占 20%。此外,肾上腺素能神经纤维末梢也释放一部分 NE 进入血液循环。

　　心肌细胞膜上以 β_1 受体占优势,心、脑、骨骼肌和肝的血管平滑肌细胞膜上以 β_2 受体为主,而皮肤、肾和胃肠道的血管平滑肌细胞膜上以 α_1 受体占优势。E 对 β 受体的亲和力强,对 α 受体的亲和力弱。NE 对 α 受体的亲和力强,其次是 β_1 受体,而对 β_2 受体亲和力最弱。

　　由于受体的分布及对受体的亲和力不同,所以 E 和 NE 对心血管的作用既有共性又有特殊性。E 能使心率加快、心肌兴奋传导速度增快、心肌收缩力加强、心输出量增加;使皮肤、肾脏和胃肠血管收缩,骨骼肌、肝脏和冠状血管舒张,所以总外周阻力变化不大,故临床上将 E 用作强心剂。NE 对心脏的兴奋作用比 E 弱,它对体内大多数血管(除冠状血管外)有强烈的收缩作用,使外周阻力增大,动脉血压急剧升高。但血压升高后又可通过压力感受性反射加强,使心率减慢,故在临床上将 NE 用作升压药。由于它使小动脉强烈收缩,可减少进入毛细血管血流量,有可能使组织缺血缺氧,故使用时必须注意。

(三) 血管升压素

　　血管升压素(vasopressin,VP)又称**抗利尿激素**(antidiuretic hormone,ADH),是下丘脑视上核和室旁核神经细胞合成的,沿下丘脑垂体束的轴浆流动储存于神经垂体,并经常少量地释放入血。VP 有 V_1 和 V_2 两种受体,前者主要分布在血管平滑肌细胞膜上,后者主要分布在肾小管和集合管细胞膜上。生理状态下,VP 主要与肾小管和集合管细胞膜上的 V_2 受体结合,促进肾小管和集合管对水的重吸收,产生抗利尿效应。当机体失血或失液等病理情况导致循环血量减少或血浆晶体渗透压升高时,反射性引起血管升压素释放增多,在发挥抗利尿作用的同时,也作用于血管平滑肌上的 V_1 受体,引起血管广泛收缩,使动脉血压回升。反之,当血浆渗透压降低或循环血量增加时,血管升压素释放减少。可见,血管升压素对保持血浆渗透压和动脉血压的稳定具有一定的作用。

(四) 血管内皮生成的血管活性物质

　　血管内皮细胞可生成并释放多种血管活性物质,引起血管平滑肌舒张或收缩。

1. 血管内皮生成的舒血管物质

　　血管内皮生成和释放的舒血管物质主要有**内皮舒张因子**(endothelium-derived relaxing factor,EDRF)和**前列环素**(prostacyclin)。现在认为 EDRF 就是**一氧化氮**(nitric oxide,NO),NO 通过激活血管平滑肌内的可溶性鸟苷酸环化酶(sGC),引起 cGMP 升高,从而导致钙内流减少,增加肌浆网钙 ATP 酶对钙的摄取或直接作用于收缩蛋白去磷酸化,降低游离 Ca^{2+} 浓度,从而产生舒血管的作用。许多机械性和化学性刺激都可引起 NO 的释放,如血流对血管内皮产生的**切应力**(shear stress)、P 物质、5 - HT、ATP、Ach 等。有些缩血管物质也引起内皮NO 的释放,后者可反过来减弱这些缩血管物质对血管平滑肌的直接收缩效应,如 NE、VP、

Ang Ⅱ 等。前列环素也称**前列腺素** I_2（prostaglandin I_2，PGI_2），血管内的搏动性血流对内皮产生的切应力可使内皮释放 PGI_2，通过降低平滑肌细胞内 Ca^{2+} 的浓度，引起血管舒张。

2. 血管内皮生成的缩血管物质

血管内皮细胞也可生成多种缩血管物质，称为**内皮缩血管因子**（endothelium-derived vasoconstrictor factor，EDCF）。研究较为深入的是**内皮素**（endothelin，ET）。在生理情况下，血管内血流对内皮产生的切应力可使内皮细胞合成和释放 ET。ET 由 21 个氨基酸残基构成，是目前已知的最强烈的缩血管物质。其与血管平滑肌上的特异性受体结合后，促进肌浆网释放 Ca^{2+}，从而加强血管平滑肌的收缩。此外，它还具有促进细胞增殖与肥大的效应，参与心血管细胞凋亡、分化、表型转化等多种病理过程。

（五）心房钠尿肽

心房钠尿肽（atrial natriuretic peptide，ANP）主要由心房肌细胞合成和分泌，其受体是细胞膜上的一种鸟苷酸环化酶。其主要生物学作用：（1）使血管舒张、外周阻力下降、心输出量减少，从而血压下降；（2）增加肾小球滤过率、抑制肾小管重吸收，使肾排水和排 Na^+ 增多，抑制肾近球细胞释放肾素，抑制肾上腺皮质球状带释放醛固酮，还可抑制血管升压素的释放，从而导致体内细胞外液量减少，循环血量减少，有助于利钠、利尿和调节循环血量；（3）可抑制血管内皮细胞、平滑肌细胞、心肌成纤维细胞和肾小球细胞等多种细胞的增殖；（4）还具有对抗 RAS、内皮素和交感系统等缩血管作用。

（六）激肽释放酶-激肽系统

激肽释放酶（kallikrein）是体内的一类蛋白酶，可分解**激肽原**（kininogen）生成**激肽**（kinin）。激肽具有舒血管活性，可参与对血压和局部组织血流的调节。激肽释放酶可分为两类，一类为血浆激肽释放酶，存在于血浆中；另一类为腺体激肽释放酶或组织激肽释放酶，存在于肾、唾液腺、胰腺等器官组织内。激肽原是血浆中的一类蛋白质，分为高分子量激肽原和低分子量激肽原。血浆激肽释放酶水解高分子量激肽原，产生一种九肽的缓激肽（bradykinin）；组织激肽释放酶则水解血浆的低分子量激肽原，产生一种十肽的赖氨酸缓激肽，也称为胰激肽或**血管舒张素**（kallidin）。后者在氨基肽酶的作用下失去赖氨酸，成为缓激肽。其主要生理作用是促进血管平滑肌舒张和毛细血管通透性增高，但对其他的平滑肌则起收缩作用。缓激肽和血管舒张素是已知的最强烈的舒血管物质，使器官局部的血管舒张，增加局部组织的血流量。循环血液中的缓激肽和血管舒张素等激肽也参与对动脉血压的调节，可使血管舒张，血压降低。缓激肽在激肽酶的作用下水解失活。

激肽受体（kinin receptor）分为 B_1 和 B_2 两种亚型。B_1 受体可能介导激肽的致痛作用；B_2 受体存在于许多组织中，并与组胺 H_2 受体有高度的同源性，因此激肽的作用与组胺相似。

激肽系统与 RAS 系统功能密切相关。激肽酶Ⅱ与血管紧张素转换酶是同一种酶，它们既可降解激肽为无活性的片段，又能使 Ang Ⅰ 水解生成 Ang Ⅱ。血浆激肽释放酶在离体条件下可将肾素原转变为肾素。

三、局部调节

体内各器官的血流量除了前述的神经调节和体液调节机制外，还可通过局部的机制进行适当的调节，也称自身调节。组织代谢过程中的耗氧及产生的各种代谢产物（如 CO_2、H^+、腺苷、ATP、K^+ 等）的积聚，可使局部微动脉和毛细血管前括约肌舒张，引起局部血流量增多，不仅向组织增加供氧，同时也带走可引起血管舒张的多种代谢产物，从而与组织代谢水平相适应。局部组织微循环的这种随氧分压下降和多种代谢产物增加而引起的局部舒血管效应，称为代谢性自身调节机制。而当器官血管的灌注压突然升高时,会导致血管平滑肌的紧张性增强,从而使器官的血流阻力增大,维持器官血流量的相对稳定。反之,阻力血管舒张,血流量仍保持相对稳定,这种调节称为肌原性调节。若用罂粟碱、水合氯醛或氰化钠等药物抑制平滑肌的活动,该调节现象将随之消失。

四、动脉血压的长期调节

动脉血压的调节可根据调节时程分为**短期调节**(short-term regulation)和**长期调节**(long-term regulation)。短期调节主要是神经调节,其具体机制见前文。而动脉血压的长期调节主要由**肾-体液控制系统**(renal-body fluid system)通过调节细胞外液量来实现的。体内细胞外液量增多,循环血量也增多,使动脉血压升高,从而直接导致肾排水和排 Na^+ 增多,排出过多的体液,使血压恢复到正常水平。在肾-体液控制系统的调节过程中,还受体内诸多因素的影响,其中较重要的是血管升压素、心房钠尿肽和肾素-血管紧张素-醛固酮系统。其作用机制已在前文中叙述。

总之,动脉血压的调节是一个多种机制参与的复杂过程。每种机制仅在某个方面发挥调节作用。自主神经主要通过对阻力血管口径及心脏活动进行快速、短暂的调节;而长期调节则主要是通过肾对细胞外液量的调节来实现的。

第五节 器 官 循 环

体内器官的血流量取决于主动脉压和中心静脉压之间的压力差以及该器官阻力血管的舒缩状态。各器官的血流量的调节除服从一般规律外,还有其自身特点。本节叙述心、肺、脑几个主要器官的血液循环特征。关于肾脏的血液循环特征,将在第八章叙述。

一、冠脉循环

(一)冠脉循环的解剖和血流特点

冠脉循环(coronary circulation)是指心脏的血液循环。心脏的血液供应来自左、右冠状动脉。冠状动脉的主干行走于心脏的表面,其小分支常以垂直于心脏表面的方向穿入心肌,并在心内膜下层分支成网。这种分支方式使冠脉血管容易在心肌收缩时受到挤压。多数人的左冠状动脉主要供应左心室的前部,右冠状动脉主要供应左心室的后部和右心室。心肌的毛细血管网分布极为丰富。毛细血管数和心肌纤维数的比例为 1:1,有利于心肌和冠脉血液之间的物质交换。心肌肥厚时,由于毛细血管数目不能相应增加,因此易导致心肌缺血。吻合冠脉的侧支较细小,血流量很少。当冠状动脉突然阻塞时,不易很快建立侧支循环,易导致心肌梗死。若冠脉是慢性阻塞,则侧支逐渐扩张并建立新的侧支循环,从而起到代偿作用。

冠脉循环的血流量具有以下特点:(1)冠状动脉开口于主动脉根部,且路径短,因此冠脉循环血压高、血流快、循环周期只需几秒即可完成;(2)血流量大。安静状态下,**冠脉血流量**(coronary blood flow)为每 100 克心肌 60~80 mL/min。总的冠脉血流量为 225 mL/min,占心输出量的 4%~5%。当心肌活动加强,冠脉达到最大舒张状态时,冠脉血流量可进一步增加；（3）血流量受心肌收缩影响。大部分冠脉血管的分支深埋于心肌内，因此心肌节律性收缩可影响冠脉血流，尤其是左冠状动脉更为明显（图 4.22）。

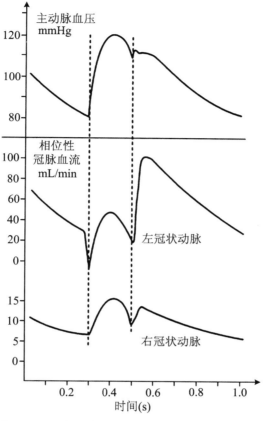

图 4.22　一个心动周期中左、右冠状动脉血流变化情况

（二）冠脉血流量的调节

1. 心肌代谢水平对冠脉血流量的影响

冠脉血流量是和心肌代谢水平成正比的。心肌代谢增强引起冠脉血管舒张的原因并非低氧本身，而是由于某些心肌代谢产物的增加。在各种代谢产物中，**腺苷**（adenosine）可能起最重要的作用。当心肌代谢增强而使局部组织中氧分压降低时，心肌细胞中的 ATP 分解为 ADP 和 AMP。在冠脉血管周围的间质细胞中有 5'-核苷酸酶，它可使 AMP 分解产生腺苷。腺苷具有强烈的舒张小动脉的作用。腺苷生成后，在几秒钟内即被破坏，因此不会引起其他器官的血管舒张。心肌的其他代谢产物如 H^+、CO_2、乳酸等，虽也能使冠脉舒张，但作用较弱。此外，缓激肽和 PGE 等体液因素也能使冠脉血管舒张。

2. 神经调节

冠状动脉受迷走神经和交感神经支配。迷走神经兴奋对冠状动脉的直接作用是引起舒张，但迷走神经兴奋时又使心率减慢，心肌代谢率降低，这些因素可抵消迷走神经对冠状动脉的直接舒张作用。在动物实验中，如果使心率保持不变，则刺激迷走神经时将引起冠脉舒张；刺激心交感神经时，可激活冠脉平滑肌的 α 肾上腺素能受体，使血管收缩。但交感神经兴奋又

同时激活心肌的 β 肾上腺素能受体,使心率加快,心肌收缩加强,耗氧量增加,从而使冠脉舒张。给予 β 肾上腺素能受体拮抗剂后,刺激交感神经只表现出直接的冠脉收缩反应。冠脉平滑肌上也有 β 肾上腺素能受体,后者在激动时引起冠脉舒张。交感神经兴奋对冠脉的 β 肾上腺素能受体的激动一般作用不很明显。一些药物如异丙基肾上腺素,对冠脉 β 肾上腺素能受体的作用较强。

3. 激素调节

肾上腺素和去甲肾上腺素可通过增强心肌的代谢活动和耗氧量使冠脉血流量增加;也可直接作用于冠脉血管的 α 或 β 肾上腺素能受体,引起冠脉血管收缩或舒张。甲状腺激素增多时,心肌代谢加强,耗氧量增加,使冠状动脉舒张,血流量增加。大剂量血管升压素可使冠状动脉收缩,冠脉血流量减少。血管紧张素 II 也能使冠状动脉收缩,冠脉血流量减少。

二、肺循环

(一) 肺循环的生理特点

右心室的每分输出量和左心室的基本相同。肺动脉及其分支都较粗短,管壁较主动脉及其分支薄。肺循环的全部血管都在胸腔内,而胸膜腔内的压力低于大气压。这些因素使肺循环具有与体循环不同的一些特点。

1. 血流阻力和血压

肺循环动脉部分总的阻力和静脉部分总的阻力大致相等,故血流在动脉部分的压力降落和在静脉部分的压力降落相等。肺循环毛细血管压大致是右心室压和左心室压数值的平均值。由于肺循环血管对血流的阻力小,所以,虽然右心室的每分输出量和左心室每分输出量基本相同,但肺动脉压较主动脉压低。右心室压和肺动脉压可用插入导管的方法直接测量。正常人的右心室收缩压平均约为 22 mmHg,舒张压约为 0~1 mmHg。肺动脉的收缩压和右心室收缩压也相同,平均为 22 mmHg,舒张压平均为 8 mmHg,平均压约为 13 mmHg。用间接方法可测得肺循环毛细血管平均压约为 7 mmHg。肺循环的终点,即肺静脉和左心房内压力为 1~4 mmHg,平均约为 2 mmHg。

2. 肺的血容量

肺部的血容量约为 450 mL,占全身血量的 9% 左右。由于肺组织和肺血管的顺应性大,故肺部血容量的变动范围较大。在用力呼气时,肺部血容量可减少至约 200 mL;而在深吸气时,可增加到约 1000 mL。由于肺的血容量较多,而且变动范围较大,故肺循环血管也起贮血库的作用。

3. 肺循环毛细血管处的液体交换

如前所述,肺循环毛细血管压平均约为 7 mmHg,而血浆胶体渗透压平均约为 25 mmHg,故将组织中的液体吸收入毛细血管的力量较大。肺部组织液的压力为负压,这一负压使肺泡膜和毛细血管壁互相紧密相贴,有利于肺泡和血液之间的气体交换。组织液负压还有利于吸收肺泡内的液体,使肺泡内不会有液体积聚。在某些病理情况下,如左心衰竭时,肺静脉压力升高,肺循环毛细血管压也随着升高,就可使液体积聚在肺泡或肺的组织间隙中,形成肺水肿。

（二）肺循环血流量的调节

1. 神经调节

肺循环血管受交感神经和迷走神经支配。刺激交感神经对肺血管的直接作用是引起收缩和血流阻力增大。但在整体情况下，交感神经兴奋时体循环的血管收缩，将一部分血液挤入肺循环，使肺循环内血容量增加。循环血液中的儿茶酚胺也有同样的效应，刺激迷走神经可使肺血管舒张。乙酰胆碱也使肺血管舒张，但在流经肺部后即分解失活。

2. 肺泡气的氧分压

肺泡气的氧分压对肺部血管的舒缩活动有明显的影响。急性或慢性的低氧都能使肺部血管收缩，血流阻力增大。当一部分肺泡内气体的氧分压降低时，这些肺泡周围的微动脉收缩。当肺泡气的 CO_2 分压升高时，低氧引起的肺部微动脉收缩更加显著。有人推测低氧可能使肺组织产生一种缩血管物质，也有人认为必须有血管内皮存在才能发生这种缩血管反应。

3. 血管活性物质对肺血管的影响

肾上腺素、去甲肾上腺素、血管紧张素 Ⅱ、血栓素 A_2、前列腺素 F_{2a} 等，都能使肺循环的微动脉收缩。组胺、5 - HT 能使肺循环的微静脉收缩，但在流经肺循环后即分解失活。

三、脑循环

脑组织的代谢水平高，血流量较多。在安静情况下，每百克脑的血流量为 $50 \sim 60 \ mL/min$，整个脑的血流量约为 $750 \ mL/min$。可见，脑的重量虽仅占体重的 2% 左右，但血流量却占心输出量的 15% 左右。脑组织的耗氧量也较大，在安静情况下，每百克脑组织每分钟耗氧 $3 \sim 3.5 \ mL$，整个脑的耗氧量约占全身耗氧量的 20%。

（一）脑循环的特点

脑位于颅腔内。颅腔的壁是骨性的，因此颅腔的容积是固定的。颅腔内被脑、脑血管和脑脊液充满，三者容积的总和也是固定的。由于脑组织和脑脊液都是不可压缩的，故脑血管的舒缩程度受到相当的限制，其血流量的变化较其他器官的小。

（二）脑血流量的调节

1. 脑血管的自身调节

脑血流量取决于脑动、静脉的压力差和脑血管的血流阻力。在正常情况下，颈内静脉压接近于右心房压，且变化不大，故影响脑血流量的主要因素是颈动脉压。正常情况下，脑循环的灌注压为 $80 \sim 100 \ mmHg$。平均动脉压降低或颅内压升高都可使脑的灌注压减低，但当平均动脉压在 $60 \sim 140 \ mmHg$ 的范围内变动时，脑血管可通过自身调节的机制使脑血流量保持恒定。平均动脉压降低到 $60 \ mmHg$ 以下时，脑血流量就会显著减少，引起脑的功能障碍。反之，当平均动脉压超过脑血管自身调节的上限时，脑血流量显著增加，严重时可因脑毛细血管压过高而引起脑水肿。

2. CO_2 和 O_2 分压对脑血流量的影响

在皮肤、骨骼肌、肾脏等血管中，中等度的低氧和 CO_2 分压升高对器官血流量的影响并不明显，因为虽然 CO_2 分压升高和低氧有直接的舒血管效应，但在整体情况下 CO_2 和低氧引起的化学感受性反射可引起血管收缩,但由于化学感受性反射对脑血管的缩血管效应很小,所以血液 CO_2 分压升高和低氧对脑血管的直接舒血管效应非常明显。现在认为,CO_2 分压升高时,须通过生成 NO 的环节再引起脑血管舒张;低氧的舒血管效应则依赖于 NO、腺苷的生成和 K^+ 通道的激活。过度通气时,CO_2 呼出过多,动脉血 CO_2 分压过低,脑血流量减少,可引起头晕等症状。

3. 脑组织代谢对脑血流的影响

脑各部分的血流量与该部分脑组织的代谢活动程度有关。实验证明,在同一时间内,脑的不同部分的血流量是不同的。当脑的某一部分活动加强时,该部分的血流量就增多。代谢活动加强引起局部脑血流量增加的机制,可能与代谢产物如 H^+、K^+、腺苷有关。CO_2 增加和氧分压降低,会引起脑血管舒张。近年来的研究指出,脑的代谢产物可使有些神经元释放 NO,将引起脑血流量增加。

4. 一氧化氮

NO 是由内皮细胞合成和释放的一种舒血管物质。血液中的一些活性物质,如乙酰胆碱、缓激肽、组胺、ATP 等,可以通过使脑血管的内皮产生 NO 而引起脑血管舒张。

5. 神经调节

颈上神经节发出的去甲肾上腺素能节后纤维,其末梢分布至脑的动脉和静脉,并分布至软脑膜的血管,还有少量分布至脑实质的血管。此外,脑血管还有血管活性肠肽等神经肽纤维末梢分布。

(三) 脑脊液的生成和吸收

脑脊液存在于脑室系统、脑周围的脑池和蛛网膜下隙内,可被视为脑和脊髓的组织液和淋巴。成年人的脑脊液总量约为 150 mL。每天生成的脑脊液约为 800 mL,为脑脊液总量的 5～6 倍,但同时有等量的脑脊液被吸收入血,可见脑脊液的更新率较高。

脑脊液主要由侧脑室、第三脑室和第四脑室的脉络丛分泌。侧脑室内的脑脊液经室间孔流入第三脑室,再经过导水管进入第四脑室,然后进入蛛网膜下隙。

脑脊液主要通过蛛网膜绒毛被吸收入静脉窦的血液内。蛛网膜绒毛有活瓣状的细微管道,其直径约为 $4～12~\mu m$。当蛛网膜下隙的压力高于静脉窦内的压力时,这些管道开放。这时,脑脊液(包括其中所含的蛋白质分子甚至小的颗粒,如红细胞等)可进入静脉窦血液。当蛛网膜下隙的压力低于静脉窦内的压力时,管道关闭,液体不能由静脉窦向蛛网膜下隙倒流。脑脊液压力的高低取决于其生成和吸收之间的平衡关系。

(四) 血-脑脊液屏障和血-脑屏障

脑脊液主要是脉络丛分泌的,但其成分和血浆不同。脑脊液中蛋白质的含量极微,葡萄糖含量也较血浆少,但 Na^+ 和 Mg^{2+} 的浓度较血浆中的高,K^+、HCO_3^- 和 Ca^{2+} 的浓度则较血浆中的低。可见,血液和脑脊液之间的物质交换并不是被动的过程,而是主动转运过程。另外,一些大分子物质较难从血液进入脑脊液,仿佛在血液和脑脊液之间存在着某种特殊的屏障,故称之为**血-脑脊液屏障**(blood cerebrospinal fluid barrier)。

血液和脑组织之间也存在着类似的屏障,可限制物质在血液和脑组织之间的自由交换,称为**血-脑屏障**(blood-brain barrier)。脂溶性物质如 O_2、CO_2、某些麻醉药以及乙醇等,很容易透过血脑屏障。对于不同的水溶性物质来说,其通透性并不一定和分子的大小相关。例如,葡萄糖和氨基酸的通透性较高,而甘露醇、蔗糖和许多离子的通透性则很低,甚至不能通透。脑脊液中 K^+ 浓度较低,即使在实验中使血浆中 K^+ 浓度加倍,脑脊液中的 K^+ 浓度仍能保持在正常范围内。因此脑内神经元的兴奋性不会因血浆中 K^+ 浓度的变化而发生明显的改变。由于血脑屏障的存在,循环血液中的乙酰胆碱、去甲肾上腺素、多巴胺、甘氨酸等物质不易进入脑内。

在脑室系统,脑脊液和脑组织之间为室管膜所分隔;在脑和脊髓的表面,脑脊液和脑、脊髓组织之间为软脑膜、软脊膜所分隔。室管膜和软脑膜、软脊膜的通透性都很高,脑脊液中的物质很容易通过室管膜或软脑膜、软脊膜进入脑、脊髓组织。因此,在临床上可将不易通过血脑屏障的药物直接注入蛛网膜下隙的脑脊液内,使之能较快地进入脑、脊髓组织。

参 考 文 献

［1］ 何瑞荣. 心血管系统压力感受器与高血压［M］. 北京:人民卫生出版社,2001.

［2］ 刘泰槰. 心肌细胞电生理学-离子通道、离子载体和离子流［M］. 北京:人民卫生出版社,2005.

［3］ 温进坤,韩梅. 血管平滑肌细胞［M］. 北京:科学出版社,2004.

［4］ 姚泰. 生理学［M］. 北京:人民卫生出版社,2005.

［5］ 姚泰,李鹏. 循环［M］. 3 版. 北京:人民卫生出版社,2001.

［6］ 朱大年. 生理学［M］. 7 版. 北京:人民卫生出版社,2008.

［7］ 朱大年. 心血管活动的神经调节［M］. 北京:人民卫生出版社,2004.

［8］ 朱妙章,袁文俊,吴博威,等. 心血管生理学与临床［M］. 北京:高等教育出版社,2003.

［9］ 范少光,吴静,吕昂. 慢性动脉血压调节与原发性高血压病［J］. 生理科学进展,2007,38(1):49-57.

［10］ 石文磊,孙海文,蒋春雷. 糖皮质激素对血压的调节作用及其机制［J］. 生理科学进展,2007,38(2):163-164.

［11］ 唐朝枢,齐永芬. 心血管系统内分泌研究进展［J］. 生理科学进展,2007,38(1):19-24.

［12］ 张鹏,汪南平. 脂联素与心血管疾病［J］. 生理科学进展,2007,38(2):149-152.

［13］ Berne R M, Levy M N, Koeppen B M, et al. Physiology［M］. 5th ed. St. Louis: Mosby, 2004. (生理学. 英文影印版. 北京:北京大学医学出版社,2005.)

［14］ Boron W F, Boulpaep E L. Medical Physiology［M］. Philadelphia: Elsevier Science, 2003.

［15］ Boron W F, Boulpaep E L. Medical physiology: A Cellular and Molecular Approach［M］. Philadelphia: Elsevier Saunders, 2005.

［16］ Carmeliet E, Vereecke J. Cardiac Cellular Electrophysiology［M］. Boston: Kluwer Academic Publishers, 2002.

［17］ Frohlich E D, Re R N. The Local Cardiac Renin Angiotensin-Aldosterone System［M］. Springer, 2006.

［18］ Fuster V, Alexander R W. O'Rourke RA. Hurest's the heart. 10th ed. Philadelphia:WB Saunders, 2001.

［19］ Ganong W F. Review of Medical Physiology［M］. 22th ed. New York:McGraw-Hill, 2005.

［20］ Guyton A C, Hall J E. Textbook of Medical Physiology［M］. 10th ed. Philadelphia:WB Saunders, 2000.

［21］ Guyton A C, Hall J E. Textbook of Medical Physiology［M］. 11th ed. Philadelphia: Elsevier Saunders, 2006. (医学生理学. 英文影印版. 北京:北京大学医学出版社,2007 .)

［22］ Levy M N, Koeppen B M, Stanton B A. Berne and Levy Principles of Physiology［M］. 4th ed. Philadelphia: Elsevier Mosby, 2005.

［23］ Levy M N, Pappano A J. Cardiovascular Physiology［M］. 9th ed. St. Louis: Mosby, 2007.

［24］ Lingappa V R. Physiological Medicine(英文影印版)［M］. 北京:科学出版社,2002.

［25］ Katz A M. Physiology of the Heart［M］. 4th ed. Philadelphia: Lippincott Williams & Wilkins, 2006.

[26]　Sperelakis N. Heart Physiology and Pathophysiology[M]. 4th ed. San Diego：Academic Press，2001.

[27]　Stuarat Ira Fox. Human Physiology[M]. 7th ed. New York：McGraw-Hill Higher Education，2002.

[28]　Zaza A，Rosen M R. An Introduction to Cardiac Cellular Electrophysiology[M]. Harwood Academic Publishers，2000.

[29]　Roden D M，Balser J R，Georage Jr A L，et al. Cardiac Ion Channels[J]. Annu Rev Physiol，2002，64：431-475.

[30]　Tugrul M，Camci E，Pembeci K，et al. Relationship between peripheral and central venous pressure in different patient position，catheter sizes，and insertion sizes[J]. J Cardiothorac Vasc Anesth，2004，18：446-450.

[31]　De Mello W. Effect of extracellular and intracellular angiotensins on heart cell function：on the cardiac renin-angiotensin system[J]. Regulatory Peptides，2003，114：87-90.

[32]　De Mello W C，Danser A H. Angiotensin Ⅱ and the heart：On the intracrione renin-angiotensin system [J]. Hypertension，2000，35：1183-1188.

[33]　Sowers J R，Frohlich E D. Insulin and insulin resistance：Impact on blood pressure and cardiovascular disease[J]. Med Clin North Am，2004，88：63-82.

（王海华　潘群皖）

第五章　呼　吸

　　人体在新陈代谢过程中,需要不断消耗 O_2,产生 CO_2。机体需要从外界环境摄取 O_2,并将产生的 CO_2 排出体外。这种机体与外界环境之间的气体交换过程,称为**呼吸**(respiration)。正常成年人在安静状态下每分钟大约要消耗 250 mL 的 O_2,同时产生大约 200 mL 的 CO_2。机体 O_2 最大储存量为 1000 mL 左右,因此呼吸停止几分钟即可导致机体严重缺氧。呼吸停止的另一后果是 CO_2 在体内积聚。由于 CO_2 与 H_2O 生成 H_2CO_3,因此呼吸停止还可导致严重的呼吸性酸中毒。可见呼吸是维持生命活动所必需的基本生理过程之一,一旦呼吸停止,生命也将终止。

　　人和高等动物的组织细胞不能与外界环境直接进行气体交换,呼吸需要通过呼吸器官及其辅助结构来完成。呼吸的全过程包括三个相互联系的环节(图 5.1):① **外呼吸**(external respiration),即肺毛细血管血液与外界环境之间的气体交换过程。外呼吸又包括**肺通气**(pulmonary ventilation)和**肺换气**(gas exchange in lungs)两个过程。② **气体运输**,即由循环血液将 O_2 从肺运输到组织以及将 CO_2 从组织运输到肺的过程。③ **内呼吸**(internal respiration),即组织毛细血管血液与组织、细胞之间的气体交换过程,也称**组织换气**(gas exchange in tissues)。

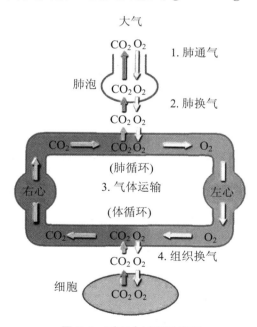

图 5.1　呼吸全过程示意图

第一节　肺　通　气

　　肺通气是指肺与外界环境之间的气体交换过程。实现肺通气的结构包括呼吸道、肺、胸廓、呼吸肌等。呼吸道是肺通气气体进出肺的通道,同时还具有加湿、加温、清洁过滤以及引起防御反射(喷嚏反射和咳嗽反射)等保护作用。肺悬浮于胸廓内,两者之间有密闭的胸膜腔。附着于胸廓的呼吸肌通过收缩及舒张活动改变胸廓容积,为肺通气提供动力。

一、肺通气的原理

气体能否进出肺,取决于推动气体流动的动力和阻力之间的相互作用,即推动气体流动的动力必须克服阻止气体流动的阻力才能实现肺通气。

(一)肺通气的动力

气体能否进出肺取决于肺泡气和外界大气之间的压力差。当大气压相对恒定时,肺泡气和外界大气之间的压力差是由**肺内压**(intrapulmonary pressure)决定的。而肺内压的变化主要是由肺的扩张和缩小引起的。肺本身无运动扩张和回缩的能力,其容积和内压大小完全依赖于胸廓容积的改变而变化。胸廓扩大则肺容积增大,使肺内压下降;胸廓缩小则肺容积减小,使肺内压升高。胸廓由脊柱、肋骨、胸骨和肋间肌等构成,是一个弹性体,它的扩大与缩小是由呼吸肌的收缩和舒张造成的。因此,肺泡和外环境之间的压力差是肺通气的直接动力,而节律性的呼吸运动则是肺通气的原动力。

1. 呼吸运动

呼吸肌的收缩和舒张引起的胸廓节律性扩大和缩小称为**呼吸运动**(respiratory movement)。参与呼吸运动的肌肉,统称为呼吸肌。胸廓扩大,产生吸气运动的肌肉称为吸气肌,主要有膈肌和肋间外肌;而使胸廓缩小,产生呼气运动的肌肉称为呼气肌,主要有肋间内肌和腹肌。此外,还有一些辅助吸气肌,如斜角肌、胸锁乳突肌等。

(1)呼吸运动的过程 呼吸运动包括**吸气运动**(inspiratory movement)和**呼气运动**(expiratory movement)。当胸廓扩大时,带动肺扩张,使肺容积增大,肺内压下降,当肺内压低于大气压时,外界气体进入肺泡,形成吸气运动;反之,当胸廓缩小时,肺回缩使肺容积减小,导致肺内压升高,当肺内压超过大气压时,肺泡气被排出,形成呼气运动。

① 吸气运动。平静呼吸时,吸气运动主要是由吸气肌(膈肌和肋间外肌)收缩来实现的。其中膈肌收缩时,穹隆的中心下移,使胸腔上下径增大;肋间外肌收缩时,肋骨和胸骨上举,并使肋骨下缘向外侧偏转,胸腔前后径和左右径均增大,引起胸腔和肺的容积增大,肺内压低于大气压,外界气体进入肺内,这是吸气过程。因此,膈肌和肋间外肌收缩共同使胸腔容积增大,产生吸气(图5.2)。

用力吸气时,不仅有膈肌与肋间外肌的收缩,胸锁乳突肌、斜角肌等呼吸辅助肌也参与收缩,使胸腔容积与肺容积进一步扩大,肺内压比平静吸气时更低,与大气压之间差值更大,吸入气体更多。

② 呼气运动。平静呼吸时,呼气运动并不是由呼气肌收缩引起的,而是由吸气肌,即膈肌和肋间外肌舒张所致,是一个被动过程。膈肌舒张时,腹腔脏器回位,使膈肌穹隆上移,胸腔上下径减小,同时肋间外肌舒张,肋骨和胸骨下降,胸腔前后径和左右径均减小,产生呼气。

用力呼气时,除吸气肌群舒张外,肋间内肌和腹肌等呼气肌群也参与收缩,使胸腔容积和肺容积进一步缩小,肺内压比平静呼气时更高,呼出气体更多。由此可见,用力呼吸时,无论吸气运动还是呼气运动都是主动的。

(2)呼吸运动的形式 根据参与活动的呼吸肌的主次、多少和用力程度,可将呼吸运动分为不同的形式。

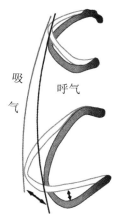
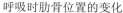
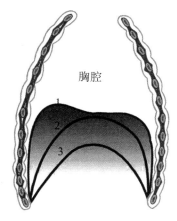

呼吸时肋骨位置的变化　　　　　　呼吸时膈肌位置的变化

图 5.2　呼吸时肋骨和膈肌位置变化示意图
1. 平静呼气；2. 平静吸气；3. 深吸气

① 平静呼吸和用力呼吸。安静状态下的呼吸运动称为**平静呼吸**（eupnea），其特点是呼吸运动平稳均匀，每分钟约为 12～18 次，是由吸气肌有节律地收缩和舒张所形成的。吸气是主动的，呼气是被动的。当机体活动增强，如劳动或运动时，呼吸运动将加深加快，称为**用力呼吸**（forced breathing）或**深呼吸**（deep breathing）。在缺 O_2 或 CO_2 增多较严重的情况下，会出现**呼吸困难**（dyspnea）。这时，不仅呼吸大大加深，出现鼻翼扇动的现象，同时还会产生喘不过气的主观感觉。

② 腹式呼吸和胸式呼吸。膈肌的收缩和舒张可引起腹腔内的器官位移，造成腹部的起伏，这种以膈肌舒缩活动为主的呼吸运动称为**腹式呼吸**（abdominal breathing）。如婴儿、胸膜炎患者等以腹式呼吸为主。以肋间外肌舒缩引起胸骨和肋骨运动，表现为胸部的起伏，这种以肋间外肌舒缩活动为主的呼吸运动称为**胸式呼吸**（thoracic breathing）。如妊娠晚期、腹腔肿块及严重腹水时，呈胸式呼吸。正常成人呼吸大多是胸式呼吸和腹式呼吸同时存在的，称为混合式呼吸。

2. 肺内压

肺内压（intrapulmonary pressure）是指肺泡内的压力。在呼吸运动过程中，肺内压随胸腔容积的变化而发生周期性变化。在呼吸暂停、声门开放、呼吸道通畅的情况下，肺内压与大气压相等。平静吸气时，肺容积随着胸廓逐渐扩大而相应增加，肺内压逐渐下降，低于大气压，外界空气经呼吸道进入肺泡，随着肺内气体逐渐增加，肺内压也逐渐增高，至吸气末，肺内压升至与大气压相等，气体在肺与大气之间停止流动。呼气开始时，肺容积随着胸廓的逐渐缩小而相应减小，肺内压逐渐升高，超过大气压，气体由肺内流出，肺内气体逐渐减少，肺内压逐渐下降，至呼气末，肺内压又降到与大气压相等（图 5.3）。

呼吸过程中，肺内压变化的幅度与呼吸运动的深浅、缓急和呼吸道通畅程度有关。若呼吸浅而快，则肺内压变化幅度较小；反之，呼吸深而慢，或呼吸道不够通畅，则肺内压变化幅度增大。用力呼吸时，肺内压的升降幅度均会有所增加。

可见，在呼吸运动过程中，正是由于肺内压的周期性交替升降，造成肺内压和大气压之间的压力差,这一压力差成为推动气体进出肺的直接动力。根据这一原理,在人的自然呼吸停止时,可用人为的方法建立肺内压与大气压之间的压力差,以维持肺通气过程,这就是**人工呼吸**(artificial respiration)。人工呼吸的方法有很多,如用人工呼吸机进行正压通气、简便易行的口对口人工呼吸、节律性地举臂压背或挤压胸廓等。在施行人工呼吸时,首先要保持患者的呼吸道通畅,否则人工呼吸的操作对肺通气将是无效的。

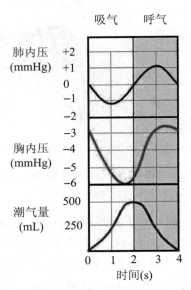

图 5.3　呼吸时肺内压、胸膜腔内压及呼吸气量的变化

3. 胸膜腔内压

胸膜腔内压(intrapleural pressure)是指胸膜腔内的压力。在呼吸运动过程中,肺之所以能随着胸廓运动,是因为在肺和胸廓之间存在着一个密闭、潜在的**胸膜腔**(pleural cavity)。胸膜腔由两层胸膜构成,即紧贴于肺表面的脏层和紧贴于胸廓内壁的壁层。通常胸膜腔内有少量的浆液,没有气体,浆液的存在不仅起润滑作用,减轻呼吸运动时两层胸膜的摩擦,而且由于液体分子的内聚力,可使胸膜腔的脏层与壁层紧紧相贴,不易分开,从而保证肺能够随胸廓的运动而运动。

① 胸膜腔内压的测定。胸膜腔内压可用直接法和间接法来进行测定。直接法是将与检压计相连接的注射针头斜刺入胸膜腔内,直接测定胸膜腔内压,但其缺点是有刺破胸膜脏层和肺的危险。间接法就是让受试者吞下带有薄壁气囊的导管至食管下段,通过测量呼吸过程中食管内压的变化来间接反映胸膜腔内压的变化。经测量,胸膜腔内压力通常比大气压低,为负压,并且该负压值随呼吸运动而发生变化(图 5.4)。通常在平静呼吸时,吸气末胸膜腔内压约为 $-10 \sim -5$ mmHg,呼气末胸膜腔内压约为 $-5 \sim -3$ mmHg。最深吸气时,胸膜腔内压可达 -30 mmHg,最大呼气时,胸膜腔内压可减小到约为 -1 mmHg。当声门紧闭用力吸气时,胸膜腔内压可降至 -90 mmHg;而声门紧闭用力呼气时,胸膜腔内压可高于大气压,达到 110 mmHg。

② 胸膜腔负压的形成。胸膜腔负压是在出生后形成的,并随着胸廓和肺的生长发育而逐渐增大。在人体的生长发育过程中,胸廓的发育较肺快,胸廓的自然容积大于肺的自然容积,所以从出生后第一次呼吸开始,肺便被充气而始终处于扩张状态,只是在呼气时被扩张的程度

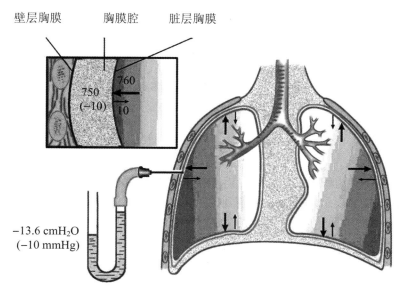

图 5.4　胸膜腔负压产生示意图

较吸气时小些而已。另一方面,肺是弹性组织,借呼吸道与大气相通,当它被扩张时,总是表现出回缩倾向。所以,正常情况下,胸膜腔实际上通过胸膜脏层受到两种力的影响,其一是使肺泡扩张的肺内压(力),其二是使肺泡缩小的肺回缩力。因此胸膜腔内压是这两种方向相反的力的代数和,即

$$胸膜腔内压 = 肺内压 - 肺回缩力 \tag{5.1}$$

在吸气末或呼气末,气流停止,此时肺内压等于大气压,因而

$$胸膜腔内压 = 大气压 - 肺回缩力 \tag{5.2}$$

若以大气压为零计,则

$$胸膜腔内压 =- 肺回缩力 \tag{5.3}$$

可见胸膜腔负压实际上是由肺回缩力所决定的,故其值也随呼吸过程的变化而变化。吸气时,肺扩大,肺回缩力增大,胸膜腔负压增大;呼气时,肺缩小,肺回缩力减小,胸膜腔负压减小。呼吸愈强,胸膜腔负压的变化也愈大。

③ 胸膜腔负压的意义。胸膜腔的密闭性是胸膜腔负压形成的前提,因此,一旦由于各种原因造成胸膜腔与大气相通,空气将立即进入胸膜腔内,形成**气胸**(pneumothorax),此时两层胸膜彼此分开,肺将因其本身的回缩力而塌陷,这时尽管呼吸运动仍在进行,肺却不能随胸廓的运动而张缩,从而影响肺通气功能。严重的气胸不仅影响呼吸功能,也影响循环功能,甚至危及生命。胸膜腔负压不但作用于肺,有利于肺的扩张,也作用于胸腔内的其他器官,特别是作用于壁薄而扩张性较大的腔静脉和胸导管等,可影响静脉血和淋巴液的回流。

(二) 肺通气的阻力

肺通气的动力必须克服肺通气的阻力,才能实现肺通气。肺通气过程中遇到的阻力就是**肺通气的阻力**。临床上肺通气障碍最常见的原因就是肺通气阻力增大。肺通气阻力有两种:弹性阻力和非弹性阻力。前者包括肺的弹性阻力和胸廓的弹性阻力,后者包括气道阻力、惯性阻力和组织的黏滞阻力。平静呼吸时,弹性阻力约占肺通气阻力的 70%,非弹性阻力约

占 30%。

1. 弹性阻力和顺应性

物体对抗外力作用所引起的变形的力称为**弹性阻力**（elastic resistance）。弹性阻力的大小可用顺应性的高低来度量。**顺应性**（compliance）是指弹性体在外力作用下发生变形的程度。顺应性与弹性阻力成反比关系，即顺应性越大，弹性阻力就越小，在外力的作用下容易变形；反之，则不容易变形。在空腔脏器，顺应性可用单位跨壁压变化（ΔP）所引起的容积变化（ΔV）来表示，单位是 L/cmH$_2$O，即

$$C = \frac{\Delta V}{\Delta P} \text{（L/cmH}_2\text{O）} \tag{5.4}$$

胸廓和肺都是弹性组织，因此，当呼吸运动改变其容积时都会产生弹性阻力。其弹性阻力的大小亦可用顺应性来表示。呼吸时所遇到的总弹性阻力就是胸廓的弹性阻力与肺的弹性阻力之和。

（1）肺弹性阻力　肺在被扩张时产生弹性回缩力，因此，肺弹性回缩所形成的阻力是吸气时的阻力，呼气时的动力。肺弹性阻力来自两个方面：一是肺弹性纤维的弹性回缩力，约占肺弹性阻力的 1/3；二是肺泡表面的液体层与肺泡内气体之间的液-气界面所形成的表面张力，约占肺弹性阻力的 2/3。

肺泡是气体交换的场所，在肺泡的内表面覆盖着薄层液体，与肺泡内气体形成液-气界面，肺泡表面的液体层之间可形成表面张力。因为肺泡是半球形囊泡，肺泡表面液体层形成的表面张力沿曲面切线方向拉紧液面，表面张力的合力指向肺泡中央，倾向于使肺泡回缩，因此肺泡液体层的表面张力，是肺弹性阻力的主要来源（图 5.5）。

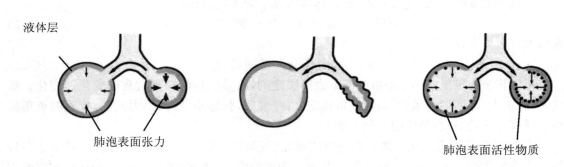

图 5.5　肺泡表面张力和肺泡表面活性物质作用示意图

根据 Laplace 定律，$P = 2T/r$，式中的 P 是肺泡液-气界面的压强（单位为 N/m^2），可引起肺泡回缩；T 是肺泡液-气界面的表面张力系数，即单位长度的表面张力（$T = F/L$，F 为表面张力）；r 是肺泡半径（单位为 m）。如果表面张力系数 T 不变，则肺泡的回缩力与肺泡半径 r 成反比，即小肺泡的回缩力大，大肺泡的回缩力小。如果不同大小的肺泡之间彼此连通，则小肺泡内的气体将流入大肺泡，引起小肺泡的进一步塌陷而大肺泡则进一步膨胀，肺泡将失去稳定性。另外，液-气界面所形成的表面张力，还将促进肺内组织液的生成，使肺泡内液体积聚。因为肺泡表面张力合力指向肺泡腔内，可对肺泡间质产生"抽吸"作用，使肺泡间质静水压降低，组织液生成增加，因而可能导致肺水肿。但是，因为肺泡内液-气界面上存在肺泡表面活性物质，所以实际上这些情况不会发生。

肺泡表面活性物质(alveolar surfactant)是复杂的脂蛋白混合物,主要由肺泡Ⅱ型细胞产生,主要成分是二棕榈酰卵磷脂和表面活性物质结合蛋白。二棕榈酰卵磷脂分子一端是疏水的脂肪酸,不溶于水,另一端是亲水的蛋白质,易溶于水,因此,该物质分子垂直排列于肺泡液-气界面,极性端插入液体层,非极性端朝向肺泡腔,形成单分子层分布在肺泡液-气界面上,其密度随肺泡的扩张和缩小而改变(图5.5)。肺泡表面活性物质的作用是降低肺泡表面张力而使肺泡的回缩力减小,因此其意义在于:① 有助于维持肺泡大小的稳定性。因为肺泡表面活性物质的密度随肺泡半径的变小而增大,或随半径的增大而减小,所以在小肺泡或呼气时,表面活性物质的密度大,降低表面张力的作用强,肺泡表面张力小,可以防止肺泡塌陷;在大肺泡或吸气时,表面活性物质的密度减小,肺泡表面张力增加,可以防止肺泡过度膨胀,这样就保持了肺泡的稳定性。② 减少肺间质和肺泡内的组织液生成,防止肺水肿的发生。③ 降低吸气阻力,减少吸气做功。

正常情况下,表面活性物质不断产生也不断灭活。若肺部疾患损害了Ⅱ型细胞的功能,则使表面活性物质分泌减少,肺泡表面张力因而增大,吸气阻力增大,导致呼吸困难,甚至发生肺不张、肺水肿或肺纤维化。

胎儿在六七个月后,肺泡Ⅱ型细胞才开始合成和分泌肺表面活性物质,并在分娩前达高峰。因此,早产儿可因缺乏肺泡表面活性物质,引发新生儿肺不张和肺泡内表面透明膜形成(新生儿呼吸窘迫综合征),导致死亡。现在可用抽取羊水并检查其表面活性物质含量的方法,协助判断发生这种疾病的可能性,以便采取措施,加以预防。如果肺表面活性物质缺乏,则可延长妊娠时间或用药物(糖皮质激素)促进其合成,预防新生儿呼吸窘迫综合征的发生。出生后也可给予外源性肺表面活性物质进行替代治疗。成人患肺炎、肺血栓等疾病时,也可因为肺表面活性物质减少而发生肺不张。

(2)胸廓的弹性阻力 胸廓弹性阻力来自胸廓的弹性成分。既可能是吸气或呼气的阻力,也可能是吸气或呼气的动力,取决于胸廓所处的位置。当胸廓处于自然位置时,肺容量约为肺总量的67%,相当于平静吸气末,此时胸廓无变形,弹性阻力为零;当胸廓小于肺总量的67%时,胸廓被牵引向内而缩小,其弹性阻力向外,是吸气的动力,呼气的阻力;当胸廓大于肺总量的67%时,胸廓被牵引向外而扩大,其弹性阻力向内,成为吸气的阻力,呼气的动力。可见,胸廓的弹性阻力与肺的弹性阻力不同,肺的弹性阻力永远是吸气的阻力,呼气的动力,而胸廓的弹性阻力只是当肺容量大于肺总量的67%时,才是吸气的阻力(图5.6)。

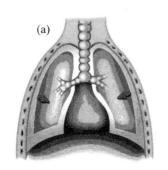

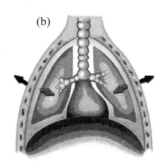
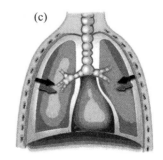

(a) 平静吸气末	(b) 平静呼气末	(c) 深吸气时

图5.6 不同情况下肺与胸廓弹性阻力的关系

(3)肺和胸廓的顺应性

① 肺顺应性。肺的弹性阻力可用**肺的顺应性**(compliance of lung,C_L)表示

$$\text{肺的顺应性}(C_L) = \frac{\text{肺容积的变化}(\Delta V)}{\text{跨肺压的变化}(\Delta P)} \text{（L/cmH}_2\text{O）} \tag{5.5}$$

上述公式中跨肺压是指肺内压与胸膜腔内压之差。

测定肺顺应性时，一般采用分步吸气（或打气入肺）或分步呼气（或从肺内抽气）的方法，每步吸气或呼气后，在受试者屏气并保持气道通畅的情况下测定肺容积和胸膜腔内压，因为此时呼吸道内没有气体流动，肺内压等于大气压，所以只需测定胸膜腔内压就可算出跨肺压。根据每次测得的数据绘制成的**压力-容积曲线**（pressure-volume curve）就是肺的顺应性曲线（图 5.7）。如果测定是在屏气时，即呼吸道无气流的情况下进行的，那么所测得的顺应性为肺的**静态顺应性**（static compliance）。曲线的斜率反映不同肺容量下顺应性或弹性阻力的大小。曲线斜率大，表示肺的顺应性大，弹性阻力小；反之，则表示肺的顺应性小，弹性阻力大。正常成年人平静呼吸时，肺的顺应性约为 0.2 L/cmH$_2$O，且位于顺应性曲线斜率最大的中段，故平静呼吸时肺的弹性阻力较小，呼吸较为省力。

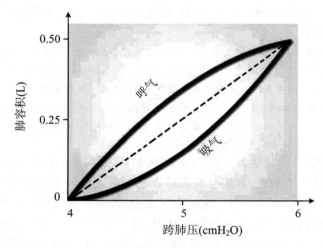

图 5.7　肺的静态顺应性曲线

由图 5.7 还可看出，呼气和吸气时的肺的顺应性曲线并不重叠，这一现象称为**滞后现象**（hysteresis）；在动物离体实验中，如果以生理盐水代替空气测定肺的顺应性，则滞后现象不明显（图 5.8），因此，滞后现象的产生主要与肺泡液-气界面的表面张力有关。

肺的顺应性还受肺总量的影响。肺总量较大时，顺应性较大；肺总量较小时，顺应性也较小。由于不同个体间肺总量存在一定差别，所以临床上测得的肺的顺应性男性大于女性，成年人大于儿童。为了排除肺总量的影响，可测定单位肺容量的顺应性，即**比顺应性**（specific compliance），用以比较不同肺总量个体的肺弹性阻力。肺的比顺应性可用下式计算得到：

$$\text{比顺应性}(CL) = \frac{\text{平静呼吸时所测得的肺顺应性}(\text{L/cmH}_2\text{O})}{\text{平静呼气末时肺气体总量}(\text{L})} \tag{5.6}$$

② 胸廓的弹性阻力。胸廓的弹性阻力可用**胸廓的顺应性**（compliance of chest wall，C_{chw}）表示，即

$$\text{胸廓的顺应性}(C_{chw}) = \frac{\text{胸廓容积的变化}(\Delta V)}{\text{跨胸壁压的变化}(\Delta P)} \text{（L/cmH}_2\text{O）} \tag{5.7}$$

上述公式中跨胸壁压为胸膜腔内压与胸壁外大气压之差。正常人胸廓的顺应性也是 0.2 L/cmH$_2$O。虽然胸廓弹性阻力可因肥胖、畸形、胸膜增厚或腹腔占位病变等而增加，但是临床上因胸廓弹性阻力增大而使肺通气发生障碍的情况较少见，故而临床意义相对较小。

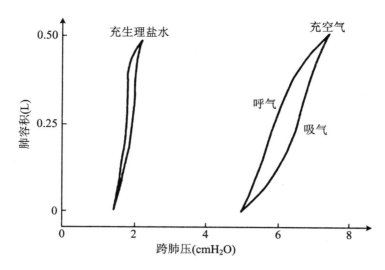

图 5.8　充空气和充生理盐水时肺的顺应性曲线

③ 肺和胸廓的总弹性阻力和顺应性。因为肺和胸廓呈串联排列,所以肺和胸廓的总弹性阻力是两者弹性阻力之和。因为弹性阻力是顺应性的倒数,那它们总的顺应性应是两者的倒数之和。即

$$\frac{1}{C_{L+chw}} = \frac{1}{C_L} + \frac{1}{C_{chw}} = \frac{1}{0.2} + \frac{1}{0.2} \tag{5.8}$$

因此,肺和胸廓的总顺应性约为 $0.1\ L/cmH_2O$。

2. 非弹性阻力

非弹性阻力(nonelastic resistance)包括惯性阻力、黏滞阻力和气道阻力。惯性阻力是气流在发动、变速、换向时因气流和组织的惯性所产生的阻止肺通气的力。平静呼吸时,呼吸频率低,气流速度慢,惯性阻力小,可忽略不计。黏滞阻力来自呼吸时组织相对位移所发生的摩擦也较小,约占非弹性阻力的 $10\%\sim20\%$。气道阻力来自气体流经呼吸道时气体分子间和气体分子与气道壁之间的摩擦,是非弹性阻力的主要成分,约占 $80\%\sim90\%$。

气道阻力受气流速度、气流形式和气道管径的影响。气流速度快,气道阻力大。层流阻力小,湍流发生时,气道阻力增大。气道管径大小是影响气道阻力的另一重要因素。因为流体的阻力与管道半径的 4 次方成反比,即 $R\propto1/r^4$,所以管径缩小时,气道阻力增加。气道管径主要受以下四方面因素的影响。

(1) 跨壁压　这里跨壁压是指呼吸道内外的压力差。呼吸道内压力高,跨壁压增大,管径被动扩大,阻力变小;反之,则增大。

(2) 肺实质对气道壁的外向放射状牵引作用　小气道的弹性纤维和胶原纤维与肺泡壁的纤维彼此穿插,它们像帐篷的拉线一样对气道壁发挥放射状牵引作用,以保持那些没有软骨支持的细支气管的通畅。

(3) 自主神经系统对气道管壁平滑肌活动的调节作用　呼吸道平滑肌受交感、副交感双重神经支配,两者均有紧张性作用。副交感神经使气道平滑肌收缩,管径变小,阻力增加;交感神经使之舒张,管径变大,阻力降低。临床上常用拟肾上腺素能药物解除支气管痉挛,缓解呼吸困难。某些肽类递质可调制自主神经末梢递质的释放或直接改变效应器的反应。

(4) 化学因素的影响　儿茶酚胺可使气道平滑肌舒张;前列腺素(PG)中,$PGF_{2\alpha}$可使之收

缩,而 PGE_2 则使之舒张;过敏反应时由肥大细胞释放的组胺和白三烯等物质可使支气管收缩;吸入气 CO_2 含量的增加可以刺激支气管和肺的 C 类纤维,反射性地使支气管收缩,气道阻力增加。气道上皮细胞还可合成、释放内皮素,使气道平滑肌收缩。哮喘病人内皮素的合成和释放增加,提示内皮素可能参与哮喘的病理生理过程。

二、肺通气功能的评价

(一)肺容积和肺容量

1. 肺容积

肺内气体的容积称肺容积(pulmonary volume)(图 5.9)。

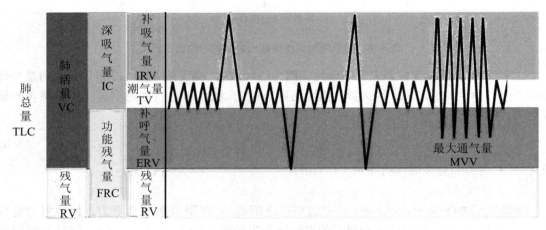

图 5.9　肺容量和最大通气量示意图

(1)潮气量　每次呼吸时吸入或呼出的气体量称为**潮气量**(tidal volume,TV)。正常成人平静呼吸时潮气量平均为 500 mL。潮气量的大小决定于呼吸肌收缩的强度、胸廓和肺的机械特性以及机体的代谢水平。

(2)补吸气量　平静吸气末,再尽力吸气所能吸入的气体量称为**补吸气量**(inspiratory reserve volume,IRV)。正常成年人约为 1500～2000 mL。补吸气量反映吸气的储备量。

(3)补呼气量　平静呼气末,再尽力呼气所能呼出的气体量称为**补呼气量**(expiratory reserve volume,ERV)。正常成年人约为 900～1200 mL。补呼气量反映呼气的储备量。

(4)残气量　最大呼气末尚留存于肺内不能再呼出的气体量称为**残气量**(residual volume,RV)。正常成年人约为 1000～1500 mL。残气量的存在可避免肺泡在低肺容积条件下的塌陷。若肺泡塌陷,则需要极大的跨肺压才能实现肺泡的再扩张。支气管哮喘和肺气肿患者的残气量增加。

2. 肺容量

指肺容积中两项或两项以上的联合气体量。

(1)深吸气量　平静呼气末做最大吸气所能吸入的气体量称为**深吸气量**(inspiratory capacity,IC)。深吸气量=潮气量+补吸气量,是衡量最大通气潜力的一个重要指标。胸廓、胸膜、肺组织和呼吸肌等发生病变时,可使深吸气量减少而降低最大通气潜力。

（2）功能残气量 即平静呼气末肺内留存的气体量称为**功能残气量**（functional residual capacity，FRC）。功能残气量＝残气量＋补呼气量，正常成人约为 2500 mL，肺气肿患者的功能残气量增加，肺实质性病变时减小。功能残气量的生理意义是缓冲呼吸过程中肺泡气氧和二氧化碳分压（P_{O_2} 和 P_{CO_2}）的变化幅度。由于功能残气量的稀释作用，吸气时，肺内 P_{O_2} 不致突然升得太高，P_{CO_2} 不致降得太低；呼气时，P_{O_2} 则不会降得太低，P_{CO_2} 不会升得太高。这样肺泡气和动脉血液中的 P_{O_2} 和 P_{CO_2} 就不会随呼吸而发生大幅度的波动，有利于肺换气。

（3）肺活量 尽力吸气后，从肺内所能呼出的最大气量称为**肺活量**（vital capacity，VC）。肺活量＝潮气量＋补吸气量＋补呼气量。它有较大的个体差异性，与身材、性别、年龄、体位、呼吸肌强弱等有关，正常成年男性平均约为 3500 mL，女性约为 2500 mL。肺活量反映了肺一次通气的最大能力。肺活量测量时若没有时间限制，则不能充分反映肺组织的弹性状态和气道的通畅程度，不能充分反映通气功能的状况。

（4）用力肺活量和用力呼气量 一次最大吸气后，尽力尽快呼气所能呼出的最大气体量称为**用力肺活量**（forced vital capacity，FVC）。用力呼气量又称**时间肺活量**（timed vital capacity，TVC），指一次最大吸气后，尽力尽快呼气，在一定时间内所呼出的气体量。通常计算在第 1、2、3 秒末呼出的气体量占用力肺活量的百分比，是评价肺通气功能的较好指标。正常成年人分别为 83%、96% 和 99%。其中第 1 秒内的用力肺活量称为 1 秒用力呼气量（forced expiratory volume in 1 second，FEV_1）（图 5.10）。

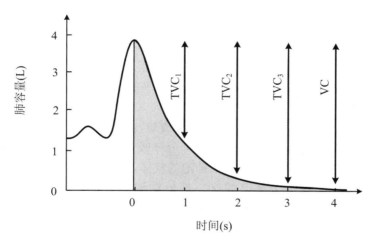

图 5.10 正常人时间肺活量示意图

在肺纤维化等限制性肺疾病患者中，FEV_1 和 FVC 均下降，但 FEV_1/FVC 可正常甚至超过 80%；而在哮喘等阻塞性肺疾病患者中，FEV_1 的降低比 FVC 更明显，因而 FEV_1/FVC 也变小，所以往往需要较长时间才能呼出相当于肺活量的气体（图 5.11）。

（5）肺总量 肺所能容纳的最大气体量称为**肺总量**（total lung capacity，TLC）。肺总量＝肺活量＋残气量，其大小因性别、年龄、身材、运动锻炼情况和体位改变而异，成年男性平均约为 5000 mL，女性约为 3500 mL。

（二）肺通气量和肺泡通气量

1. 肺通气量

每分钟吸入或呼出的气体总量称为**肺通气量**（pulmonary ventilation）。肺通气量＝潮气

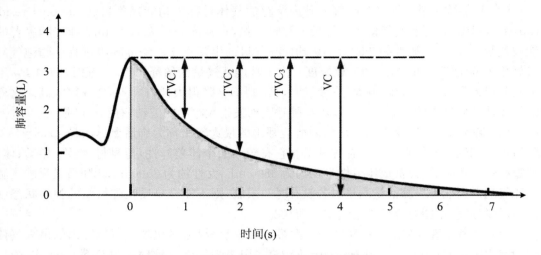

图 5.11　阻塞性肺气肿时间肺活量示意图

量×呼吸频率。正常成年人平静呼吸时,呼吸频率为每分钟 12～18 次,潮气量为 500 mL,则肺通气量为 6～9 L。肺通气量随性别、年龄、身材和活动量的不同而有差异。为便于比较,应在基础条件下测定,并以每平方米体表面积的通气量为单位来计算。运动或劳动时,呼吸频率和潮气量均增大,肺通气量也增大。在尽力做深、快呼吸时,每分钟所能吸入或呼出的最大气体量称为**最大通气量**(maximal ventilation)。它反映单位时间内充分发挥全部通气能力所能达到的通气量,是估计一个人能进行多大运动量的生理指标之一。用平静呼吸时的每分通气量与最大通气量进行比较,可以了解通气功能的贮备能力,通常用**通气贮量百分比**表示。

　　　　通气贮量百分比 ＝（最大通气量 － 每分平静通气量）/ 最大通气量　　　　　　　（5.9）

　　2. 肺泡通气量

　　正常成年人每次吸入气体的一部分将留在鼻或口与终末气管之间的呼吸道内,这部分气体不参与肺泡与血液之间的气体交换,故将这部分呼吸道的容积称为**解剖无效腔**(anatomical dead space)。其容积大约为 150 mL。进入肺泡的气体,也可因血流在肺内分布不均而未能都与血液进行气体交换,未能发生交换的这一部分肺泡容量称为**肺泡无效腔**(alveolar dead space)。肺泡无效腔与解剖无效腔合称**生理无效腔**(physiological dead space)。健康人平卧时,生理无效腔等于或接近于解剖无效腔。

　　由于无效腔的存在,每次吸入的新鲜空气并不能全部到达肺泡与血液进行气体交换。因此,要计算出真正有效的气体交换量,则应该将无效腔的气体量减去,以肺泡通气量为准。**肺泡通气量**(alveolar ventilation)是指每分钟吸入肺泡的新鲜空气量。肺泡通气量＝（潮气量－无效腔气量）×呼吸频率。按此公式计算,平静呼吸时,潮气量为 500 mL,减去无效腔气量 150 mL,每次吸入肺泡的新鲜空气均为 350 mL,若功能残气量为 2500 mL,则每次呼吸仅使肺泡内的气体更新 1/7 左右。

　　由于解剖无效腔的容积一般情况下是不变的,所以肺泡通气量主要受潮气量和呼吸频率的影响。当潮气量减半和呼吸频率加倍或潮气量加倍和呼吸频率减半时,每分通气量都相等,但是肺泡通气量却发生明显变化(表 5.1)。因此,对于肺换气而言,浅而快的呼吸不利于呼吸,而深而慢的呼吸可增加肺通气量,有利于肺换气的进行,但同时会增加呼吸做功。

表 5.1　不同呼吸频率和潮气量时的肺通气量和肺泡通气量

呼吸频率 （次/分钟）	潮气量 （mL）	肺通气量 （mL/min）	肺泡通气量 （mL/min）
16	500	8000	5600
8	1000	8000	6800
32	250	8000	3200

第二节　肺换气和组织换气

一、气体交换的原理

（一）气体的扩散

各种气体无论是气体状态，还是溶解于液体之中，气体分子总是由压力高处向压力低处移动，直到两处压力达到平衡，这一过程称为气体的**扩散**（diffusion）。肺换气和组织换气的动力，就是来自不同组织气体间的压力差。因此，单位时间内气体分子扩散的量，即**扩散速率**（diffusion rate, D）与气体的压力差呈正变关系。此外，气体扩散速率还与该气体的分子量和其在液体中的溶解度有关。

1. 气体的分压差

在混合气体中，每种气体分子运动所产生的压力称为各气体的分压（partial pressure, P）。气体分压不受混合气体中的其他气体或其分压的影响。混合气的总压力等于各气体分压之和。气体的分压差（ΔP）是气体扩散的动力，分压差愈大，则扩散愈快，扩散速率愈大。气体的分压计算式为

气体分压＝总压力×该气体的容积百分比

2. 气体的分子量和溶解度

气体扩散速率和气体分子量（MW）的平方根成反比。如果扩散发生于气相和液相之间，则扩散速率还与气体在溶液中的溶解度成正比。溶解度（S）是单位分压下溶解于单位容积溶液中的气体量，一般以一个大气压，38 ℃时 100 mL 液体溶解的气体的毫升数来表示。溶解度与分子量的平方根之比（$S/\sqrt{MW}$）称为**扩散系数**（diffusion coefficient），它取决于气体分子本身的特性。因为 CO_2 在血浆中的溶解度（51.5）为 O_2 的（2.14）24 倍，CO_2 的分子量（44）略大于 O_2 的分子量（32），所以 CO_2 的扩散系数是 O_2 的 20 倍。

3. 扩散面积和距离

气体扩散速率与扩散面积（A）成正比，与扩散距离（d）成反比。

4. 温度

气体扩散速率与温度（T）成正比。因正常情况下，人体体温较恒定，故可忽略不计。

综上所述，气体扩散速率的影响因素如下：

$$D = \frac{\Delta P \cdot T \cdot A \cdot S}{d \cdot \sqrt{MW}} \tag{5.10}$$

(二) 人体不同部位气体的分压

机体中不同部位的气体分压各不相同,血液和组织气体的分压也可用张力来表示,其数值与分压相同。如表5.2所示为血液和组织中的 P_{O_2} 和 P_{CO_2}。不同组织中的 P_{O_2} 和 P_{CO_2} 不同,在同一组织中,它们还受组织活动水平的影响。

表 5.2　血液和组织中气体的分压　kPa(mmHg)

	动脉血	混合静脉血	组织
P_{O_2}	12.9～13.3 (97～100)	5.3 (40)	4.0 (30)
P_{CO_2}	5.3 (40)	6.1 (46)	6.7 (50)

二、肺换气

(一) 肺换气过程

如图5.12所示,混合静脉血流经肺毛细血管时,血液 P_{O_2} 是 5.3 kPa(40 mmHg),比肺泡气的 13.6 kPa(102 mmHg)低,肺泡气中的 O_2 便在分压差的作用下向血液净扩散,血液的 P_{O_2} 逐渐上升,最后接近肺泡气的 P_{O_2};混合静脉血的 P_{CO_2} 是 6.1 kPa(46 mmHg),肺泡气的 P_{CO_2} 是 5.3 kPa(40 mmHg),所以,CO_2 向相反的方向净扩散,即从血液到肺泡。O_2 和 CO_2 在血液和肺泡间的扩散都极为迅速,不到 0.3 s 即可达到平衡。通常情况下,血液流经肺毛细血管的时间约为 0.7 s,所以,当血液流经肺毛细血管全长约 1/3 时,已经基本完成肺换气过程。可见,肺换气有很大的贮备能力。

(二) 影响肺换气的因素

前已述及,气体分压差、扩散面积、扩散距离、温度和扩散系数等因素均可影响气体的扩散速率,从而影响肺换气。下面进一步讨论扩散距离和扩散面积以及通气/血流比值对肺换气的影响。

1. 呼吸膜的厚度和面积

呼吸膜指的是肺泡腔与肺毛细血管管腔之间的膜,肺泡气体通过它与血液气体进行交换。气体扩散速率与呼吸膜厚度成反比,呼吸膜越厚,单位时间内交换的气体量就越少。呼吸膜由6层结构组成,即含肺泡表面活性物质的液体层、肺泡上皮细胞层、上皮基底膜、肺泡上皮和毛细血管膜之间的间隙(基质层)、毛细血管的基膜和毛细血管内皮细胞层(图5.13)。正常呼吸膜非常薄,平均厚度不到 1 μm,有些部位只有 0.2 μm,通透性好,气体易于扩散通过。而肺毛细血管平均直径为 5 μm,红细胞需要挤过肺毛细血管,因此,红细胞膜通常能接触到毛细血管壁,O_2、CO_2 不必经过血浆层就可到达红细胞或进入肺泡,扩散距离短,交换速度快。任何使呼吸膜增厚或扩散距离增加的疾病,如肺纤维化、肺水肿等,都会降低扩散速率,减少扩散量;运动时,由于血流加速,气体在肺部的交换时间缩短,因此呼吸膜的厚度或扩散距离的改变对肺换气的影响更加突出。

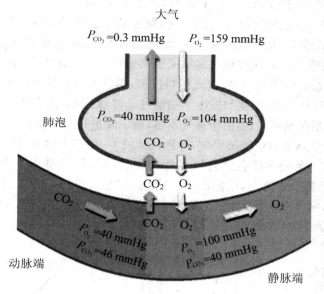

图 5.12 肺换气量示意图

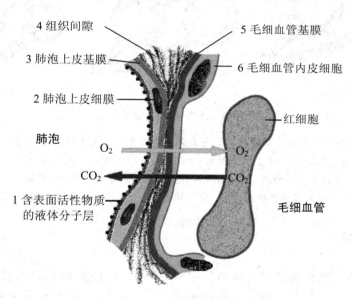

图 5.13 呼吸膜示意图

　　正常成人肺部扩散面积很大,达 70 m²,安静状态下,用于气体扩散的呼吸膜面积约为 40 m²,因此有相当大的贮备面积。运动时,由于肺毛细血管开放的数量和开放的程度增加,扩散面积也大大增加。肺不张、肺实变、肺气肿、肺叶切除或肺毛细血管关闭和阻塞,均使呼吸膜扩散面积减小,进而影响肺换气。

　　2. 通气/血流比值

　　通气/血流比值(ventilation/perfusion ratio)是指每分钟肺泡通气量(V_A)和每分钟肺血流

量（Q）之间的比值（V_A/Q）。正常成人安静时 V_A 为 4.2 L/min，Q 为 5 L/min，因此，V_A/Q 约为 0.84。此时，通气（气泵）和血流（液泵）相匹配，才能实现肺换气。

人体活动增强时，肺泡通气量增大的同时，肺血流量也相应增加，V_A/Q 比值仍保持约为 0.84。若 V_A/Q 比值增大，就说明通气过剩，血流相对不足，部分肺泡气未能与血液气体充分交换，致使肺泡无效腔增大。这种情况多数见于部分肺泡血流量减少，如部分肺血管栓塞。若 V_A/Q 比值下降，则意味着通气不足，血流相对过多，部分血液流经通气不良的肺泡，混合静脉血中的气体不能得到充分更新，犹如发生了功能性动静脉短路（图 5.14）。这种情况多见于支气管痉挛时，肺血流量虽然正常，但由于通气不良，而不能进行气体交换。由此可见，无论 V_A/Q 比值增大或减小，都会妨碍有效的肺换气，导致机体缺 O_2 和 CO_2 潴留，其中主要是缺 O_2。

通气/血流比值异常时主要表现缺 O_2 的原因在于：① 动、静脉血液之间 O_2 分压差远大于 CO_2 分压差，所以动-静脉短路时，动脉血 P_{O_2} 下降的程度大于 P_{CO_2} 升高的程度；② CO_2 的扩散系数是 O_2 的 20 倍，所以 CO_2 扩散比 O_2 快，不易潴留；③ 动脉血 P_{O_2} 升高时，可以刺激呼吸，增加肺泡通气量，有助于 CO_2 的排出，却没有 O_2 的摄取。

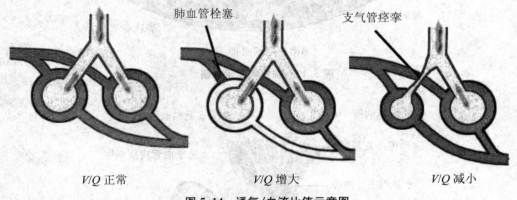

肺血管栓塞　　　　　支气管痉挛

V/Q 正常　　　　　　V/Q 增大　　　　　　V/Q 减小

图 5.14　通气/血流比值示意图

健康成年人由于肺泡通气量和肺毛细血管血流量在肺内的分布是不均匀的，因此，各个局部的通气/血流比值并不相同。例如，直立位时，由于重力等因素的作用，从肺尖部到肺底部，肺泡通气量和肺毛细血管血流量都逐渐增加，而以血流量的增加更加明显，所以肺尖部的 V_A/Q 比值较大，可高达 3.3，而肺底部的比值较小，可低至 0.63。虽然肺尖部和肺底部的 V_A/Q 比值并不等于 0.84，但是总体来说并不影响肺换气。

三、组织换气

组织换气的机制和影响因素与肺换气相似，动脉血经毛细血管流向组织时，由于组织内 P_{O_2} 低于动脉血的 P_{O_2}，而 P_{CO_2} 则高于动脉血的 P_{CO_2}，因此，O_2 顺分压差由血液向细胞扩散，CO_2 则由细胞向血液扩散，动脉血变成静脉血，由此而获得 O_2，排出 CO_2。组织换气量与细胞代谢水平和流经组织的血流量有关。

第三节　气体在血液中的运输

气体在血液中的运输，是实现肺换气和组织换气重要的中间环节。O_2 和 CO_2 都以物理溶解和化学结合两种形式存在于血液中。血液中物理溶解的 O_2 和 CO_2 都较少，它们都是以化学结合为主要运输形式。尽管物理溶解运输的气体量很少，但却是实现化学结合所必需的中间步骤。气体必须先溶解于血液，才能进行化学结合；结合状态的气体，也必须先解离成溶解状态，才能逸出血液。机体内的物理溶解和化学结合的气体总是处于动态平衡中。

表 5.3　血液 O_2 和 CO_2 的含量(mL/L)

	O_2			CO_2		
	物理溶解	化学结合	合计	物理溶解	化学结合	合计
动脉血	3.0	200.0	203.0	25.0	464.0	489.0
静脉血	1.0	152.0	153.0	29.0	500.0	529.0

一、氧的运输

血液中以物理溶解形式存在的 O_2 量，仅约占血液总 O_2 含量的 1.5%，化学结合的占 98.5%左右。O_2 的化学结合形式是与**血红蛋白**（hemoglobin, Hb）结合成**氧合血红蛋白**（oxyhemoglobin, HbO_2）在血液中运输。

（一）Hb 的分子结构

每一个 Hb 分子由 1 个珠蛋白和 4 个血红素（又称亚铁原卟啉）组成。每个血红素又由 4 个吡咯基组成 1 个环，中心为"Fe^{2+}"。每个珠蛋白有 4 条多肽链，每条多肽链与 1 个血红素连接，构成 Hb 的 1 个亚单位，Hb 是 4 个亚单位构成的四聚体。

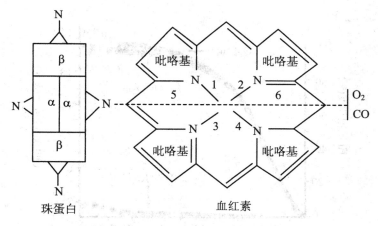

图 5.15　血红蛋白组成示意图

（二）Hb 与 O_2 结合的特征

（1）反应快，可逆，不需酶的催化，受 P_{O_2} 的影响。当血液流经 P_{O_2} 高的肺部时，Hb 与 O_2 结合，形成 HbO_2；当血液流经 P_{O_2} 低的组织时，HbO_2 迅速解离，释放 O_2，成为去氧 Hb，见下式：

$$Hb + O_2 \underset{P_{O_2}低}{\overset{P_{O_2}高}{\rightleftharpoons}} HbO_2$$

（2）Fe^{2+} 与 O_2 结合后仍是二价铁，所以该反应是**氧合**（oxygenation），而不是**氧化**（oxidation）。

（3）1 分子 Hb 可以结合 4 分子 O_2，1 g Hb 可以结合的最大 O_2 量约为 1.39 mL。正常时红细胞中含有少量不能结合 O_2 的高铁 Hb。1 g Hb 实际结合的 O_2 量低于 1.39 mL，通常以 1.34 mL 计算。100 mL 血液中，Hb 所能结合的最大 O_2 量称为 Hb 的**氧容量**（oxygen capacity），而 Hb 实际结合的 O_2 量称为 Hb 的**氧含量**（oxygen content）。Hb 氧含量与氧容量的百分比称为 Hb 的**氧饱和度**（oxygen saturation）。

由于物理溶解的 O_2 极少，通常将 Hb 氧容量、Hb 氧含量和 Hb 氧饱和度分别视为血氧容量、血氧含量和血氧饱和度。HbO_2 呈鲜红色，去氧 Hb 呈蓝紫色。当血液中去氧 Hb 含量达 5 g/100 mL 以上时，皮肤、黏膜呈浅蓝色，这种现象称为**紫绀**（cyanosis），又称发绀。

（4）Hb 的变构效应：目前认为 Hb 有两种构型，去氧 Hb 为**紧密型**（tense form，T 型）；氧合 Hb 为**疏松型**（relaxed form，R 型）。R 型 Hb 对 O_2 的亲和力为 T 型的 500 倍。也就是说，Hb 的 4 个亚单位无论在结合 O_2 或释放 O_2 时，彼此间有协同效应，即 1 个亚单位与 O_2 结合后，由于变构效应，其他亚单位更易与 O_2 结合；反之，当 HbO_2 的 1 个亚单位释出 O_2 后，其他亚单位更易释放 O_2。这是氧解离曲线呈 S 形的重要原因。

（三）氧解离曲线

氧解离曲线（oxygen dissociation curve）即氧合血红蛋白曲线（图 5.16），是表示血液 P_{O_2} 与 Hb 氧饱和度关系的曲线。该曲线表示在不同 P_{O_2} 下 O_2 与 Hb 的解离情况，同样也反映在不同的 P_{O_2} 时 O_2 与 Hb 的结合情况。由于变构的特性，氧解离曲线呈 S 型，具有重要的生理意义。

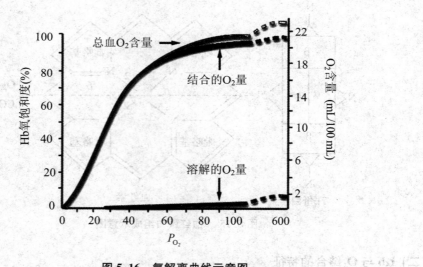

图 5.16 氧解离曲线示意图

在血液 pH 为 7.4，P_{CO_2} 为 40 mmHg，温度为 37 ℃，Hb 浓度为 15 g/100 mL 时测定的（1 mmHg=0.133 kPa）

1. 氧解离曲线的上段

相当于 P_{O_2} 在 60～100 mmHg，是 Hb 与 O_2 结合的部分。这段曲线较平坦，表明 P_{O_2} 的变化对 Hb 氧饱和度的影响不大。例如，P_{O_2} 为 13.3 kPa（100 mmHg）时（相当于动脉血的 P_{O_2}），

Hb 氧饱和度为 97.4%,血液的 O_2 含量约为 19.4 mL/100 mL。如果将吸入气的 P_{O_2} 提高到 20 kPa(150 mmHg),Hb 氧饱和度为 100%,只增加了 2.6 个百分点。这也可以解释为何 V_A/Q 不匹配时,肺泡通气量的增加几乎无助于 O_2 的摄取。反之,当 P_{O_2} 从 13.3 kPa 下降到 9.3 kPa(70 mmHg)时,Hb 氧饱和度为 94%,也仅降低了 3.4 个百分点。因此,即使在高原、高空或某些呼吸系统疾病时,吸入气或肺泡气 P_{O_2} 有所下降,但只要 P_{O_2} 不低于 8 kPa(60 mmHg),Hb 的氧饱和度仍能维持在 90% 以上,血液仍可携带足够量的 O_2,不致发生明显的低氧血症。

2. 氧解离曲线的中段

氧解离曲线的中段较陡,相当于 P_{O_2} 在 5.3~8 kPa(40~60 mmHg)之间的 Hb 氧饱和度,是反映 HbO_2 释放 O_2 的部分。P_{O_2} 为 5.3 kPa(40 mmHg),即相当于混合静脉血的 P_{O_2} 时,Hb 氧饱和度约为 75%,血 O_2 含量约为 14.4 mL/100 mL 血液,即每 100 mL 血液流经组织时释放了 5 mL O_2,保证安静状态下组织代谢所需 O_2 量。

3. 氧解离曲线的下段

氧解离曲线的下段相当于 P_{O_2} 在 2~5.3 kPa(15~40 mmHg)之间时的 Hb 氧饱和度,也是反映 HbO_2 与 O_2 解离的部分。在组织活动加强时,组织中的 P_{O_2} 可降至 2 kPa(15 mmHg),HbO_2 进一步解离,Hb 氧饱和度降至更低的水平,血氧含量仅约 4.4 mL/100 mL 血液。这样每 100 mL 血液能供给组织 15 mL O_2,是安静时的 3 倍。可见该段曲线反映血液中有较大的 O_2 贮备。

(四) 影响氧解离曲线的因素

Hb 与 O_2 的结合或解离可受多种因素影响(图 5.17),使氧解离曲线的位置发生偏移,亦即使 Hb 对 O_2 的亲和力发生变化。通常用 P_{50} 表示 Hb 对 O_2 的亲和力。P_{50} 是 Hb 氧饱和度达 50% 时的 P_{O_2},正常为 3.53 kPa(26.5 mmHg)。P_{50} 增大,表明 Hb 对 O_2 的亲和力降低,需更高的 P_{O_2} 才能使 Hb 氧饱和度达 50%,曲线右移;P_{50} 减小,表明 Hb 对 O_2 的亲和力增加,达 50% Hb 氧饱和度所需 P_{O_2} 降低,曲线左移。影响 Hb 与 O_2 亲和力或 P_{50} 的因素有血液的 pH、P_{CO_2}、温度和有机磷化合物等。

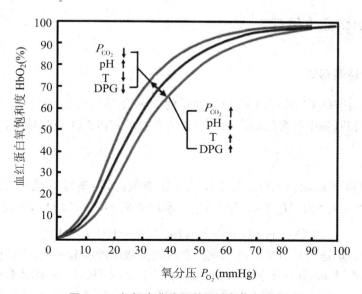

图 5.17　氧解离曲线及其影响因素示意图

1. pH 和 P_{CO_2} 的影响

pH 降低或 P_{CO_2} 升高时，Hb 对 O_2 的亲和力降低，P_{50} 增大，曲线右移；pH 升高或 P_{CO_2} 降低时，Hb 对 O_2 的亲和力增加，P_{50} 降低，曲线左移。酸度对 Hb 氧亲和力的这种影响称为**波尔效应**（Bohr effect）。波尔效应具有重要的生理意义，它既可促进肺毛细血管血液的氧合，又有利于在组织中毛细血管内的血液释放 O_2。

2. 温度的影响

温度升高时，氧解离曲线右移，促进 O_2 的释放；温度降低时，曲线左移，不利于 O_2 释放。因此，临床上进行低温麻醉手术时应考虑到这一点。温度对氧解离曲线的影响可能与温度变化会影响 H^+ 的活度有关。温度升高时，H^+ 的活度增加，可降低 Hb 对 O_2 的亲和力。组织代谢活动增强时，局部组织温度的升高，CO_2 和酸性代谢产物的增加，都有利于 HbO_2 的解离，因此组织可获得更多的 O_2，能适应代谢增加的需要。

3. 2,3-二磷酸甘油酸

2,3-二磷酸甘油酸（2,3-diphosphoglycerate，2,3-DPG）是红细胞糖酵解的产物，对调节 Hb 与 O_2 的亲和力起着重要的作用。2,3-DPG 浓度升高时，Hb 对 O_2 的亲和力降低，氧解离曲线右移；2,3-DPG 浓度降低时，Hb 对 O_2 的亲和力增加，曲线左移。在高山缺氧的情况下，糖酵解加强，红细胞 2,3-DPG 增加，氧解离曲线右移，有利于 O_2 的释放，但是在高山低氧的情况下，肺泡 P_{O_2} 也降低，红细胞过多的 2,3-DPG 也妨碍 Hb 与 O_2 的结合。所以，缺氧时 2,3-DPG 增加并使氧解离曲线右移对机体是否有利尚无定论。用枸橼酸-葡萄糖液保存三周后的血液，糖酵解停止，因此红细胞 2,3-DPG 含量下降，Hb 不易与 O_2 解离。所以，用大量经过贮存的血液给病人输血时，应考虑到这种血液的运 O_2 功能较差。

4. 其他因素

Hb 与 O_2 的结合还受其自身性质的影响。如果 Hb 分子中的 Fe^{2+} 氧化成 Fe^{3+}，Hb 便失去运 O_2 的能力。胎儿的 Hb 与 O_2 的亲和力较高，有助于胎儿血液流经胎盘时从母体摄取 O_2。异常 Hb 的运 O_2 功能也降低。

CO 可与 Hb 结合，占据了 Hb 分子中 O_2 的结合位点，因此使血液中 HbO_2 的含量减少。CO 与 Hb 的亲和力是 O_2 的 250 倍，这意味着在极低的 P_{CO} 下，CO 就可以从 HbO_2 中取代 O_2。此外，CO 还有一极为有害的效应，即当 CO 与 Hb 分子中一个血红素结合后，将增加其余 3 个血红素对 O_2 的亲和力，使氧解离曲线左移，妨碍 O_2 解离。所以，CO 中毒既妨碍 Hb 与 O_2 的结合，又妨碍 O_2 的解离，其危害性极大。

二、二氧化碳的运输

(一) CO_2 的运输形式

血液中物理溶解的 CO_2 约占 CO_2 总运输量的 5%，化学结合的占 95%。化学结合的形式主要是碳酸氢盐和氨基甲酸血红蛋白，其中，碳酸氢盐形式占 CO_2 总运输量的 88%，氨基甲酰血红蛋白形式占 7%。

1. 碳酸氢盐

从组织扩散进入血液的 CO_2，大部分进入红细胞内，在**碳酸酐酶**（carbonic anhydrase，CA）作用下，与水反应生成 H_2CO_3，H_2CO_3 进一步解离成 HCO_3^- 和 H^+，其反应如下式：

$$CO_2 + H_2O \underset{\text{碳酸酐酶}}{\rightleftharpoons} H_2CO_3 \rightleftharpoons HCO_3^- + H^+$$

上述反应极为迅速并且可逆。红细胞内含有较高浓度的碳酸酐酶，在其催化下，上述反应可加快 5000 倍，不到 1 s 即达平衡。反应过程中红细胞内 HCO_3^- 的浓度不断增加，HCO_3^- 便顺着浓度梯度通过红细胞膜扩散进入血浆，在血浆中与 Na^+ 结合，生成碳酸氢盐。此外，在红细胞内，HCO_3^- 也可与 K^+ 结合生成 $KHCO_3$。红细胞内的 HCO_3^- 向膜外扩散，需伴有相应量的正离子向外扩散,才能维持电荷平衡,但红细胞膜仅允许小的负离子通过,不允许正离子自由通过,于是血浆中的 Cl^- 扩散进入红细胞,以平衡胞内电荷,这一现象称为**氯转移**(chloride shift)(图 5.18)。在红细胞膜上有特异性的 $HCO_3^- - Cl^-$ 载体,运载这两种离子进行跨膜交换。上述反应中产生的 H^+,大部分与 Hb 结合而被缓冲。

在肺部,反应向相反方向进行。因为血浆中溶解的 CO_2 首先扩散入肺泡,红细胞内的 HCO_3^- 与 H^+ 生成 H_2CO_3,碳酸酐酶又加速 H_2CO_3 分解成 CO_2 和 H_2O,CO_2 从红细胞扩散入血浆,而血浆中的 HCO_3^- 便进入红细胞以补充消耗了的 HCO_3^-,Cl^- 则扩散出红细胞。

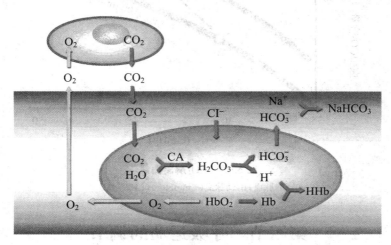

图 5.18　CO_2 在血液中的运输示意图

2. 氨基甲酰血红蛋白

一部分 CO_2 与 Hb 的氨基结合,生成氨基甲酰血红蛋白(carbaminohemoglobin,HHbNH-COOH)(图 5.15),这一反应无需酶的催化,而且迅速、可逆。

影响这一反应的主要因素是氧合作用。在组织,HbO_2 解离释放出 O_2,部分 HbO_2 变成去氧 Hb,与 CO_2 结合生成 HHbNHCOOH。在肺部,HbO_2 的生成增多,促使 HHbNHCOOH 解离,释放 CO_2。

(二) CO_2 解离曲线

CO_2 解离曲线(carbon dioxide dissociation curve)是表示血液中 CO_2 含量与 P_{CO_2} 关系的曲线(图 5.19)。血液中 CO_2 的含量随 P_{CO_2} 的升高而增加。与氧解离曲线不同,CO_2 解离曲线接近线性而不是 S 形,没有饱和点。因此,CO_2 解离曲线的纵坐标不用饱和度而用浓度表示。在肺循环中血液由动脉血(A)转变为静脉血(B)时,每 100 mL 血液释放出 4 mL 的 CO_2。

(三) O_2 与 Hb 的结合对 CO_2 运输的影响

O_2 与 Hb 结合可促使 CO_2 释放,这一效应称为何尔登效应(Haldane effect)。从图 5.19 可以看出,相同的 P_{CO_2} 下,动脉血(HbO_2 多)携带的 CO_2 比静脉血少。可见,O_2 和 CO_2 的运输不是孤立的,而是相互影响的。CO_2 通过波尔效应影响 O_2 与 Hb 的结合和释放,O_2 又通过何尔登效应影响 CO_2 与 Hb 的结合和释放。

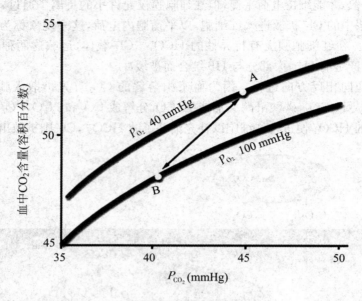

图 5.19 CO₂ 解离曲线

A:静脉血;B:动脉血(1 mmHg=0.133 kPa)

第四节 呼吸运动的调节

呼吸运动是由呼吸肌舒缩活动完成的一种节律性运动。这种节律性活动来自中枢神经系统,呼吸运动的深度和频率可以随体内外环境的变化而改变。呼吸节律的形成及其与人体代谢水平的适应,主要是通过神经系统的调节而实现的。

一、呼吸中枢与呼吸节律的形成

(一) 呼吸中枢

呼吸中枢(respiratory center)是指中枢神经系统内与呼吸运动产生和调节有关的神经细胞群。它们广泛分布在大脑皮质、间脑、脑桥、延髓和脊髓等部位,形成各级呼吸中枢。

1. 脊髓

脊髓中有支配呼吸肌的运动神经元,它们位于第 3~5 颈段(支配膈肌)和胸段(支配肋间肌和腹肌等)脊髓的前角。脊髓神经元只是联系高位脑和呼吸肌的中继站和整合某些呼吸反射的初级中枢。

2. 低位脑干

低位脑干指脑桥和延髓。在动物实验中用横断脑干的方法证实,基本呼吸节律产生于低位脑干,在不同平面横断脑干,可使呼吸运动发生不同的变化(图 5.20)。

在中脑和脑桥之间(A 平面)横断脑干,呼吸节律无明显变化。在延髓和脊髓之间(D 平面)横断,则呼吸运动停止。这些结果表明呼吸节律产生于低位脑干,即高位脑对节律性呼吸运动的产生不是必需的。如果在脑桥的上、中部之间(B 平面)横断,呼吸将变慢变深;如果再

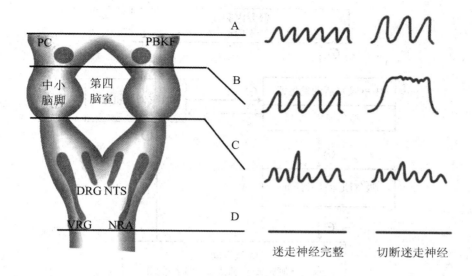

图 5.20　脑干呼吸有关核团和在不同平面横切脑干后呼吸的变化示意图

切断双侧迷走神经,吸气动作便大大延长,仅偶尔为短暂的呼气中断,这种形式的呼吸称为**长吸式呼吸**(apneusis)。这一结果提示,脑桥上部有抑制吸气活动的中枢结构,称为**呼吸调整中枢**(pneumotaxic center)。如果再在脑桥和延髓之间(C 平面)横断,不论迷走神经是否完整,长吸式呼吸都将消失,出现**喘息样呼吸**(gasping),表现为不规则的呼吸节律。目前认为,在延髓内有喘息中枢产生最基本呼吸节律;在脑桥上部,有呼吸调整中枢,对脑桥下部的长吸中枢产生抑制作用,使吸气向呼气转化。脑桥下部的长吸中枢迄今未得到实验证实。

3. 高位脑

呼吸运动还受脑桥以上中枢部位的影响,如大脑皮层、边缘系统、下丘脑等。大脑皮层可通过皮层脊髓束和皮层脑干束控制低位脑干呼吸神经元的活动,以保证其他重要的呼吸相关活动的完成,例如说话、唱歌、哭笑、吞咽、咳嗽及排便等等。在一定限度内的随意屏气或加深、加快呼吸也是由大脑皮层的控制来实现的。

(二)呼吸节律的形成

关于正常呼吸节律的形成机制,有多种假说,目前被大多数学者认可的学说是**中枢吸气活动发生器**(central inspiratory activity generator)和**吸气切断机制**(inspiratory off-switch mechanism)模型,该模型认为,在延髓有一个中枢吸气活动发生器(延髓背侧呼吸组)和由多种呼吸神经元构成的吸气切断机制。当中枢吸气活动发生器自发兴奋时,其冲动沿轴突传出至脊髓吸气运动神经元,引起吸气动作。与此同时,如图 5.21 所示,发生器的兴奋可通过三条途径使吸气切断机制兴奋:① 增强脑桥呼吸调整中枢(位于臂旁内侧核(PB)和 KF 核)的活动;② 通过肺牵张感受使其传入冲动增加;③ 直接兴奋吸气切断机制。此三条途径导致吸气切断机制被激活,后者通过负反馈抑制吸气活动发生器活动,从而使吸气终止,转为呼气。在呼气过程中,吸气切断机制神经元因接受的兴奋性影响减少而活动减弱,中枢吸气活动发生器神经元的活动便逐渐恢复,导致吸气活动的再次发生。如此周而复始,形成节律性的呼吸运动。

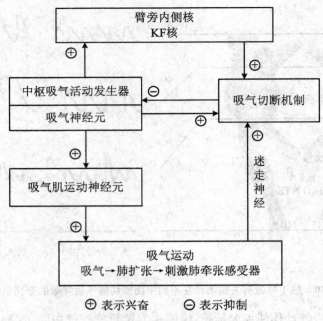

图 5.21　呼吸节律形成机制示意图

二、呼吸的反射性调节

呼吸节律虽然起源于脑,但可受到来自呼吸器官本身以及血液循环等其他器官系统感受器传入冲动的反射性调节,下面讨论几种重要的反射。

(一) 肺牵张反射

肺牵张反射(Pulmonary stretch reflex)亦称**黑-伯反射**(Hering-Breuer reflex)。1868 年由 Hering 和 Breuer 发现,在麻醉动物中当肺扩张或向肺内充气可引起吸气运动的抑制,而肺缩小或从肺内放气则可引起吸气活动的加强,切断迷走神经后上述反应消失,说明这是由迷走神经参与的反射性反应。

1. 肺扩张反射

肺扩张反射(pulmonary inflation reflex)是由肺扩张时抑制吸气活动的反射。感受器位于从气管到细支气管的平滑肌中,是牵张感受器,其阈值低,适应慢。肺扩张时,牵拉呼吸道,使之也扩张,于是牵张感受器兴奋,冲动经迷走神经粗纤维传入延髓,兴奋吸气切断机制,终止吸气,使吸气转化为呼气。这个反射的生理意义在于加速吸气过程向呼气过程的转换,使呼吸频率增加。在动物实验中,将两侧的迷走神经切断后,动物的吸气过程延长,吸气加深,呼吸变得深而慢。

2. 肺萎陷反射

肺萎陷反射(pulmonary deflation reflex)是肺萎陷时引起吸气活动的反射。感受器同样位于气道平滑肌内,但其性质尚不十分清楚。肺萎陷反射一般在较大程度的肺萎陷时才出现,所以它在平静呼吸时并不参与调节,但对防止过深的呼气或肺不张等情况下可能起一定作用。

（二）化学感受性呼吸反射

化学因素对呼吸运动的调节也是一种反射性调节，这里的化学因素是指动脉血，组织液或脑脊液中的 O_2、CO_2 和 H^+。机体通过呼吸运动调节血液中 O_2、CO_2 和 H^+ 的水平，而动脉血中 O_2、CO_2 和 H^+ 水平的变化又通过化学感受性反射调节呼吸运动，从而维持内环境中这些因素的相对稳定。

1. 化学感受器

化学感受器（chemoreceptor）是指其适宜刺激是化学物质的感受器。参与呼吸调节的化学感受器因其所在部位的不同，分为**外周化学感受器**（peripheral chemoreceptor）和**中枢化学感受器**（central chemoreceptor）。

（1）外周化学感受器 颈动脉体和主动脉体是调节呼吸和循环的重要外周化学感受器。在动脉血 P_{O_2} 降低、P_{CO_2} 或 H^+ 浓度升高时受到刺激，冲动经窦神经和迷走神经传入延髓，反射性地引起呼吸加深、加快和血液循环的变化。其中，颈动脉体主要调节呼吸，而主动脉体在循环调节方面较为重要。

（2）中枢化学感受器 延髓有一个不同于呼吸中枢但可影响呼吸的化学感受器，称为中枢化学感受器，以区别于外周化学感受器。

中枢化学感受器位于延髓腹外侧浅表部位，左右对称，可分为头、中、尾三个区（图 5.22）。中枢化学感受器的生理刺激是脑脊液和局部细胞外的 H^+。其有效刺激不是 CO_2 本身，而是 CO_2 引起的 H^+ 浓度的增加。在体内，血液中的 CO_2 能迅速通过血脑屏障，使化学感受器周围液体中的 H^+ 浓度升高，从而刺激中枢化学感受器，再引起呼吸中枢的兴奋。脑脊液中碳酸酐酶含量很少，CO_2 与水的反应很慢，所以对 CO_2 的反应有一定的时间延迟。血液中的 H^+ 不易通过血脑屏障，故血液 pH 的变动对中枢化学感受器的直接作用不大，也较缓慢。

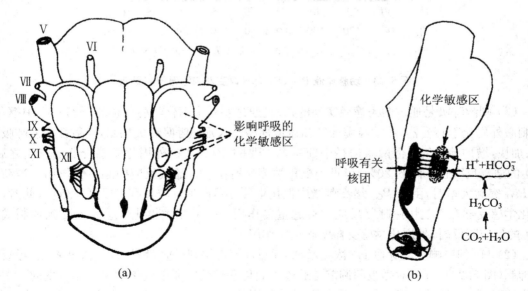

图 5.22 中枢化学感受器示意图

（a）延髓腹外侧的三个化学敏感区；（b）血液或脑脊液 P_{CO_2} 升高刺激呼吸的中枢机制

中枢化学感受器与外周化学感受器不同，它不感受缺 O_2 的刺激，但对 CO_2 的敏感性比外周的高,反应潜伏期较长。中枢化学感受器的作用可能是调节脑脊液的 H^+ 浓度,使中枢神经系统有一个稳定的 pH 环境,而外周化学感受器的作用主要是在机体低 O_2 时,维持对呼吸的驱动。

2. CO_2、H^+ 和 O_2 对呼吸的影响

(1) CO_2 的影响　CO_2 是调节呼吸的最重要的生理性体液因素。在麻醉动物或人,动脉血液 P_{CO_2} 降得很低,可发生呼吸暂停。因此,一定水平的 P_{CO_2} 对维持呼吸和呼吸中枢的兴奋性是必要的。动脉血 CO_2 浓度在一定范围内升高,可以加强对呼吸的刺激作用(图 5.23),当吸入气中 CO_2 含量增加到 1%时,呼吸开始加深、加快,达 4%时,肺通气量增加一倍,增至 6%时,肺通气量增加 6~7 倍,但若超过 7%以上,呼吸反而被抑制,肺通气量显著降低,严重时可对中枢神经系统产生麻醉作用,出现意识丧失、昏迷,进而使呼吸中枢麻痹,呼吸停止。

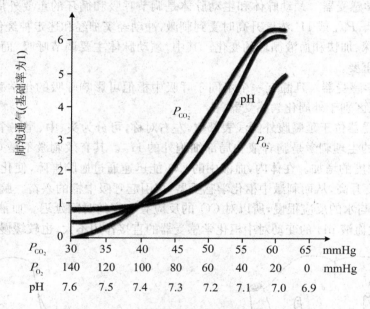

图 5.23　动脉血液 P_{CO_2}、P_{O_2}、pH 改变对肺泡通气的影响

CO_2 刺激呼吸是通过两条途径实现的,一是通过刺激中枢化学感受器再兴奋呼吸中枢;二是刺激外周化学感受器,冲动经窦神经和迷走神经传入延髓呼吸有关核团,反射性地使呼吸加深、加快,增加肺通气。但两条途径中前者是主要的,因为去掉外周化学感受器的作用之后,CO_2 的通气反应仅下降约 20%,可见中枢化学感受器在 CO_2 通气反应中起主要作用。当动脉血 P_{CO_2} 突然大增时,由于 P_{CO_2} 增高刺激中枢化学感受器产生反应具有一段延时效应,此时,外周化学感受器在引起快速呼吸反应中可起重要作用,此外,当中枢化学感受器受到抑制或对 CO_2 的反应降低时,外周化学感受器便起重要作用。

(2) H^+ 的影响　动脉血 H^+ 浓度增加,呼吸加深加快,肺通气增加;H^+ 浓度降低,呼吸受到抑制(图 5.23)。H^+ 对呼吸的调节是通过外周化学感受器和中枢化学感受器实现的。中枢化学感受器对 H^+ 的敏感性较外周的高,约为外周的 25 倍。但是 H^+ 通过血脑屏障的速度慢,限制了它对中枢化学感受器的作用。脑脊液中的 H^+ 才是中枢化学感受器的最有效的刺激。因此,外周动脉血 H^+ 浓度增加,主要是通过外周化学感受器兴奋调节呼吸运动。

(3) O_2 的影响　吸入气 P_{O_2} 降低时,肺泡气 P_{O_2} 随之降低,呼吸加深、加快,肺通气增加

（图 5.23）。同 CO_2 一样，对低 O_2 的反应也有个体差异。一般在动脉血 P_{O_2} 下降到 80 mmHg 以下时，肺通气才出现可觉察到的增加，可见动脉血 P_{O_2} 对正常呼吸的调节作用不大，仅在特殊情况下低 O_2 刺激才有重要意义。如严重肺气肿、肺心病患者，肺换气受到障碍，导致低 O_2 和 CO_2 潴留。长时间 CO_2 潴留使中枢化学感受器对 CO_2 的刺激作用发生适应，此时，低 O_2 对外周化学感受器的刺激将成为驱动呼吸的主要刺激。

低 O_2 对呼吸的刺激作用完全是通过外周化学感受器实现的。切断动物外周化学感受器的传入神经或摘除人的颈动脉体，急性低 O_2 的呼吸刺激反应完全消失。低 O_2 对中枢的直接作用是压抑作用。但是低 O_2 可以通过动脉血 P_{O_2} 下降对外周化学感受器的刺激，兴奋呼吸中枢，这样在一定程度上可以对抗低 O_2 对中枢的直接压抑作用。不过在严重低 O_2 时，外周化学感受性反射已不足以克服低 O_2 对中枢的压抑作用，终将导致呼吸障碍。在低 O_2 时吸入纯 O_2，由于解除了外周化学感受器的低 O_2 刺激，会引起呼吸暂停，临床上给 O_2 治疗时应予以注意。

3. P_{CO_2}、H^+ 和 P_{O_2} 在影响呼吸中的相互作用

图 5.24 所示的是保持其他两个因素不变而只改变其中一个因素时的单因素通气效应。从图中可以看出 P_{O_2} 下降对呼吸的影响较慢、较弱，在一般动脉血 P_{O_2} 变化范围内作用不大，只有 P_{O_2} 低于 10.64 kPa（80 mmHg）后，通气量才逐渐增大。P_{CO_2} 和 H^+ 与低 O_2 不同，只要略有升高，通气就明显增大，P_{CO_2} 的作用尤为突出。但实际情况不可能是单因素的改变，而其他因素不变。往往是一种因素的改变会引起其余一两种因素相继改变或存在几种因素的同时改变，三者间相互影响、相互作用，既可因相互叠加而加大，也可因相互抵消而减弱。图 5.24 为一种因素改变，另两种因素不加控制时的情况。可以看出：P_{CO_2} 升高时，H^+ 浓度也随之升高，两者的作用总和起来，使肺通气较单独 P_{CO_2} 升高时大。H^+ 浓度增加时，因肺通气增大使 CO_2

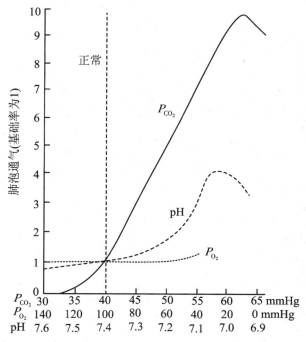

图 5.24　改变动脉血液 P_{CO_2}、P_{O_2}、pH 三因素之一而不控制另外两个因素时的肺泡通气反应

排出，P_{CO_2}下降，抵消了一部分 H^+ 的刺激作用；CO_2含量的下降，也使 H^+ 浓度有所降低。两者均使肺通气的增加较单独 H^+ 浓度升高时小。P_{O_2}下降时，也因肺通气量增加，呼出较多的CO_2，使 P_{CO_2} 和 H^+ 浓度下降，从而减弱了低 O_2 的刺激作用。

参 考 文 献

[1] 朱大年. 生理学[M]. 7 版. 北京：人民卫生出版社，2008.
[2] Guyton A C, Hall J E. Textbook of Medical Physiology[M]. 12th ed. Oxford：Elsevier Health Sciences，2010.
[3] 白波，高明灿. 生理学[M]. 6 版. 北京：人民卫生出版社，2010.
[4] 姚泰. 人体生理学[M]. 3 版. 北京：人民卫生出版社，2001.
[5] 张建福. 人体生理学[M]. 2 版. 上海：第二军医大学出版社，2003.

（周萍萍）

第六章　消化与吸收

第一节　概　　述

　　人体在新陈代谢过程中需要从外界环境中摄取各种营养物质,包括蛋白质、脂肪、糖类、无机盐、维生素和水。蛋白质、脂肪、糖类结构复杂、分子量大,不能被直接吸收,必须在消化道内加工成结构简单、溶于水的小分子物质,才能透过消化道黏膜进入血液和淋巴。**消化**(digestion)是指食物在消化道内被分解为可吸收的小分子物质的过程。食物经过消化后,小分子物质透过消化道黏膜进入血液和淋巴的过程,称为**吸收**(absorption)。消化和吸收是相辅相成、紧密联系的过程。

　　食物的消化方式有两种,一种是**机械性消化**(mechanical digestion),即通过消化道的运动将食物磨碎,使之与消化液充分混合,并将食物不断向消化道远端推进的过程。另一种是**化学性消化**(chemical digestion),即通过消化液中消化酶的作用,将食物中的大分子物质分解为可吸收的小分子物质的过程。两种消化方式同时进行,相互配合。

一、消化道平滑肌的生理特性

　　在消化道中,除口腔、咽、食管上端和肛门外括约肌的肌肉为骨骼肌外,其余部分由平滑肌组成。消化道平滑肌细胞之间通过紧密连接进行同步性活动。消化道平滑肌具有肌肉组织的共同特性,如兴奋性、传导性和收缩性,同时又具有其自身的特性。

(一)消化道平滑肌的一般生理特性

　　1. 兴奋性较低,舒缩迟缓

　　消化道平滑肌兴奋性比骨骼肌低;收缩的潜伏期、收缩期和舒张期时间比骨骼肌长得多。

　　2. 富有伸展性

　　消化道平滑肌具有较大的伸展性。胃的伸展性尤其明显,进食后,大量食物暂时储存于胃内而不发生明显的压力改变,因而具有重要意义。

　　3. 自动节律性

　　在适宜环境中,离体消化道平滑肌在无外来刺激的情况下能够自动节律性收缩,但节律缓慢,不如骨骼肌和心肌规则。

　　4. 具有紧张性

　　消化道平滑肌经常保持一种微弱的持续收缩状态,即紧张性。这使消化道内维持一定的基础压力,有利于胃肠保持一定的形状和位置。消化道各种不同形式的运动都是在紧张性的基础上进行的。

　　5. 对某些理化刺激的敏感性

　　平滑肌对电刺激不敏感,但对温度变化、化学和机械或牵张刺激很敏感。如微量的乙酰胆碱可引起强烈收缩,微量的肾上腺素使其舒张。

(二) 消化道平滑肌的电生理特性

消化道平滑肌的生物电活动主要有三种,即静息电位、慢波和动作电位(图 6.1)。

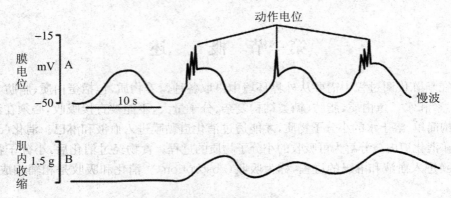

图 6.1　消化道平滑肌的电活动与收缩之间的关系
A. 消化道平滑肌细胞内记录的慢波电位和动作电位;B. 同步记录的肌肉收缩曲线,显示慢波不能引起肌肉收缩

1. 静息电位

消化道平滑肌的静息电位不稳定,波动较大,其测定值为 $-50 \sim -60$ mV。静息电位主要由 K^+ 的平衡电位形成。此外,生电性钠泵活动以及少量的 Na^+、Ca^{2+}、Cl^- 也参与静息电位的形成。

2. 慢波电位

消化道平滑肌细胞在静息电位基础上,自发产生去极化和复极化,形成缓慢的节律性电位波动,称为**慢波**(slow wave,SW)或**基本电节律**(basic electrical rhythm,BER)。慢波可决定消化道平滑肌的收缩节律。慢波的波幅为 $5 \sim 15$ mV,持续数秒至十几秒,频率随不同的部位而异,胃为 3 次/分钟,十二指肠为 $11 \sim 12$ 次/分钟,回肠末端为 $8 \sim 9$ 次/分钟。慢波起源于环行肌和纵行肌交界处间质中的 Cajal 细胞,以电紧张形式扩布至两肌层。

慢波产生的机制可能与 Na^+ 泵周期性活动有关。Na^+ 泵的转运活动与 Na^+ 借浓度差内向扩散相平衡,当细胞内 Na^+ 降至某一浓度时,Na^+ 泵活动减弱,Na^+ 被动内向扩散增强,产生慢波的升支;当膜内 Na^+ 增至某一浓度时,Na^+ 泵活动增强,泵出的 Na^+ 大于被动内向扩散的 Na^+,即形成慢波的降支。用哇巴因抑制钠泵活动后,慢波随即消失。

关于 SW 的起源

20 世纪 60 年代初,Bortoff 和 Cannon 均提出胃肠慢波起源于纵肌层,然后向环行肌和胃肠远端传播。1986 年,Hara 等观察到在体胃肠标本纵肌可记录到 SW,但离体纵肌条很难记录到 SW,表现为电寂静(electrical silent)。同时期其他报道中也只有20%的离体纵肌条能记录到 SW,而记录到 SW 的纵肌条镜下常见到没有剔去干净的 Cajal 间质细胞和神经细胞,由此,Hara 等怀疑 SW 产生于纵肌。他们的实验发现在肌间神经丛两侧纵、环肌上对称放置电极,记录 SW 变化,发现所记 SW 幅度对称,靠近纵环肌交界处 SW 波幅最大,随交界处距离增加呈电紧张性衰减,说明 SW 起源于纵环肌之间。用 TTX 和阿托品阻断神经丛电活动,SW 仍存在,说明 SW 起源于神经丛可能性不大。实验还发现在纵、环肌表面存在一种 Cajal 间质细胞(interstitial cell of Cajal,ICC),用亚甲基蓝将其染色,则 SW 消失,但不影响纵环肌细胞的静息电位,用 carbachol 仍能激发纵环肌细胞去极化和收缩,说明肌细胞功能完好。仔细剔除 ICC,纵环肌层均不能记录到 SW,反之则有。由此,Hara 等认为 SW 不是起源于纵肌,而是起源于纵环肌之间的 ICC。

1989 年,Langton 等从狗近端结肠分离 ICC,用膜片钳技术证明了 ICC 属于可兴奋性细胞,并记录出两种起搏电流,即内向 Ca^{2+} 电流(属 L 型 Ca^{2+} 电流)和外向 Ca^{2+} 依赖性 K^+ 电流。产生 ICC 的通道阈值较低,当细胞内电位达阈电位时,L 型内向 Ca^{2+} 电流被激活,ICC 去极化,产生起搏电流。起搏电流通过 ICC 突起、曲张体及缝隙连接电紧张性传至纵环肌细胞。

3. 动作电位

在慢波基础上,消化道平滑肌受到刺激后,慢波可进一步去极化,当达到阈电位时,即可爆发动作电位;有时当慢波去极化达阈电位时,动作电位也可自发产生。动作电位常叠加在慢波的峰顶上,幅度为 60~70 mV,可为单个,也可成簇出现(1~10 次/秒)。动作电位的升支主要是慢钙通道开放,大量 Ca^{2+} 内流和少量 Na^+ 内流而产生,降支主要是由 K^+ 通道开放,K^+ 外流引起。

消化道平滑肌的慢波、动作电位和肌肉收缩三者之间是紧密联系的。在慢波基础上产生动作电位,动作电位引起平滑肌收缩,动作电位频率较高时引起平滑肌收缩也较强(图 6.1)。慢波是平滑肌收缩的起步电位,决定平滑肌的收缩频率、传播速度和蠕动方向。

二、消化腺的分泌功能

消化液由唾液腺、胰腺和肝脏等外分泌腺分泌,主要由水、无机物和有机物(各种消化酶、黏液等)组成。成人每日由消化腺分泌的消化液总量达 6~8 L(表 6.1)。消化液的主要功能有:① 分解食物中的营养物质;② 为各种消化酶提供适宜的 pH 环境;③ 稀释食物,使消化道内容物的渗透压与血浆渗透压接近,有利于吸收;④ 消化液中的黏液、抗体和大量液体,可保护消化道黏膜,防止物理和化学性损伤。

表 6.1　各种消化液的分泌量、pH 及主要消化酶

消化液	分泌量(L/d)	pH	主要消化酶	酶的底物	酶的水解产物
唾液	1.0~1.5	6.6~7.1	唾液淀粉酶	淀粉	麦芽糖
胃液	1.5~2.5	0.9~1.5	胃蛋白酶	蛋白质	胨、多肽
胰液	1.0~2.0	7.8~8.4	胰淀粉酶 胰脂肪酶 胰蛋白酶 糜蛋白酶	淀粉 三酰甘油 蛋白质 蛋白质	麦芽糖、寡糖 脂肪酸、甘油、甘油酯 氨基酸、寡肽 氨基酸、寡肽
胆汁	0.8~1.0	6.8~7.4	无		
小肠液	1.0~3.0	7.6~8.0	肠致活酶	胰蛋白酶原	胰蛋白酶
大肠液	0.6~0.8	8.3~8.4			

三、消化器官的神经支配及其作用

消化系统的功能与其他系统的活动一样,是在神经和体液的调节下进行的,各器官之间相互密切配合,达到消化食物、吸收营养物质的目的。消化系统的功能可根据人体不同的情况发生适应性改变,例如,在消化间期,消化道运动减弱,消化液分泌减少;而在消化期,消化道运动增强,消化液分泌增加,这些活动都是在神经和体液因素的共同调节下实现的。

　　神经系统对消化功能的调节比较复杂。支配胃肠的神经主要包括内在神经系统和外来神经系统两大部分。两者相互协调，共同调节胃肠功能（图 6.2）。

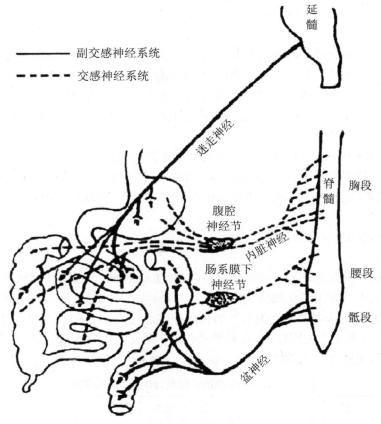

图 6.2　胃肠的神经支配

（一）内在神经系统

　　胃肠道的内在神经系统又称肠神经系统或壁内神经丛，包括位于纵行肌与环行肌之间的肌间神经丛和黏膜层下的黏膜下神经丛（图 6.3）。它们由大量的神经元及其纤维组成，包括感觉神经元可以感受胃肠道内化学、机械和温度等刺激；运动神经元支配消化道的平滑肌、腺体和血管；还有大量的中间神经元。各神经元之间通过纤维联系，共同组成一个可以独立完成局部反射活动的神经网络。在整体情况下，内在神经系统的活动受外来神经系统的调节。

（二）外来神经系统

　　胃肠道的外来神经包括交感神经和副交感神经。除口腔、咽、食管上段肌肉及肛门外括约肌为骨骼肌，受躯体神经支配外，其余消化器官都受交感和副交感神经的双重支配，其中副交感神经的影响较大（图 6.2）。

　1. 交感神经

　　交感神经从脊髓胸 5 至腰 2 段的侧角发出，节前纤维在腹腔神经节和肠系膜神经节换元后，发出节后纤维（其末梢释放的递质为去甲肾上腺素）主要终止于壁内神经丛内的胆碱能神经元,抑制其释放乙酰胆碱;少数交感节后纤维终止于胃肠平滑肌、血管平滑肌和胃肠腺体。交感神经兴奋时,可引起消化道运动减弱,腺体分泌减少,血流量减少,而消化道括约肌却收缩,其机制尚不清楚。

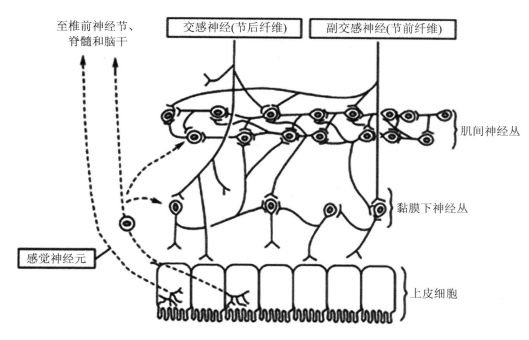

图 6.3　胃肠壁内神经丛及其与外来神经的联系

2. 副交感神经

副交感神经主要包括迷走神经(分布于横结肠及其以上的消化道)和盆神经(分布于降结肠及其以下的消化道)。副交感神经的节前纤维进入消化道壁后,主要与壁内神经丛的神经元发生联系,其节后纤维支配胃肠平滑肌、血管平滑肌及腺体。副交感节后纤维主要为胆碱能纤维,兴奋时释放乙酰胆碱,引起消化道运动增强,腺体分泌增加,但消化道括约肌舒张。

四、胃肠激素

胃肠激素(gastrointestinal hormone)主要是由胃肠黏膜的内分泌细胞分泌的激素,在化学结构上属于肽类,故又称**胃肠肽**(gastrointestinal peptides)。现已发现,胃肠黏膜内分布着40 余种内分泌细胞,可分泌多种胃肠激素(表 6.2)。胃肠黏膜所含的内分泌细胞的数量超过体内所有内分泌腺细胞数量的总和,因此,胃肠道不仅是体内的消化器官,也是体内最大最复杂的内分泌器官。其中,对消化器官功能影响较大的胃肠激素主要有促胃液素(gastrin)、胆囊收缩素(cholecystokininin,CCK)和促胰液素(secretin)等(表 6.3)。

表 6.2 主要胃肠内分泌细胞的名称、分布和分泌产物

分布部位	细胞名称	分泌激素
胰岛	A 细胞 B 细胞	胰高血糖素 胰岛素
胰岛、胃、小肠、结肠	D 细胞	生长抑素
胃窦、十二指肠	G 细胞	促胃液素
小肠上部	I 细胞 K 细胞 S 细胞	胆囊收缩素 抑胃肽 胰泌素
小肠	Mo 细胞	胃动素
回肠	N 细胞	神经降压素
胰腺、胃、小肠、大肠	PP 细胞	胰多肽

表 6.3 三种胃肠激素的主要作用及引起释放的因素

激素名称	主要生理作用	引起释放的主要因素
促胃液素	促进胃液(以胃酸和胃蛋白酶原为主)、胰液、胆汁分泌,加强胃肠运动和胆囊收缩,促进消化道黏膜生长	迷走神经兴奋、胃幽门和小肠上部蛋白质的分解产物
促胰液素	促进胰液(以分泌 H_2O 和 HCO_3^- 为主)、胆汁、小肠液分泌,胆囊收缩,抑制胃肠运动和胃液分泌	小肠上部的盐酸、蛋白质分解产物、脂酸钠
缩胆囊素	促进胃液、胰液(以消化酶为主)、胆汁、小肠液分泌,加强胃肠运动和胆囊收缩,促进胰腺外分泌组织生长	小肠上部的蛋白质分解产物、脂酸钠、盐酸、脂肪

　　胃肠激素的共同作用主要有以下三个方面:(1) 调节消化腺的分泌和消化道的运动,如促胃液素促进胃酸分泌和胃肠运动;促胰液素促进胰液和胆汁分泌并抑制胃肠运动;胆囊收缩素促进胆囊收缩和胆汁、胰液分泌。(2) 调节其他激素的释放,例如抑胃肽有很强的刺激胰岛素分泌的作用。(3) 营养作用,一些胃肠激素具有促进消化道组织的代谢和生长的作用。例如,促胃液素能刺激胃泌酸部位黏膜的生长,促进十二指肠黏膜的 DNA、RNA 和蛋白质的合成。

　　研究证明,大多数的胃肠肽也存在于中枢神经系统中,如促胃液素、胆囊收缩素、胃动素、生长抑素和 P 物质等,这种双重分布于胃肠道和中枢神经系统中的肽类物质统称为**脑-肠肽**(brain-gut peptides)。脑-肠肽概念的提出,揭示了神经系统和消化系统之间存在着密切的内在联系。

第二节　口腔内消化

一、咀嚼及吞咽

消化过程从口腔开始。食物在口腔内被咀嚼、磨碎,与唾液混合,形成食团,之后被吞咽。唾液具有较弱的化学性消化作用,如唾液淀粉酶可将食物中的淀粉初步分解。

(一)咀嚼

咀嚼(mastication)是由咀嚼肌群顺序收缩而完成的复杂的反射动作,受大脑意识控制。

咀嚼的作用:① 将食物切碎、研磨,使食物与唾液混合成食团,利于吞咽;② 使食物与唾液淀粉酶充分接触,有助于化学性消化;③ 咀嚼动作能反射性引起胃肠、胰、肝和胆囊等消化器官的活动,为食物的进一步消化做好准备。

(二)吞咽

吞咽(deglutition,或 swallowing)是指食物由口腔经咽和食管进入胃的过程,由一系列复杂的反射活动组成,反射的基本中枢位于延髓。根据食物通过的部位,可将吞咽过程分为三期:

第一期,指食团由口腔进入咽。此期的发动受大脑皮层的随意控制。

第二期,指食团由咽进入食管上端。这是由食团对软腭和咽部感受器的刺激所引起的一系列反射动作。

第三期,指食团由食管上端经贲门入胃。当食团经过食管上括约肌后,引起该括约肌反射性收缩,食管产生由上而下的蠕动,即食管平滑肌的顺序性收缩。同时,食团对食管壁的刺激,反射性引起食管下括约肌的舒张,食团便进入胃内。

食管和胃之间,解剖学上并不存在括约肌,但在这一区域有一段长约 1～3 cm 的高压区,其内压比胃内压高 5～10 mmHg,可阻止胃内容物逆流入食管,起到生理性括约肌的作用,故称为食管下括约肌(lower esophageal sphincter,LES)。LES 受迷走神经抑制性和兴奋性纤维的双重支配。

二、唾液及其作用

唾液是由腮腺、颌下腺、舌下腺和小唾液腺分泌的混合液,为无色、无味、近中性(pH 为 6.6～7.1)的液体。其中水分约占 99%;有机物主要为黏蛋白、唾液淀粉酶、溶菌酶、球蛋白等;无机物有 Na^+、K^+、HCO_3^-、Cl^- 和一些气体分子。

唾液可以湿润、溶解食物,以引起味觉并易于咀嚼吞咽;唾液可清洁和保护口腔;唾液中的唾液淀粉酶可使淀粉分解为麦芽糖;唾液中的溶菌酶有杀菌作用;进入人体的某些有害物质也可随唾液分泌排出体外。

唾液分泌的调节完全是神经调节,包括非条件反射和条件反射。唾液分泌的基本中枢在延髓,高级中枢在下丘脑、大脑皮层等处。支配唾液腺的传出神经包括副交感神经和交感神经,以前者为主。副交感神经节后纤维释放乙酰胆碱,作用于腺细胞膜 M 受体,使唾液分泌增加,量较多而黏蛋白较少。交感神经节后纤维释放去甲肾上腺素,作用于腺细胞膜 β 受体,使唾液分泌增加,量较少而黏蛋白较多。

　　在平日进食活动中,食物的形状、颜色、气味、进食环境乃至语言文字描述,可形成条件反射,引起唾液分泌。"望梅止渴"就是条件反射引起唾液分泌的典型例子。食物对口腔的机械、化学和温度刺激,引起唾液分泌,属非条件反射调节。

第三节　胃 内 消 化

一、胃 的 运 动

　　胃是消化道中最膨大的部分,具有暂时储存食物和消化食物的功能。成人胃的容量约为 1～2 L。食物通过胃的机械性消化形成食糜;通过胃的化学性消化,使蛋白质初步分解;此后,食糜借助于胃的运动被逐步排入十二指肠。

(一) 胃的运动形式

1. 容受性舒张

　　由进食动作和食物对口腔、咽、食管等处的感受器的刺激反射性地引起胃底和胃体肌肉的舒张,称为**容受性舒张**(receptive relaxation)。

　　这种舒张可使胃容量由空腹时的 50 mL 左右增大到进食后的 1.5 L 左右,其生理意义是适应大量食物的暂时储存,同时保持胃内压基本不变。引起胃容受性舒张反射的传出神经是迷走神经,其末梢释放的递质可能是某种神经肽或一氧化氮。

2. 紧张性收缩

　　胃平滑肌经常处于轻度的持续收缩状态,称为**紧张性收缩**(tonic contraction)。这种收缩使胃保持一定的形状和位置;维持一定的胃内压,有助于胃液渗入食糜中,促进化学性消化,并协助推动食糜移向十二指肠。紧张性收缩是胃的其他运动形式有效进行的基础。

3. 蠕动

　　食物入胃后约 5 min,胃即开始蠕动。蠕动起自胃体中部,并向幽门方向推进(图 6.4),约每分钟 3 次,每个蠕动波约需 1 min 到达幽门,通常是一波未平,一波又起。

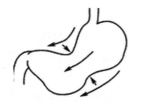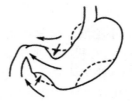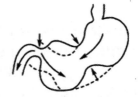

图 6.4　胃的蠕动

　　蠕动开始时较弱,在传播途中逐步加强,当接近幽门时明显增强。每次可将约 1～2 mL 的食糜排入十二指肠,这种作用也称"幽门泵"。并非每个蠕动波都能到达幽门,有些蠕动波到达胃窦后即消失。一旦蠕动收缩波超越胃内容物抵达胃窦终末时，该部位的平滑肌收缩增强，可将部分食糜反向推回到近侧胃窦或胃体，经多次往返运动，食糜与消化液充分混合和反复研磨。胃蠕动的生理意义在于磨碎食物；促进食物与胃液混合，加强化学性消化；将食糜由胃排入十二指肠。

（二）胃的排空及其控制

1. 胃的排空

食糜由胃排入十二指肠的过程称为胃排空（gastric emptying）。食物入胃后约 5 min 即有少量食糜排入十二指肠。胃排空的速度与食物的物理性状和化学成分有关。流体食物比固体食物排空快；等渗食物比非等渗食物排空快。在三种营养物质中，排空速度的快慢依次为糖类、蛋白质、脂肪。混合食物由胃完全排空约需 4～6 h。

2. 胃排空的控制

（1）胃内食物促进胃排空 胃、十二指肠之间的压力差是胃排空的主要动力。

胃运动加强，胃内压增大，促进胃排空。例如，胃内食物对胃壁产生扩张刺激，通过壁内神经丛反射和迷走-迷走反射促进的胃运动；此外，食物的化学和扩张刺激，还可刺激胃窦黏膜中的 G 细胞分泌促胃液素，促胃液素加强胃的运动，促进胃排空。

（2）食物进入十二指肠后抑制胃排空 十二指肠壁上的相应感受器受到酸、脂肪、高渗溶液和扩张刺激时，可反射性地抑制胃的运动，使胃排空减慢，此为肠-胃反射，肠-胃反射对酸的刺激尤其敏感。此外，酸和脂肪还可刺激十二指肠黏膜释放促胰液素、缩胆囊素、抑胃肽等，这些激素可以抑制胃的运动，延缓胃排空。

胃内因素与十二指肠因素密切配合。食糜进入十二指肠后，通过肠-胃反射和某些抑制胃运动的胃肠激素的作用，使胃排空暂停。随着十二指肠的酸被中和，食糜被消化吸收，对胃运动的抑制因素逐渐减弱，胃运动又加强，再推送少量食糜进入十二指肠。可见，胃排空是间断进行的，并与十二指肠的消化和吸收相适应。

二、胃液的性质、成分及其作用

胃黏膜含有两类分泌细胞，一类是外分泌细胞，它们组成消化腺，包括贲门腺、泌酸腺和幽门腺；另一类是内分泌细胞，它们分散于胃黏膜中，如分泌促胃液素的 G 细胞、分泌生长抑素的 D 细胞等。

纯净的胃液是无色透明的酸性液体（pH 为 0.9～1.5），正常成人每日分泌量为 1.5～2.5 L。胃液的成分除水外，主要有盐酸、胃蛋白酶原、黏液、HCO_3^- 和内因子。

1. 盐酸

盐酸也称胃酸，由泌酸腺的壁细胞分泌。正常成人空腹时盐酸排出量（基础酸排出量）约为 0～5 mmol/h。在食物或某些药物刺激下，盐酸排出量明显增加，可高达 20～25 mmol/h。盐酸排出量可反映胃的分泌能力，与壁细胞的数量及功能状态相关。

胃液中 H^+ 浓度最高可达 150 mmol/L，比血浆中 H^+ 浓度高约 300 万倍。因此，壁细胞分泌 H^+ 是逆着巨大的浓度差主动进行的，需要耗能。壁细胞胞浆内的水解离，产生 H^+ 和 OH^-，H^+ 通过壁细胞分泌小管膜上的 H^+、K^+ - ATP 酶（又称质子泵）被主动分泌到小管腔内；OH^- 则与 CO_2 在碳酸酐酶的催化下生成 HCO_3^-。HCO_3^- 通过基底侧膜上的 Cl^- - HCO_3^-

逆向转运体与来自血浆的 Cl^- 交换，HCO_3^- 被转运出细胞进入血液。因此，餐后大量胃酸分泌的同时，有大量 HCO_3^- 进入血液，血液 pH 增高，出现"餐后碱潮"。与 HCO_3^- 交换进入壁细胞的 Cl^- 则通过分泌小管的 Cl^- 通道进入小管腔，与 H^+ 结合形成 HCl（图 6.5）。

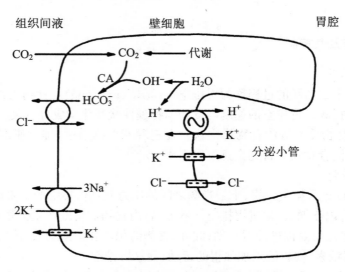

图 6.5　壁细胞分泌盐酸的基本过程

盐酸的主要生理作用：① 激活胃蛋白酶原，并为胃蛋白酶提供适宜的酸性环境，同时使食物蛋白质变性而易于水解；② 杀灭进入胃内的细菌；③ 与铁和钙结合，形成可溶性盐，促进它们的吸收；④ 胃酸进入小肠后可促进胰液和胆汁等的分泌。但盐酸分泌过多对胃和十二指肠黏膜均有侵蚀作用，这是消化性溃疡发病的重要原因之一。

2. 胃蛋白酶原

胃蛋白酶原由泌酸腺的主细胞分泌，不具有活性。胃蛋白酶原在胃酸作用下，转变为有活性的胃蛋白酶。胃蛋白酶本身也可激活胃蛋白酶原。胃蛋白酶能水解食物中的蛋白质，使其分解为蛋白胨和少量多肽和氨基酸。胃蛋白酶作用的最适 pH 为 2～3.5，随着 pH 升高，酶的活性降低，当 pH 超过 5 时，发生不可逆的变性。

3. 黏液和碳酸氢盐

黏液由胃黏膜表面的上皮细胞、泌酸腺的黏液颈细胞、贲门腺和幽门腺分泌，其主要成分是糖蛋白。黏液颈细胞、贲门腺和幽门腺分泌可溶性黏液，能润滑食糜，空腹时分泌很少，食物刺激时分泌增加。表面上皮细胞可持续分泌大量胶冻状黏液，形成凝胶层，覆盖于胃黏膜表面；表面上皮细胞分泌的 HCO_3^- 也渗入凝胶层中，构成黏液-碳酸氢盐屏障（图 6.6）。该屏障可保护胃黏膜免受食物的摩擦损伤，并可阻止 H^+ 和胃蛋白酶侵蚀胃黏膜，因此，虽然胃腔内 pH<2，但胃黏膜表面的 pH 可接近中性。

正常时，胃酸和胃蛋白酶不会消化胃黏膜本身。这主要是因为胃黏膜具有较完善的自身防御机制：① 黏液-碳酸氢盐屏障，可有效防止 H^+ 和胃蛋白酶的侵蚀；② 胃黏膜上皮细胞的顶端膜与相邻细胞间的紧密连接对 H^+ 相对不通透；③ 胃黏膜血流丰富，不仅为黏膜细胞提供代谢原料，还可及时带走渗入黏膜的有害物质；④ 胃黏膜能合成和释放前列腺素、生长抑素等，它们可抑制胃酸、胃蛋白酶原的分泌，刺激黏液和碳酸氢盐分泌，改善微循环，促进胃黏膜修复；⑤ 胃黏膜上皮细胞处于不断地生长、迁移和脱落状态，这又给胃黏膜提供进一步的保护作用。

4. 内因子

由壁细胞分泌的一种糖蛋白,它能与食物中的维生素 B_{12} 结合,保护维生素 B_{12} 免受肠内水解酶的破坏,从而促进维生素 B_{12} 在回肠的主动吸收。如果内因子分泌不足,会造成维生素 B_{12} 吸收障碍,进而影响红细胞的生成,出现巨幼红细胞性贫血。

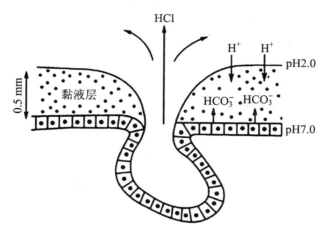

图 6.6　胃黏液碳酸氢盐屏障示意图

三、消化期胃液分泌的调节

人在空腹时,胃液分泌量很少。空腹时的胃液分泌称为基础胃液分泌或非消化期胃液分泌。进食后,将刺激胃液大量分泌,这种进食后的胃液分泌称为消化期胃液分泌,可按感受食物刺激的部位不同,人为地分为三期:头期、胃期和肠期(图 6.7)。实际上,这三期几乎是同时开始、互相重叠的。

1. 头期胃液分泌

进食刺激头部感受器(眼、耳、鼻、口腔、咽、食管等)所引起的胃液分泌。此期胃液分泌包括条件反射和非条件反射两种机制。条件反射引起的胃液分泌是由食物的形象、气味、声音等刺激作用于视、嗅、听感受器,引起胃液分泌。非条件反射是指食物对口、咽等处的机械和化学刺激,引起胃液分泌。反射中枢包括延髓、下丘脑、边缘叶及大脑皮层等。传出神经是迷走神经,一方面可释放乙酰胆碱直接刺激壁细胞,增加胃液分泌;另一方面可刺激 G 细胞释放促胃液素,间接促进胃液分泌。头期胃液分泌的特点是受情绪和食欲的影响很大,其分泌量占整个消化期胃液分泌量的 30%,胃液的酸度和胃蛋白酶原含量较高,消化能力强。

2. 胃期胃液分泌

食物进入胃后,通过以下机制继续引起胃液分泌:① 食物的扩张刺激,经迷走-迷走反射和壁内神经丛反射引起胃液分泌;② 扩张胃幽门部,通过壁内神经丛作用于 G 细胞引起促胃液素释放,促进胃液分泌;③ 蛋白质消化产物直接作用于 G 细胞,通过释放促胃液素引起胃液分泌。胃期胃液分泌的特点是分泌量占消化期胃液分泌量的 60%,酸度高,但胃蛋白酶原的含量比头期少,消化力比头期弱。

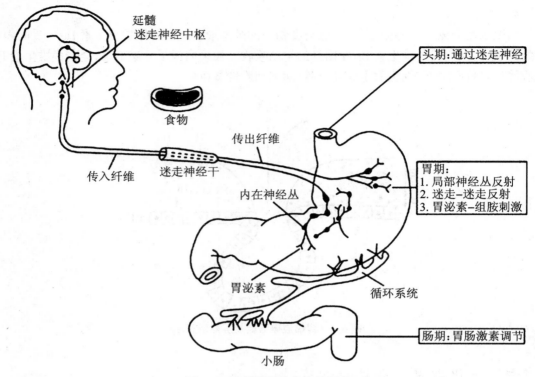

图 6.7　消化期胃液分泌的调节

3. 肠期胃液分泌

食糜进入十二指肠后,继续引起胃液分泌。肠期胃液分泌的机制主要是食物的扩张刺激及化学刺激作用于十二指肠黏膜,后者释放促胃液素及肠泌酸素,促进胃液分泌。肠期胃液分泌的特点是分泌量少,分泌量占消化期胃液分泌量的 10%,酸少,胃蛋白酶原含量也少。

四、内源性物质对胃液分泌的调节

1. 乙酰胆碱 ACh

可直接作用于壁细胞膜 M 受体(M_3 型受体),引起胃酸分泌,其作用可被 M 受体阻断剂阿托品阻断。

2. 促胃液素

是由胃窦和小肠黏膜的 G 细胞分泌的肽类激素,作用于壁细胞的特异性受体,刺激胃酸分泌。

3. 组胺

胃黏膜泌酸腺区的黏膜内含有丰富的组胺。组胺由肠嗜铬样细胞产生,与壁细胞膜上的 II 型组胺(H_2)受体结合,刺激胃酸分泌。H_2 受体的阻断剂西咪替丁可阻断组胺与 H_2 受体的结合而抑制胃酸分泌。

五、抑制胃液分泌的因素

正常消化期胃液的分泌,除受兴奋性因素调节外,还受各种抑制性因素的调节。消化期内抑制胃酸分泌的因素主要有以下三种。

1. 盐酸

当胃窦内 pH 降到 1.2～1.5 时,盐酸直接抑制壁细胞,或通过抑制 G 细胞释放促胃液素和刺激 D 细胞释放生长抑素,从而抑制胃酸分泌。当十二指肠内 pH 降到 2.5 以下时,对胃酸分泌也产生抑制作用。通过这种负反馈机制,有助于防止胃酸过度分泌,对保护胃肠黏膜具有重要的生理意义。

2. 脂肪

进入十二指肠的脂肪可通过刺激小肠黏膜释放肠抑胃素,进而抑制胃液分泌。

肠抑胃素是我国生理学家林可胜等在 20 世纪 30 年代,从小肠黏膜中提取的一种能抑制胃液分泌和胃运动的物质。目前认为,肠抑胃素可能不是一种独立的激素,而是几种具有此类作用的激素的总称,如促胰液素、抑胃肽、神经降压素、胰高血糖素等。

3. 高渗溶液

十二指肠内的高渗溶液可激活小肠内的渗透压感受器,通过肠-胃反射,以及通过刺激小肠黏膜释放肠抑胃素,进而抑制胃液分泌。

因此,正常的胃液分泌是由兴奋性和抑制性因素共同作用的结果。

第四节　小肠内消化

一、小肠的运动

食糜由胃进入十二指肠后,开始了小肠内消化。在整个消化过程中小肠内消化是最重要的阶段,小肠也是食物消化和吸收最重要的部位。在小肠内,食糜通过小肠运动的机械性消化及胰液、胆汁和小肠液的化学性消化转变为可吸收的物质。小肠的运动还可以使食糜与肠黏膜广泛接触,以利于消化产物吸收,并将食糜从小肠上段推向下段。食物通过小肠后,消化过程基本完成,未消化的食物残渣进入大肠。食物在小肠内停留的时间,随食物性质而有所不同,一般为 3～8 h。

(一) 小肠的运动形式

1. 紧张性收缩

紧张性收缩能使小肠保持形状和位置,也是小肠其他运动形式进行的基础。此外,紧张性收缩能维持一定的肠内压,有助于肠内容物的混合,使食糜与肠黏膜密切接触,促进吸收。

2. 分节运动

分节运动(segmental motility)是以小肠环行肌的收缩和舒张为主的节律性运动。在食糜所在的一段肠管,环行肌在许多不同部位同时收缩,把食糜分割成许多节段,随后,原收缩处舒张,原舒张处收缩,将食糜原来的节段分成两半,而相邻的两半合并成一个新节段(图 6.8),如此反复进行。

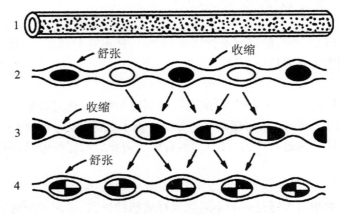

图 6.8　小肠的分节运动模式图

　　空腹时,分节运动几乎不存在,进食后逐渐加强。小肠各段分节运动的频率不同,上部频率较高,下部较低。分节运动的生理意义在于:① 使消化液与食糜充分混合,有利于化学性消化;② 使食糜与小肠壁紧密接触,挤压肠壁,促进血液和淋巴液回流,有利于吸收。

　　3. 蠕动

　　蠕动是由小肠的环行肌和纵行肌由上而下依次发生的推进性收缩运动,进食后明显增强。蠕动可发生于小肠任何部位,每个蠕动波只把食糜推进数厘米。蠕动的意义在于使经过分节运动作用的食糜向前推进,到达新的肠段,再开始新的分节运动。

　　此外,小肠还有一种推进速度很快、传播较远的蠕动,称为**蠕动冲**(peristaltic rush),它可将食糜从小肠的始端推送至回肠末端及结肠。蠕动冲可由进食时的吞咽动作或食糜刺激十二指肠而引起。在回肠末段还可出现逆蠕动,即与一般的蠕动方向相反,其作用是防止食糜过早地通过回盲瓣进入大肠,有利于食物的充分消化和吸收。

(二)回盲括约肌的功能

　　回肠末端与盲肠交界处的环行肌明显增厚,称为回盲括约肌。平时回盲括约肌轻度收缩,可防止小肠内容物过快地进入结肠,有利于小肠内容物的完全消化和吸收。此外,也可阻止结肠内食物残渣倒流。食物入胃后,引起胃-回肠反射,回肠蠕动加强;当蠕动波到达回肠末端时,回盲括约肌舒张,回肠内容物进入结肠。食糜对盲肠以及结肠的扩张刺激,可引起回盲括约肌收缩加强。

(三)小肠运动的调节

　　1. 内在神经丛的作用

　　肌间神经丛对小肠运动起重要的调节作用。当小肠内容物的机械性和化学性刺激,以及肠管被扩张,都可通过局部神经丛反射引起小肠蠕动加强。

　　2. 交感神经和副交感神经的作用

　　一般情况下,副交感神经兴奋可加强小肠的运动,交感神经兴奋抑制小肠的运动。

　　3. 体液因素的调节

　　小肠壁内神经丛和平滑肌对各种化学刺激具有广泛的敏感性。如促胃液素、缩胆囊素、胃动素等可增强小肠运动；促胰液素能抑制小肠运动。

二、小肠的化学性消化

（一）胰液

1. 胰液的性质、成分及其作用

胰腺具有内分泌和外分泌功能。胰液是由胰外分泌部的腺泡细胞及小导管细胞分泌的。

胰液是无色、无味的碱性液体，pH 为 7.8～8.4，成人每日分泌量约为 1～2 L，其渗透压与血浆相等。胰液的成分包括水、无机物和有机物。无机物主要由小导管细胞分泌，有 Na^+、K^+、HCO_3^- 和 Cl^- 等。有机物主要由腺泡细胞分泌的消化酶，包括胰淀粉酶、胰蛋白酶原、糜蛋白酶原、胰脂肪酶等组成。

（1）碳酸氢盐　胰液中 HCO_3^- 的主要作用是中和进入十二指肠的胃酸，保护小肠黏膜免受强酸的侵蚀；也为小肠内多种消化酶的活动提供适宜的 pH 环境。

（2）胰淀粉酶　胰淀粉酶本身具有活性，可将淀粉、糖原等水解为二糖及少量三糖。胰淀粉酶的最适 pH 为 6.7～7.0。

（3）胰脂肪酶　胰脂肪酶可分解甘油三酯为脂肪酸、甘油一酯及甘油，其最适 pH 为 7.5～8.5。胰脂肪酶只有在胰腺分泌的另一种小分子蛋白质（辅脂酶）存在的条件下才能发挥作用。此外，胰液中还含有胆固醇酯酶和磷脂酶。

（4）蛋白水解酶　胰液中的蛋白水解酶主要有胰蛋白酶、糜蛋白酶、弹性蛋白酶和羧基肽酶等，它们均以酶原的形式存在。胰蛋白酶原在小肠液中肠激酶的作用下，转变为有活性的胰蛋白酶；胰蛋白酶本身也能激活胰蛋白酶原。胰蛋白酶还能激活糜蛋白酶原、弹性蛋白酶原及羧基肽酶原，使它们分别转化为相对应的酶。胰蛋白酶和糜蛋白酶的作用相似，都能将蛋白质分解为蛋白胨。当两者共同作用时，可将蛋白质水解为多肽和氨基酸。羧基肽酶可将多肽分解为氨基酸。

此外，胰液中还含有核糖核酸酶和脱氧核糖核酸酶等，可使相应的核酸水解为单核苷酸。

如上所述，胰液中含有三种主要营养物质的水解酶。因此，胰液是消化液中消化食物最全面、消化力最强的一种消化液。当胰液分泌产生障碍时，会明显影响蛋白质和脂肪的消化和吸收，但对糖的消化和吸收影响不大。

2. 胰液分泌的调节

进食可引起胰液大量分泌。胰液的分泌受神经和体液因素的双重调节。

（1）神经调节　食物的形象、气味、食物对消化道的刺激，都可通过神经反射引起胰液分泌。反射的传出神经主要是迷走神经。迷走神经通过释放 ACh 直接作用于胰腺，也可通过引起促胃液素的释放，间接促进胰腺分泌。迷走神经兴奋引起胰液分泌的特点是水和碳酸氢盐的含量很少，酶的含量丰富。

（2）体液调节　调节胰液分泌的体液因素主要有促胰液素和缩胆囊素。① 促胰液素：由小肠上段黏膜的 S 细胞分泌。盐酸是引起促胰液素释放的最强刺激因素，其他刺激促胰液素释放的因素为蛋白质分解产物和脂肪酸，糖类几乎没有作用。促胰液素主要作用于胰腺小导管的上皮细胞，使其分泌水和 HCO_3^-，胰液分泌量显著增加，而酶的含量不高。② 缩胆囊素：由小肠黏膜的 I 细胞分泌。引起该激素释放的因素由强到弱为：蛋白质分解产物＞脂肪酸＞

盐酸。缩胆囊素的主要作用是促进胰腺的腺泡细胞分泌消化酶及促进胆囊平滑肌收缩。缩胆囊素可直接作用于腺泡细胞引起胰酶分泌,还可通过迷走-迷走反射刺激胰酶分泌。

(二) 胆汁

1. 胆汁的性质、成分及其作用

胆汁由肝细胞不断生成,经肝管、胆总管进入十二指肠,或由肝管转入胆囊管而贮存于胆囊,在消化时再排入十二指肠。

胆汁是一种苦味的液体,肝胆汁呈金黄色,pH 为 7.4;胆囊胆汁为深棕色,pH 为 6.8。成人每天分泌胆汁 0.8～1.0 L。胆汁中除水外,还有胆盐、胆固醇、胆色素、卵磷脂等有机物及 Na^+、K^+、HCO_3^-、Cl^- 等无机物,不含消化酶。

正常情况下,胆汁中的胆盐、胆固醇和卵磷脂的适当比例是维持胆固醇呈溶解状态的必要条件。当胆固醇分泌过多,或胆盐、卵磷脂合成减少时,胆固醇就容易析出结晶,形成胆结石。胆汁中虽然不含消化酶,但它对脂肪的消化和吸收具有重要意义。

胆汁的作用如下:

(1) 乳化脂肪　胆汁中的胆盐、胆固醇和卵磷脂等都可以作为乳化剂,减少脂肪的表面张力,使脂肪乳化为脂肪微滴,分散在肠腔内,从而增加了胰脂肪酶的作用面积,使其分解脂肪的作用加速。

(2) 促进脂肪吸收　胆盐可聚合成微胶粒,脂肪的分解产物,如脂肪酸、甘油一酯等均可掺入到微胶粒中,形成水溶性混合微胶粒,将不溶于水的脂肪分解产物运送到肠黏膜表面,从而促进它们的吸收。对脂溶性维生素(维生素 A、D、E、K)的吸收也有促进作用。

(3) 利胆作用　胆盐由肝细胞分泌,经胆总管排入十二指肠后,其中大部分经由回肠重吸收入血,经门静脉运送到肝脏,故称为胆盐的肠-肝循环。胆盐通过肠-肝循环回到肝脏后,可刺激肝细胞合成和分泌胆汁,这称为胆盐的利胆作用。

2. 胆汁分泌和排出的调节

胆汁的分泌和排出受神经和体液因素的双重调节,以体液调节为主。

(1) 神经调节　进食动作或食物对胃和小肠的刺激可通过迷走神经引起胆汁分泌少量增加,胆囊收缩轻度加强。迷走神经还可通过使促胃液素释放而间接引起胆汁分泌和胆囊收缩。

(2) 体液调节　① 缩胆囊素:引起胆囊强烈收缩,促进胆囊胆汁大量排放。② 促胰液素:主要作用于胆管系统而非肝细胞,因此,它能引起胆汁的分泌量和 HCO_3^- 含量增加,而胆盐分泌并不增加。③ 促胃液素:可通过血液循环作用于肝细胞和胆囊,促进胆汁分泌和胆囊收缩;也可刺激胃酸分泌,间接引起促胰液素释放而促进胆汁分泌。④ 胆盐:胆汁中的胆盐经肠-肝循环回到肝脏后,可刺激肝细胞分泌胆汁。

(三) 小肠液及其作用

小肠内有两种腺体,即十二指肠腺和小肠腺。十二指肠腺分布于十二指肠黏膜下层,分泌碱性液体。小肠腺分布于全部小肠的黏膜层,其分泌液是小肠液的主要组成部分。小肠液是一种弱碱性液体,pH 为 7.6,渗透压接近于血浆,成人每日分泌量为 1～3 L。

小肠液的主要作用有保护十二指肠黏膜免受胃酸的侵蚀;肠激酶能激活胰蛋白酶原,有利于蛋白质的消化;稀释消化产物,使其渗透压下降,有利于吸收的进行。据研究,在小肠黏膜上皮细胞内还含有多种消化酶,如肽酶(寡肽酶、二肽酶)、二糖酶等。当营养物质进入小肠上皮

细胞后,上述酶对消化不完全的产物再进一步消化分解。

第五节　大肠内消化

大肠没有重要的消化功能,其主要功能是吸收水分、无机盐及由大肠内细菌合成的维生素B、K等物质,加工食物残渣,形成并暂时贮存粪便并将粪便排出体外。

一、大肠的运动

大肠的运动少而慢,对刺激的反应也较迟缓,这些特点适用于大肠暂时贮存粪便的功能。

1. 袋状往返运动

是由环行肌的不规律收缩引起的,常见于空腹时。它使结肠袋中的内容物向两个方向作短距离的位移,但并不向前推进。这种形式的运动可使肠黏膜与肠内容物充分接触,促进大肠对水和无机盐的吸收。

2. 分节推进和多袋推进运动

分节推进运动是指将一个结肠袋的内容物推送到邻近肠段。若在一段较长的结肠壁上同时发生多个结肠袋收缩,并使其内容物向下推移,称为多袋推进运动。

3. 蠕动

大肠的蠕动是由一些稳定向前的收缩波所组成的。大肠还有一种行进很快、传播距离很远的强烈蠕动,称为集团蠕动,它可将肠内容物从横结肠推送至降结肠或乙状结肠。集团蠕动常在进餐后发生,可能是由于食物扩张胃或十二指肠,引起胃-结肠反射或十二指肠-结肠反射所致。

二、排便反射

食物残渣在大肠内停留时,部分水和无机盐被吸收,同时经过大肠内细菌的发酵与腐败作用,形成粪便。

排便反射是受大脑皮层意识控制的脊髓反射。人的直肠内通常是没有粪便的,当结肠蠕动将粪便推入直肠时,可刺激直肠壁感受器,传入冲动经盆神经和腹下神经到达脊髓腰骶段的初级排便中枢,并上传至大脑皮层,产生便意。如果环境许可,皮层将促进脊髓初级排便中枢的活动,传出冲动经盆神经引起降结肠、乙状结肠和直肠收缩,肛门内括约肌舒张;同时阴部神经传出冲动减少,肛门外括约肌舒张,粪便被排出体外。此外,腹肌和膈肌收缩也能促进粪便的排出。如果环境不许可,皮层将抑制初级排便中枢的活动,使排便受到抑制。

第六节　吸　　收

一、吸收部位及机制

消化道不同部位的吸收能力相差较大。口腔和食道基本没有吸收功能。胃的吸收能力也很小,仅吸收少量的水、乙醇及某些药物(如阿司匹林)等。小肠是吸收的主要部位,一般认为糖类、蛋白质和脂肪的消化产物大部分是在十二指肠和空肠吸收的,回肠有其独特的功能,主要吸收胆盐和维生素 B_{12}。大肠主要吸收水和无机盐(图 6.9)。

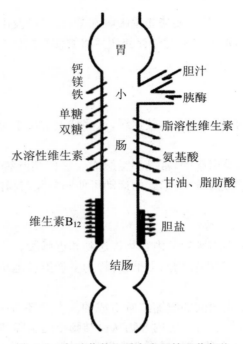

图 6.9　各种营养物质在小肠的吸收部位

　　小肠作为吸收的主要部位,具有以下有利条件:① 食物在小肠内已消化为可吸收的小分子;② 小肠吸收面积大(图 6.10),小肠黏膜形成许多环行皱襞,皱襞上有许多绒毛,绒毛的上

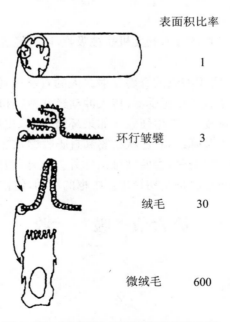

图 6.10　小肠皱襞、绒毛和微绒毛模式图

皮细胞上有许多微绒毛,使小肠黏膜的表面积达到 $200\sim250\ \mathrm{m^2}$;③ 小肠绒毛内富含毛细血管及毛细淋巴管,消化期小肠绒毛的节律性伸缩与摆动,可促进绒毛内血液和淋巴回流,有利于吸收;④ 食物在小肠内停留的时间较长($3\sim8\ \mathrm{h}$),使营养物质有足够时间被吸收。

二、小肠内主要营养物质的吸收

(一) 糖的吸收

食物中的糖类一般须被分解为单糖后才能被小肠吸收。肠道中的单糖主要是葡萄糖、半乳糖和果糖。

葡萄糖和半乳糖的吸收是继发性主动转运过程,其能量来自钠泵。以葡萄糖吸收为例,小肠黏膜上皮细胞的基底侧膜上有 $\mathrm{Na^+}$ 泵,可将细胞内的 $\mathrm{Na^+}$ 泵入细胞间液,再进入血液,维持细胞内低 $\mathrm{Na^+}$ 浓度;在上皮细胞顶端膜上有 $\mathrm{Na^+}$-葡萄糖同向转运体,可与 $\mathrm{Na^+}$ 和葡萄糖结合,$\mathrm{Na^+}$ 顺浓度差进入细胞,释放的势能可将葡萄糖逆浓度差转运入细胞,之后葡萄糖在基底侧膜通过易化扩散进入细胞间液,再进入血液(图 6.11)。果糖是通过易化扩散进入小肠黏膜上皮细胞的,它不伴随 $\mathrm{Na^+}$ 同向转运,其吸收速率比葡萄糖、半乳糖低。

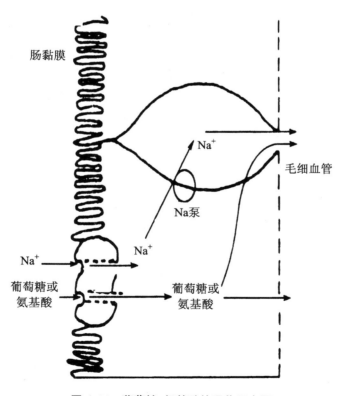

图 6.11　葡萄糖、氨基酸的吸收示意图

（二）蛋白质的吸收

食物蛋白质须分解为氨基酸和寡肽后才能被吸收,吸收机制属继发性主动转运。与葡萄糖吸收类似,小肠上皮细胞顶端膜上有 Na^+-氨基酸同向转运体,将氨基酸转运入细胞,再通过基底侧膜上的载体以易化扩散的方式进入细胞间液,而后吸收入血(图 6.11)。此外,上皮细胞顶端膜上还有 H^+-肽同向转运体可将二肽、三肽转运入细胞,它们在细胞内被水解为氨基酸以易化扩散通过基底侧膜,吸收入血。

少量蛋白质也可通过入胞、出胞的方式吸收入血。例如,婴儿肠上皮细胞可通过入胞和出胞方式吸收适量的母体初乳中的免疫球蛋白 A(IgA),产生被动免疫。

（三）脂肪的吸收

脂肪的消化产物甘油一酯、脂肪酸、甘油、胆固醇等,与胆盐结合形成水溶性混合微胶粒后,通过小肠黏膜上皮表面的静水层到达微绒毛,脂肪消化产物再被释放出来,以单纯扩散方式进入细胞,而胆盐则留在肠腔内继续发挥作用,最后在回肠内被吸收。在肠上皮细胞内,中、短链脂肪酸和含短链脂肪酸的甘油一酯脂溶性较高,可直接经上皮细胞扩散进入血液;而长链脂肪酸及甘油一酯则发生酯化,重新合成甘油三酯,再与载脂蛋白合成乳糜微粒,通过出胞进入细胞间液,扩散入淋巴管(图 6.12)。脂肪的吸收有血液和淋巴两条途径,因动植物油中含有 15 个以上碳原子的长链脂肪酸较多,所以脂肪的吸收以淋巴途径为主。

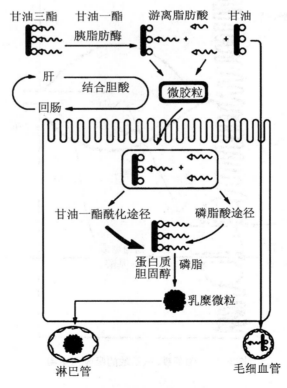

图 6.12　脂肪吸收示意图

（四）水的吸收

水是通过渗透方式吸收进入血液的，即由肠内营养物质及电解质的吸收，尤其是 NaCl 的主动吸收产生的渗透压梯度是水吸收的主要动力。

（五）无机盐的吸收

盐类只有在溶解状态下才能被吸收。一般单价碱性盐类，如钠、钾、铵盐的吸收很快；多价碱性盐吸收很慢；与钙结合形成沉淀的盐则不能被吸收。

1. 钠和负离子的吸收

钠的吸收是主动转运过程，因肠上皮细胞基底侧膜 Na^+ 泵的活动造成细胞内 Na^+ 浓度降低，肠腔内 Na^+ 依靠顶端膜上的转运体顺浓度差进入细胞内，再通过基底侧膜 Na^+ 泵的活动被转运到细胞间液，进而入血吸收。

由于 Na^+ 的吸收，造成肠腔内为负电位，肠上皮细胞内为正电位，于是 Cl^- 顺电位差进入细胞。通过 $Na^+ - H^+$ 逆向交换进入肠腔内的 H^+ 可与 HCO_3^- 结合成 H_2CO_3，后者解离出的 CO_2 通过肠上皮细胞吸收入血，即 HCO_3^- 以 CO_2 的形式吸收。

2. 铁的吸收

人每日吸收铁约 1 mg，仅为每日膳食中含铁量的 5%～10%。孕妇、儿童或在失血等情况下，铁的吸收量增加。食物中的铁主要是三价铁（Fe^{3+}），不易被吸收，须还原为亚铁（Fe^{2+}）后，才能被吸收。维生素 C 可使 Fe^{3+} 还原为 Fe^{2+} 而促进铁的吸收。不溶性铁在酸性环境中易于溶解，故胃酸可促进铁的吸收，胃酸缺乏时易发生缺铁性贫血。

铁主要在小肠上段被吸收。Fe^{2+} 与肠上皮细胞顶端膜的转铁蛋白结合后被转运入细胞。细胞内的 Fe^{2+}，部分通过基底侧膜被主动转运出细胞进入血液，余下大部分 Fe^{2+} 被氧化为 Fe^{3+} 后，与脱铁蛋白结合形成铁蛋白储存。

3. 钙的吸收

人每日吸收钙约 100 mg，吸收部位在小肠上段。钙只有在离子状态下才能被吸收。影响钙吸收的主要因素有：维生素 D 促进小肠对钙的吸收；胃酸可促进钙溶解，有助于钙吸收；草酸、植酸等可与 Ca^{2+} 形成不溶性复合物而抑制钙的吸收。

钙的吸收是主动转运过程，进入肠上皮细胞的 Ca^{2+} 可通过基底侧膜上的 Ca^{2+} 泵及 $Na^+ - Ca^{2+}$ 交换体转运到细胞间液，进而入血吸收。

（六）维生素的吸收

大多数维生素在小肠上段被吸收，但维生素 B_{12} 在回肠被吸收。大多数水溶性维生素，包括维生素 B_1、B_2、B_6、PP、C 以及生物素和叶酸，是通过依赖 Na^+ 的同向转运体被吸收的。维生素 B_{12} 须与内因子结合成复合物后，再到回肠被主动吸收。脂溶性维生素 A、D、E、K 的吸收与脂肪消化产物的吸收相同。

参 考 文 献

[1]　管茶香,李建华. 生理学[M]. 长沙:中南大学出版社,2010.

[2]　周吕,柯美云. 神经胃肠病学与动力:基础与临床[M]. 北京:科学出版社,2005.

［3］　Guyton & Hall. Textbook medical physiology［M］. 11th ed. Philadelphia：WB Saunders，2006.

［4］　朱妙章. 大学生理学［M］. 2 版. 北京：高等教育出版社，2005.

［5］　姚泰. 生理学（八年制）［M］. 北京：人民卫生出版社，2006.

［6］　张建福. 人体生理学［M］. 2 版. 上海：第二军医大学出版社，2003.

［7］　朱大年. 生理学［M］. 北京：人民卫生出版社，2008.

（李晶）

第七章　能量代谢和体温

第一节　能　量　代　谢

新陈代谢是机体生命活动的基本特征,它包括物质代谢(material metabolism)和能量代谢(energy metabolism)。物质代谢和能量代谢是紧密联系的。机体通过物质的合成代谢构筑和更新自身,合成代谢伴有能量的贮存和利用;物质的分解代谢伴有能量的释放,产生的能量以满足生命活动的需要。通常将物质代谢过程中所伴随的能量释放、贮存、转移和利用等称为能量代谢。

一、机体能量的来源和去路

(一) 能量的来源

食物或组织中的糖、蛋白质和脂肪是机体活动所需能量的根本来源,它们可以在细胞内被氧化,释放大量的能量。这三种营养物质的供能特点和意义不同。

1. 糖

糖是人体能量的主要来源,一般情况下,机体所需能量的 70% 由糖类提供,因此,糖是最主要的供能物质。在体内氧供应充足的情况下,机体大多数细胞通过糖的有氧氧化获得能量,1 mol 葡萄糖完全氧化可以释放 38 mol 的三磷酸腺苷(ATP)。在氧供应不足时,或者在某些缺乏有氧氧化酶系的细胞(如成熟的红细胞),葡萄糖只能通过无氧酵解释放少量的能量,1 mol 葡萄糖通过无氧酵解释放 2 mol 的 ATP。虽然糖酵解只能释放较少能量,却是人体能源物质唯一不需氧的供能途径,对人体在缺氧状态下有重要意义。机体内糖的贮备较少,当机体处于饥饿状态使贮存的糖原几乎耗竭时,脂肪则成为主要的供能物质。

2. 脂肪

脂肪的主要功能是贮存和供给能量。体内脂肪的贮存量比糖多得多,占体重的 20% 左右。脂肪的热价高,约为糖热价的两倍之多。因此,脂肪是体内各种能源物质贮存的主要形式。

3. 蛋白质

蛋白质的主要功能是构成细胞成分和形成某些生物活性物质。一般情况下,蛋白质用于分解供能的量很小;只有在某些特殊情况下,如长期饥饿、疾病或体力极度消耗时,机体才会依靠蛋白质氧化供能。

(二) 能量的去路

如图 7.1 所示,糖、脂肪、蛋白质等能源物质经氧化后释放的能量,约 50% 以上转化为热能,用以维持体温;其余不足 50% 以化学能的形式转移到 ATP 的高能磷酸键中贮存。当组织细胞进行各种功能活动需要消耗能量时,ATP的一个高能磷酸键断裂,ATP变为二磷酸腺苷(ADP),同时释放出大量的能量。可见,ATP既是机体的重要贮能物质,又是直接的供能物质。

磷酸肌酸(CP)也具有高能磷酸键,是在能量产生过剩时,通过ATP将高能磷酸键转移给肌酸形成的。反过来,当ATP消耗过多时,CP的高能磷酸键再转给ADP,生成ATP,以补充ATP的消耗。因此,CP不是机体直接的供能物质,而是ATP的贮存库。

机体利用ATP水解释放的能量,可以完成各种功能活动。如生物合成(合成糖原、脂肪、蛋白质等)、物质的主动转运、肌肉收缩、腺体分泌和神经传导等。其中,除骨骼肌收缩完成的一部分外功(机械功)之外,其他功能活动最终都要转化为热能。在一般情况下,肌肉收缩所消耗的能量仅15%～25%转化为机械功,其余的仍转化为热而消散于体外。肌肉收缩所做的机械功可按每kg·m,约相当于消耗0.0024 kJ热能折算计入消耗。

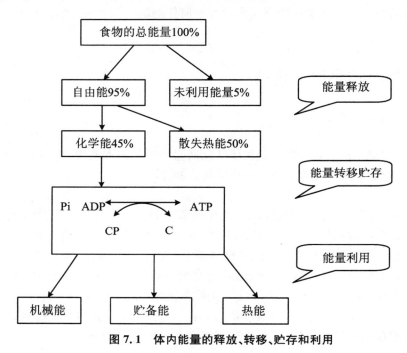

图 7.1　体内能量的释放、转移、贮存和利用

二、能量代谢的测定

能量代谢遵循能量守恒定律,能量由一种形式转化为另一种形式的过程中,既不增加,也不减少。体内营养物质氧化分解释放的能量除部分转移到ATP中外,大部分直接以热能的形式散发出来。转移到ATP中的能量在用于各种功能活动时,除部分做外功外,最终也将转变为热能。因此,食物释放出的能量,等于最终转化成的热能和所做的外功之和。若排除机体做的外功(如静卧时),所有的能量最终都以热能的形式散发出来,因而测定一定时间内机体的产热量,可以了解整个机体的能量代谢情况。能量代谢的强弱可用能量代谢率衡量,单位时间内每平方米体表面积的产热量($kJ/m^2 \cdot h$),称为**能量代谢率**。测定产热量通常有直接测热法和间接测热法两种。

（一）直接测热法

让受试者静卧于一个密闭、绝热的房间内，机体散发的热量加热了居室内管道中的水，根据流过管道的水量和温度差，就可算出水所吸收的热量，即机体的产热量。直接测热法设备复杂，操作困难，一般只用于实验研究。

（二）间接测热法

根据化学反应的定比定律，反应物的量与产物的量呈一定的比例关系。例如，氧化 1 mol 葡萄糖，消耗 6 mol 的 O_2，产生 6 mol 的 CO_2 和 6 mol 的 H_2O，并且释放一定的热量。即

$$C_6H_{12}O_6 + 6O_2 \Longrightarrow 6CO_2 + 6H_2O + \Delta H$$

根据定比关系，测出一定时间内机体氧化分解的糖、脂肪、蛋白质的量，即可推算出机体在该段时间内产生的总热量。计算机体的产热量，需要知道以下概念。

1. 与能量代谢测定有关的概念

（1）食物的热价 生理学上，将 1 g 食物氧化分解（或在体外燃烧）时所释放的能量称为该**食物的热价**（thermal equivalent of food），单位为 kJ/g。食物热价分为生物热价和物理热价，前者指食物在体内经生物氧化释放的热量，后者指食物在体外燃烧时释放的热量。糖、脂肪的生物热价和物理热价相等，而蛋白质的生物热价低于物理热价，说明蛋白质在体内不能被完全氧化。三种主要营养物质的热价不同（表 7.1）。

表 7.1 三种营养物质氧化时的几种数据

营养物质	热价（kJ/g）		耗 O_2 量（L/g）	CO_2 产量（L/g）	氧热价（kJ/L）	呼吸商
	物理热价	生物热价				
糖	17.2	17.2	0.83	0.83	21.1	1.00
蛋白质	23.4	18.0	0.95	0.76	18.9	0.80
脂肪	39.8	39.8	2.03	1.43	19.6	0.71

（2）食物的氧热价 某种食物氧化时消耗 1 L 氧所产生的热量，称为该食物的**氧热价**（thermal equivalent of oxygen）（表 7.1）。

（3）呼吸商 一定时间内，机体呼出的 CO_2 量与吸入的 O_2 量的比值称为**呼吸商**（respiratory quotient，RQ）。糖、脂肪和蛋白质氧化时产生的 CO_2 量与消耗的 O_2 量各不相同，三者的呼吸商也不一样（表 7.1）。糖的呼吸商是 1；脂肪和蛋白质的呼吸商分别是 0.71 和 0.8。呼吸商能比较准确地反映机体各种营养物质氧化分解的比例情况。日常生活中一般为糖、脂肪和蛋白质的混合膳食，呼吸商介于 0.71～1.0 之间，平均为 0.85。若能源主要来自糖，则呼吸商接近于 1.0；若主要依靠脂肪供能，则呼吸商接近于 0.71；在长期饥饿或极度消耗情况下，能源主要来自于蛋白质的分解，此时呼吸商接近于 0.8。

（4）非蛋白呼吸商 体内能量主要来源于糖和脂肪的氧化，蛋白质的代谢量可忽略不计。糖和脂肪氧化时产生的 CO_2 量与耗 O_2 量的比值，称为非蛋白呼吸商（表 7.2）。

表 7.2　非蛋白呼吸商和氧热价

非蛋白呼吸商	体内被氧化物质比例		氧热价 (kJ/L)
	糖（%）	脂肪（%）	
0.707	0.00	100.0	19.62
0.71	1.10	98.9	19.64
0.72	4.75	95.2	19.69
0.73	8.40	91.6	19.74
0.74	12.0	88.0	19.79
0.75	15.6	84.4	19.84
0.76	19.2	80.8	19.89
0.77	22.8	77.2	19.95
0.78	26.3	73.7	19.99
0.79	29.9	70.1	20.05
0.80	33.4	66.6	20.10
0.81	36.9	63.1	20.15
0.82	40.3	59.7	20.20
0.83	43.8	56.2	20.26
0.84	47.2	52.8	20.31
0.85	50.7	49.3	20.36
0.86	54.1	45.9	20.41
0.87	57.5	42.5	20.46
0.88	60.8	39.2	20.51
0.89	64.2	35.8	20.56
0.90	67.5	32.5	20.61
0.91	70.8	29.2	20.67
0.92	74.1	25.9	20.71
0.93	77.4	22.6	20.77
0.94	80.7	19.3	20.82
0.95	84.0	16.0	20.87
0.96	87.2	12.8	20.93
0.97	90.4	9.58	20.98
0.98	93.6	6.37	21.03
0.99	96.8	3.18	21.08
1.00	100.00	0.00	21.13

2. 间接测热法的步骤

正常情况下蛋白质氧化分解的量和产能很少,故临床和劳动卫生工作中,常将蛋白质氧化时的产热量忽略不计,多采用非蛋白呼吸商测定产热量的简易方法计算。其步骤如下:

(1) 测定单位时间内的 CO_2 产生量与耗 O_2 量,并据此算出呼吸商;

(2) 以算出的呼吸商作为非蛋白呼吸商,从非蛋白呼吸商与氧热价的关系表(表7.2)中查得相应的氧热价;

(3) 利用公式:产热量＝氧热价(kJ/L)× 耗 O_2 量(L),求出单位时间内的产热量。

此外,据统计,国人基础状态下的非蛋白呼吸商约为 0.82,与此相对应的氧热价为 20.2 kJ/L,以测定的耗 O_2 量与此氧热价相乘,即可算出这段时间内的产热量。实际上,简化方法所得数值与上述经典方法测算结果十分相近。

将蛋白质氧化所形成的产热量考虑在内的计算方法

(1) 计算蛋白质食物氧化的产热量:先测定机体在一定时间内的尿氮排出量,然后根据尿氮量估算体内氧化的蛋白质量,通常 1 克尿氮相当于氧化分解 6.25 克蛋白质。

$$氧化的蛋白质量(g)＝尿中的氮含量(g)×6.25$$

根据蛋白质生物热价表(表 7.1),计算出氧化蛋白质食物的产热量:

$$氧化的蛋白质产热量(kJ)＝18(kJ/g)× 氧化的蛋白质量(g)$$

(2) 计算非蛋白食物氧化的产热量:先测定机体在一定时间内总的耗 O_2 量与 CO_2 产生量,然后根据(表 7.1)1g 蛋白质氧化时的耗 O_2 量与 CO_2 产生量,可算出机体一定时间内蛋白质食物氧化时的耗 O_2 量与 CO_2 产生量。

$$氧化的蛋白质耗氧量(L)＝0.95(L/g)× 氧化的蛋白质量(g)$$
$$氧化的蛋白质 CO_2 产生量(L)＝0.76(L/g)× 氧化的蛋白质量(g)$$

在总耗 O_2 量与总 CO_2 产生量中减去氧化时蛋白质的耗 O_2 量与 CO_2 产生量,由此可计算出非蛋白呼吸商 (NPRQ)。据表 7.2 查出该 NPRQ 相对应的氧热价,从而算出非蛋白食物的产热量。

(3) 计算总产热量:将氧化蛋白质食物与非蛋白食物的产热量相加,即为总产热量。

三、影响能量代谢的主要因素

体内能够引起细胞化学反应增强的因素都可增加代谢率,如肌肉活动、环境温度、精神活动、食物的特殊动力效应等。

(一) 肌肉活动

肌肉活动是影响能量代谢最显著的因素。机体活动的轻微增加就会提高代谢率,剧烈的肌肉活动可使机体的产热量增加几倍到十几倍。运动强度愈大,耗 O_2 量愈多,能量消耗也愈多。能量代谢率可以作为评估劳动强度的指标。

(二) 精神活动

人在平静思考问题时,对能量代谢的影响不大。但精神紧张,如烦恼、恐惧或情绪激动时,由于出现无意识肌紧张以及促代谢的激素释放增多等原因,产热量显著增加。

(三) 食物的特殊动力效应

进食后,即使处于安静状态,机体的产热量也会比进食前增加。这种食物刺激机体产生额外热量消耗的现象称为**食物的特殊动力效应**(specific dynamic action of food)。蛋白质的食物特殊动力效应为 30%,糖和脂肪的分别为 6%和 4%,混合性食物约为 10%。

(四) 环境温度

能量代谢率与环境温度的关系曲线呈"U"形。环境温度在 20～30 ℃时,机体能量代谢率较为稳定;当环境温度过低时,机体通过寒战、肌肉紧张度增强等使产热量增加;环境温度过高时,体内生化反应加快,出汗、呼吸、循环活动增强,可使代谢率增加。

四、基础代谢

基础代谢(basal metabolism)是指基础状态下的能量代谢。所谓基础状态是指清晨、清醒、空腹(禁食 12 h 以上)、静卧,未做任何肌肉活动;无精神紧张;室温 20～25 ℃。基础状态下,体内能量消耗只用于维持基本的生命活动,能量代谢比较稳定。**基础代谢率**(basal metabolism rate,BMR)是指基础状态下单位时间内的能量代谢。BMR 比一般安静时的代谢率低,但并不是最低的,深睡眠时代谢率更低。

BMR 与体表面积成正比,一般以单位时间内每平方米体表面积的产热量来表示,单位为 kJ/(m² · h)。测量和计算体表面积时常采用 Stevenson 公式:

$$体表面积(m^2) = 0.0061 × 身高(cm) + 0.0128 × 体重(kg) − 0.1529$$

实际应用中,体表面积还可根据(图 7.2)直接连线查出。

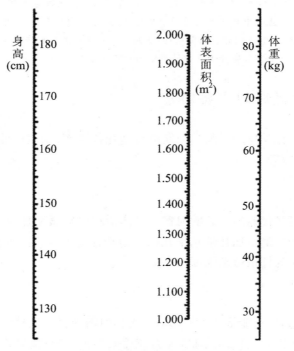

图 7.2　体表面积测算用图

临床上测定 BMR 时,常采用简略法。即将基础状态下非蛋白呼吸商设为 0.82,其对应的氧热价是 20.2 kJ/L,只需测出基础状态下一定时间内的耗 O_2 量和体表面积,就可计算出

BMR。例如,某男,20 岁,基础状态下,1 h 的耗 O_2 量为 18 L,测出体表面积为 1.7 m^2,因此其 BMR 为

$$20.2(kJ/L) \times 18(L/h) \div 1.7(m^2) = 213.9 \text{ kJ}/(m^2 \cdot h)$$

与正常同龄人 BMR(查表 7.3 得 157.8 kJ/($m^2 \cdot h$)) 比较:

$$213.9 - 157.8/157.8 \times 100\% = 36\%$$

BMR 随性别、年龄等不同而有生理变动,男子的 BMR 平均比女子高;婴幼儿比成人高,年龄越大,代谢率越低。我国人正常的 BMR 平均值见表 7.3。一般认为,BMR 的实测值同正常平均值比较,相差在 ±10%～±15% 之内,都属正常。当相差值超过 ±20% 时,就具有病理学意义。在各种疾病中,甲状腺功能的改变总是伴有 BMR 的异常变化,甲状腺功能亢进时,BMR 可比正常值高出 25%～80%;甲状腺功能低下时,BMR 可比正常值低 20%～40%。因此,BMR 的测定是临床诊断甲状腺疾病的重要辅助方法。其他如肾上腺皮质及腺垂体功能低下、肾病综合征等也常伴有 BMR 降低的现象。当人体发热时,BMR 将升高,一般来说,体温每升高1 ℃,BMR 可升高 13%。

表 7.3　我国人正常的 BMR 平均值[kJ/($m^2 \cdot h$)]

性别 ＼ 年龄(岁)	11～15	16～17	18～19	20～30	31～40	41～50	≥51
男性	195.5	193.4	166.2	157.8	158.6	154.0	149.0
女性	172.5	181.7	154.0	146.5	146.9	142.4	138.6

第二节　体温及其调节

一、体温及其生理变动

体温是指机体深部组织的平均温度,即体核温度。体核温度指心、肺、脑、腹腔内脏等机体深部组织的平均温度,比较稳定。体表温度是指人体表层组织的温度,包括皮肤、皮下组织等部位的温度。体表温度不稳定,且各部位之间的温差大。特别是皮肤温度,低于体核温度,受环境因素的影响,波动幅度较大。

(一) 正常体温

由于代谢水平的差异,体内各器官的温度略有差别,安静时,肝脏代谢活跃,温度最高,其次是脑。因为体核温度不易测定,临床上通常用腋窝温度、口腔温度和直肠温度来代表体温。直肠温度正常值为 36.9～37.9 ℃,比较接近体核温度。口腔温度正常值为 36.7～37.7 ℃,对于哭闹的小儿和躁狂的病人不宜采用。腋窝温度的正常值为 36.0～37.4 ℃,是临床上采用比较广泛的测温部位,但腋窝皮肤表面温度较低,必须使上臂紧贴胸廓,测量时保证足够的测量时间,一般为 10 分钟左右。

(二) 体温的生理变动

恒温动物的体温是相对稳定的,但并不是一成不变的。在生理情况下,体温受昼夜、年龄、

性别等因素的影响而有所变化,但变化幅度小,一般不超过1℃。

1. 昼夜节律

在一昼夜之间,体温呈周期性波动,清晨2～6时最低,午后1～6时最高,波动幅度不超过1℃,这种昼夜的周期性波动称为昼夜节律。动物实验提示,下丘脑视交叉上核可能是昼夜节律的控制中心。

2. 性别

成年女子体温平均比男子高约0.3℃。女子的基础体温随月经周期而发生变动,在月经期和排卵前期较低,排卵日最低,排卵后体温升高(图7.3)。排卵后体温升高是由于黄体分泌的孕激素具有产热效应。

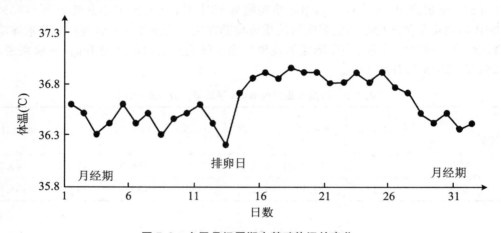

图7.3　女子月经周期中基础体温的变化

3. 年龄

儿童的体温较高,老年人的体温较低。新生儿因其体温调节机构发育不完善,调节体温的能力差,体温易受环境因素的影响而变动。老年人因基础代谢率低,体温也偏低。

4. 其他

肌肉活动时代谢增强导致产热量增加,体温升高。此外,情绪激动、精神紧张、进食及甲状腺激素增多等也会使体温升高。应用麻醉药及甲状腺激素减少等情况下,体温会下降。

二、产热和散热

正常体温之所以能够维持相对恒定,是由于在体温调节中枢的控制下,产热和散热过程处于动态平衡。

(一) 产热

1. 主要产热器官

肝脏和骨骼肌是人体主要的产热器官。安静状态下,肝脏作为代谢最旺盛的器官,产热量最大。机体剧烈运动时,骨骼肌的产热量成为体内热量的主要来源。剧烈运动时,骨骼肌的产热量可增加40倍。

2. 产热形式

安静时在寒冷环境中,机体主要依靠寒战产热和非寒战产热两种形式增加产热量。

（1）寒战产热　寒战是指在寒冷环境中骨骼肌发生不随意的节律性收缩,节律为 9～11 次/分钟。寒战时屈肌和伸肌同时收缩,不做外功,产热量大,代谢率可增加 4～5 倍。

（2）非寒战产热　也称代谢性产热,是机体在寒冷环境中代谢普遍增强的结果。其中,褐色脂肪组织的产热量最大,占代谢性产热总量的 70%。褐色脂肪组织主要分布在腹股沟、颈部大血管周围、肩胛下区等部位。褐色脂肪细胞内富含线粒体,代谢潜力高。新生儿在寒冷环境中不能发生寒战,因此,非寒战产热对新生儿的意义尤为重要。

机体的产热活动受神经、体液等多因素调节。① 体液因素:肾上腺素和去甲肾上腺素可刺激产热,作用迅速,持续时间短;甲状腺激素是刺激机体产热的最重要体液因素,其作用缓慢、持久。② 神经因素:寒冷刺激可兴奋寒战中枢,引起寒战,增加产热;也可使交感神经兴奋,增强肾上腺髓质的活动,使肾上腺素和去甲肾上腺素释放增多,增加产热。

（二）散热

1. 散热部位

人体主要的散热部位是皮肤。当环境温度低于体表温度时,大部分体热通过皮肤以辐射、传导和对流等方式向外界发散,小部分体热随呼出气、尿、粪等排泄物散失。当环境温度高于或等于体表温度时,通过蒸发的方式散发体热。

2. 散热方式

（1）辐射　辐射散热是人体以红外线的形式将热量向外界发散的一种散热方式。机体辐射散热量的多少取决于皮肤与周围环境的温度差及有效散热面积。温差越大,有效散热面积越大,散热量越多。

（2）传导　传导散热是指机体的热量直接传给同它接触的较冷物体的一种散热方式。热传导的效率取决于两物体间的温度差、接触面积和物体的导热性能。

（3）对流　对流散热是指通过气体流动来交换热量的一种散热方式。对流散热量多少,取决于皮肤与环境的温度差、有效散热面积及风速。风速大,散热量多;风速小,散热量少。

辐射、传导和对流散失的热量取决于皮肤与环境之间的温度差,而皮肤温度受皮肤血流量的控制。皮肤血液循环的特点是具有丰富的血管网和大量的动-静脉吻合支,血管穿透皮下隔热组织,皮肤血流量可在较大的范围内变动。在炎热环境中,交感神经紧张度降低,皮肤小动脉开放,动-静脉吻合支开放,皮肤血流量增加,使皮肤温度升高,散热增强。在寒冷环境中,交感神经紧张度增强,皮肤血管收缩,皮肤血流量剧减,防止体热散失。当环境温度为 20～30 ℃ 且产热量没有大幅度变化(如运动性产热)时,机体既不出汗也无寒战,仅通过调节皮肤血流量即可保持体温相对恒定,这是最节能的一种体温调节反应。

（4）蒸发　蒸发散热是指水分在体表汽化时吸收热量而散发体热的一种方式。当环境温度高于或等于皮肤温度时,蒸发散热是唯一有效的散热方式。蒸发散热受空气湿度影响很大,空气湿度大,阻碍水分蒸发。蒸发散热分为不感蒸发和发汗两种形式。

① 不感蒸发。不感蒸发是指水分从皮肤和黏膜表面不断渗出而被汽化的形式,不易察觉,称为不感蒸发,又称不显汗。不感蒸发与汗腺活动无关,在运动状态下,不感蒸发量增加。人体每日不感蒸发量约为 1000 mL。有些不能分泌汗液的动物,如狗,通过热喘呼吸散热。

② 发汗。发汗是汗腺主动分泌汗液,通过汗液蒸发,带走体热的一种散热形式。发汗可被觉察到,又称可感蒸发。人体皮肤上分布有大汗腺和小汗腺。大汗腺局限于腋窝和阴部等处,从青春期开始活动。小汗腺可见于全身皮肤,分布密度因部位而异,手掌和足跖最多,额部

和手背次之,四肢和躯干最少。但汗腺的分泌能力,以躯干和四肢最强。

　　发汗速度受劳动强度、环境温度和湿度的影响。一般劳动强度大、气温高,发汗速度快;环境湿度大,汗液不易蒸发散热,会反射性引起大量出汗。人在安静状态下,当环境温度达 30 ℃左右时开始发汗;在环境湿度大、衣着较多时,气温达 25 ℃时便可发汗;劳动或运动时,即使气温在 20 ℃以下,也可出现发汗。某些先天性汗腺缺乏的病人,虽然能够像正常人一样耐受寒冷,但在气温高于皮肤温度时,因为缺乏汗腺,散热受阻,容易因中暑而死亡。

　　汗液中水分占 99%,固体成分不足 1%,主要是 NaCl,也有少量 KCl 及尿素等。汗液在流经汗腺管腔的过程中,大部分 NaCl 被重吸收,最后排出的汗液是低渗液。因此,人体因大量发汗引起脱水时,常表现为高渗性脱水。如果发汗速度过快,汗腺导管来不及重吸收 NaCl,机体将丢失大量水分和 NaCl,需要及时补充,防止电解质紊乱。

　　发汗是一种反射活动,中枢位于下丘脑。人体汗腺主要受交感胆碱能纤维支配,故乙酰胆碱可促进汗腺分泌。由温热性刺激引起的发汗称为**温热性发汗**,见于全身各处,主要参与体温调节。在手掌、足跖和前额等处,有些汗腺受肾上腺素能纤维支配,精神紧张时可引起这些部位发汗,称为**精神性发汗**,与体温调节的关系不大。两种形式的发汗常同时出现。

三、体温调节

　　体温的相对恒定是机体通过**自主性体温调节**(autonomic thermoregulation)和**行为性体温调节**(behavioral thermolregulation)使机体的产热和散热活动保持平衡的结果。自主性体温调节是指在体温调节中枢的控制下,通过增减皮肤的血流量、发汗或寒战等方式,维持产热和散热过程的动态平衡,使体温维持相对稳定的水平。自主性体温调节是体温调节的主要方式。行为性体温调节是指有意识地调节体热平衡的活动,即通过在不同环境中采取的姿势和发生的行为来调节体热的平衡。例如,随环境冷热变化增减衣物,行为性体温调节是对自主性体温调节的补充。以下主要讨论自主性体温调节。

　　自主性体温调节属于典型的生物自动控制系统。如图 7.4 所示,下丘脑体温调节中枢是控制系统,它发出的传出指令控制受控系统(如产热装置和散热装置)的活动,从而使受控系统

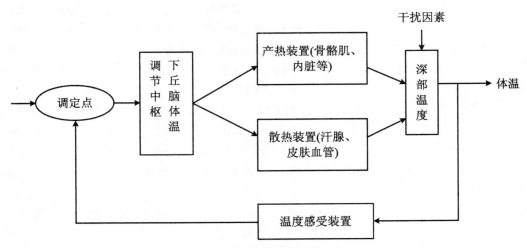

图 7.4　体温调节自动控制示意图

产生稳定的输出变量——体温。当内、外环境因素的干扰引起体温变化时，皮肤及机体深部的温度感受器将体温变化的信息反馈至体温调节中枢，使体温调节中枢的传出指令发生相应改变，从而改变机体的产热和散热过程，使体温恢复到原来的水平。可见，自主性体温调节属于负反馈控制系统。

此外，皮肤温度感受器可作为外环境干扰因素的监测装置，其产生的传入信息比环境温度引起体温改变后经深部温度感受器产生的反馈信息更快地作用于控制系统，属于前馈信息。前馈信息使控制系统能在环境温度变化而体温尚未明显改变时，及早发出指令调节受控系统，从而大大减小负反馈调节时体温变化的滞后和波动。这种由前馈信息引起的调节方式称为前馈调节。

（一）温度感受器

1. 外周温度感受器

外周温度感受器是存在于皮肤、黏膜和内脏中，对温度变化敏感的游离神经末梢。包括冷感受器（温度降低时兴奋）和热感受器（温度升高时兴奋）。皮肤中冷感受器的数目远远高于热感受器，因此外周感受器主要对冷感觉敏感。

2. 中枢温度感受器

中枢温度感受器是指分布在中枢神经系统内的对温度变化敏感的神经元。包括热敏神经元（温度升高时放电频率增加）和冷敏神经元（温度降低时放电频率增加）。已证实，脊髓、脑干网状结构及下丘脑内，都含有温度敏感神经元。其中，**视前区-下丘脑前部**（preoptic-anterior hypothalamus area，PO/AH）热敏神经元居多；脑干网状结构和下丘脑弓状核中以冷敏神经元居多。

（二）体温调节中枢

实验表明，只要保持下丘脑及其以下的神经结构完整，恒温动物仍能维持体温相对恒定；破坏下丘脑，则动物不能维持体温恒定，这说明体温调节的中枢位于下丘脑。

实验进一步证明，PO/AH 是体温调节的基本中枢。主要证据如下：① PO/AH 具有中枢温度感受器的作用；② 来自中枢和外周的温度信息都汇聚于 PO/AH 进行整合，其整合形式与整体的体温调节反应形式相似；③ PO/AH 神经元发出广泛的传出指令，调节产热和散热：通过交感神经调节皮肤血流量和汗腺分泌等；通过躯体神经改变骨骼肌的活动，如寒战等；通过内分泌活动调节代谢水平，如甲状腺激素分泌活动的改变等。广泛破坏 PO/AH 区后，与体温调节有关的产热和散热反应明显减弱或消失。

（三）体温调定点学说

体温为何能在一定温度（如 37 ℃）水平保持相对稳定？这可用调定点学说解释。该学说认为，体温调节类似于恒温器的调节，PO/AH 中的温度敏感神经元起着**调定点**（set point）的作用。其中，热敏神经元随体温增高而活动增强，可发动散热反应；冷敏神经元随体温降低而活动增强，可引起产热反应。当体温处于某一数值（如 37℃）时，热敏神经元引起的散热活动恰好与冷敏神经元引起的产热活动平衡，这一温度值，即为体温控制系统的调定点。正常情况下，体温维持在 37℃调定点水平，此时散热和产热保持平衡；当体温高于该水平时，机体散热大于产热，使体温回落；当体温低于该水平时，机体产热大于散热，体温回升。

　　临床上因致热原(如细菌)引起的发热,可以解释为调定点的上移。由于致热原的作用,使PO/AH中热敏神经元的温度反应阈值升高,而冷敏神经元的温度阈值下降,因此调定点上移(如39 ℃)。当新的调定点与实际体温不相等时(图7.5),如发热初期调定点由37 ℃上移至39 ℃,此时实际体温37 ℃低于新调定点39 ℃,机体通过增加产热、减少散热,使体温上升到39 ℃,产热和散热过程在新的调定点水平达到平衡。当致热原解除后,体温调定点下移(如37 ℃),机体通过增加散热,减少产热,使体温回落到37 ℃。发热属于调节性体温升高,体温调节功能并无障碍,它不同于中暑。中暑时的体温升高是由于体温调节中枢的功能障碍引起的,属于非调节性体温升高。

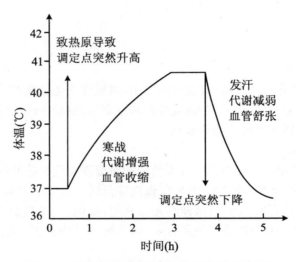

图 7.5　调定点的变化对机体产热和散热的影响

参 考 文 献

[1]　朱大年. 生理学[M]. 北京:人民卫生出版社,2008.

[2]　姚泰. 生理学[M]. 6 版. 北京:人民卫生出版社,2003.

[3]　管茶香,李建华. 生理学[M]. 长沙:中南大学出版社,2010.

[4]　王庭槐. 生理学[M]. 北京:高等教育出版社,2008.

(李晶)

第八章　肾的排泄功能

排泄(excretion)是指机体将物质代谢的终产物和进入体内的异物以及过剩的物质,经血液循环由相应的途径排出体外的过程。人体主要的排泄途径有:① 呼吸器官:通过呼气排出 CO_2、少量水分和挥发性药物等。② 消化器官:唾液腺可排出少量的铅和汞,消化道可排泄胆色素和钙、磷、铁等无机盐。但是,食物经消化吸收后留下的残渣由直肠排出,因未进入内环境,故不属于排泄。③ 皮肤:可排出水、NaCl、KCl、尿素和乳酸等。④ 肾:通过尿的生成,排出代谢终产物和过剩的物质等,由肾排出的代谢终产物的种类最多、数量最大,故肾是人体的主要排泄器官。

尿的生成包括三个基本过程:① 血浆在肾小球毛细血管处的滤过,形成超滤液;② 超滤液在流经肾小管和集合管时经选择性重吸收;③ 肾小管和集合管的分泌,最后形成尿液。肾通过尿的生成和排出可以调节细胞外液量及成分,调节渗透压和电解质浓度。肾还是一个内分泌器官,能产生多种生物活性物质,如促红细胞生成素、肾素等。肾所含 1α -羟化酶可使 25 -羟维生素 D_3 转化为有活性的 1,25 -二羟胆骨化醇。所以,肾并非是单纯的排泄器官,而是维持机体内环境相对稳定的最重要器官之一。本章主要阐述肾生成尿的过程及其调节机制、尿液的排放。

第一节　肾的结构和血液循环特点

一、肾的结构特点

(一) 肾单位和集合管

人类每个肾约有 100 万个肾单位。肾单位是尿生成的基本功能单位,它与集合管共同完成尿的生成过程(图 8.1)。远曲小管的末端与集合管相连,每一集合管接受多条远曲小管输送来的液体并形成尿液。集合管不属于肾单位的组织结构,但在尿的浓缩与稀释过程中起重要作用。

肾单位按所在部位的不同分为皮质肾单位和近髓肾单位两类,其结构特点如下(图 8.2,表 8.1)。

(二) 球旁器

球旁器(juxtaglomerular apparatus)又称近球小体,主要分布在皮质肾单位,由球旁细胞、致密斑和球外系膜细胞组成(图 8.3)。球旁细胞是位于入球小动脉中膜内的肌样上皮细胞,其胞质内的分泌颗粒含肾素。致密斑由位于远曲小管起始部的呈高柱状的上皮细胞构成,它同入球小动脉和出球小动脉相接触,其功能是感受小管液中 NaCl 含量的变化,并将其信息传至球旁细胞,调节肾素的释放。球外系膜细胞分布在入球小动脉和出球小动脉之间,具有吞噬功能。

表 8.1 皮质肾单位和近髓肾单位的结构及特点比较

	皮质肾单位	近髓肾单位
分布	肾皮质的外层和中层	肾皮质的近髓层
占肾单位总数	85%～90%	10%～15%
肾小球体积	较小	较大
入、出球小动脉口径	入球小动脉＞出球小动脉	相差甚小
出球小动脉分支	形成的毛细血管网几乎全部缠绕在皮质部肾小管周围	形成肾小管周围毛细血管网和U形直小血管
髓袢	短,只达外髓层	长,深入内髓层,甚至达乳头部
球旁器	有,肾素含量多	几乎没有

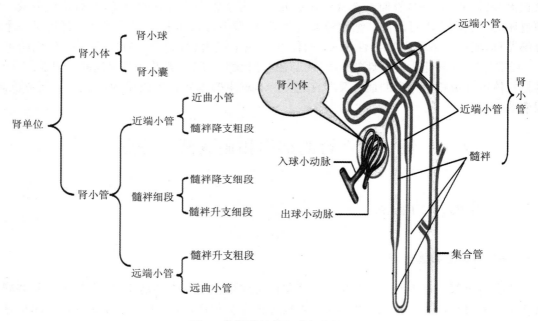

图 8.1 肾单位的组成与结构

二、肾血液循环的特点及调节

(一) 肾血液循环特点

1. 血流量大,主要集中在皮质部

正常成人两肾重约 300 g,仅占体重的 0.5%,但安静时两肾血流量约为 1200 mL/min,相当于心输出量的 20%～25%。血浆约占全血容量的 55%,故肾血浆流量为 660 mL/min。流经肾的血液,有 94% 左右分布在肾皮质,肾髓质的血管阻力大、流速慢,血量仅占肾血流量的

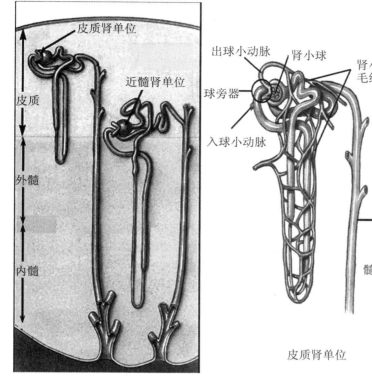

图 8.2　肾单位和肾血管示意图

肾小球

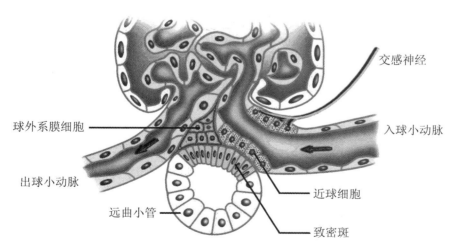

图 8.3　球旁器示意图

6%。肾的血流量大,有利于完成其生成尿的功能。

2. 两套毛细血管网的血压差异大

肾内存在两套毛细血管网,即肾小球毛细血管网和肾小管周围毛细血管网。肾小球毛细血管网由入球小动脉分支形成,介于入球和出球小动脉之间。在皮质肾单位,因入球小动脉粗而短,血流阻力小,流入血量大;出球小动脉细而长,血流阻力大,故肾小球毛细血管的血压高,有利于肾小球的滤过。肾小管周围毛细血管网由出球小动脉的分支形成,在血流经过入球和出球小动脉之后,因阻力消耗,肾小管周围毛细血管网的血压降低,有利于肾小管对小管液中物质的重吸收。

(二) 肾血流量的调节

充足的肾血流量(renal blood flow,RBF)是尿生成的前提。肾血流量的调节包括肾血流的自身调节、神经调节和体液调节。

1. 自身调节

在离体肾灌流实验中观察到,当肾动脉灌注压由 20 mmHg 升高到 80 mmHg 的过程中,肾血流量随灌注压的升高而增加;当灌注压在 80~180 mmHg 之间变动时,肾血流量保持相对恒定,进一步升高灌注压,肾血流量又随之增加。该实验说明,当肾动脉血压在 80~180 mmHg 之间变动时,肾血流量能维持相对稳定。这种肾血流量不依赖于神经和体液因素的作用,在一定的血压变动范围内保持相对恒定的现象,称为**肾血流量的自身调节**(autoregulation of renal blood flow)。它保证了肾泌尿功能在一定范围内不受动脉血压变动的影响,对于肾排泄功能正常进行有重要意义。

有关肾血流量自身调节的机制主要有两种学说:

(1) 肌源性学说　该学说认为当灌注压在 80~180 mmHg 范围内增高时,入球小动脉受到的牵张刺激逐渐增强,小动脉平滑肌的紧张性增加,口径缩小,阻力增大,以对抗灌注压的增高,使流入的血液量不致增多;反之,灌注压由 180 mmHg 降至 80 mmHg 的过程中,入球小动脉则逐渐舒张,血流阻力减少,流入的血液量不致减少。如果灌注压高于 180 mmHg 或是低于 80 mmHg,小动脉平滑肌的收缩和舒张能力已分别达到极限,不能继续维持肾血流量的自身调节。在实验中用罂粟碱、氰化钠等药物抑制平滑肌活动后,肾血流量的自身调节减弱或消失,为肌源性学说提供了有力的实验证据。

(2) 管-球反馈　当肾血流量和肾小球滤过率增加时,到达远曲小管致密斑的小管液的流量增加,致密斑将信息反馈至肾小球,使入球小动脉和出球小动脉收缩,肾血流量和肾小球滤过率恢复至正常。相反,肾血流量和肾小球滤过率减少时,流经致密斑的小管液流量就下降,致密斑发出信息,使肾血流量和肾小球滤过率增加至正常水平。这种小管液流量变化影响肾血流量和肾小球滤过率的现象称为**管-球反馈**(tubuloglomerular feedback,TGF)。

2. 神经和体液调节

支配肾血管的神经主要是交感神经,肾交感神经活动加强时,引起肾血管收缩,肾血流量减少。调节肾血流量的体液因素较多,主要有肾上腺素、血管升压素和血管紧张素等,可引起肾血管收缩,肾血流量减少;而血管内皮细胞可释放一氧化氮和前列腺素使肾血管舒张。肾血流量的神经和体液调节使得肾血流量与全身的血液循环调节相配合。

第二节　肾小球的滤过功能

肾小球的滤过(glomerular filtration)是指血液流经肾小球毛细血管时,除蛋白质分子外的血浆成分被滤过进入肾小囊腔形成原尿的过程,这是尿生成的第一步。在有足够肾血流量的条件下,肾小球滤过作用的大小主要与肾小球滤过膜及其通透性、有效滤过压等因素有关。

一、滤过膜

用微穿刺的方法获取肾小囊腔内的超滤液,并对其进行分析,结果表明,除不含有蛋白质分子外,超滤液中所含的各种晶体物质的成分和浓度与血浆基本相同,由此证明囊内液是血浆的超滤液。

肾小球毛细血管内的血浆经滤过进入肾小囊,其间的结构称为滤过膜。由三层结构组成:内层、中间层和外层(图8.4)。内层是毛细血管内皮细胞,细胞间有许多直径为 $50\sim100$ nm 的圆形微孔,可阻止血细胞通过,对血浆中的物质几乎无限制作用,所以肾小球毛细血管的通透性大。中间层是非细胞性的基膜,厚约 300 nm,是由水和凝胶形成的纤维网结构,网孔直径为 $4\sim8$ nm,可允许水和部分溶质通过。外层是肾小囊脏层上皮细胞,伸出许多足突贴附于基膜外面,足突相互交错,形成的裂隙称为裂孔,裂孔上覆盖一层薄膜,膜上有 $4\sim14$ nm 的微孔,可限制蛋白质通过。以上三层结构组成了滤过膜的机械屏障。除机械屏障外,在滤膜的各层均覆盖着一层带负电荷的物质(主要是糖蛋白),这些物质起着电学屏障的作用。

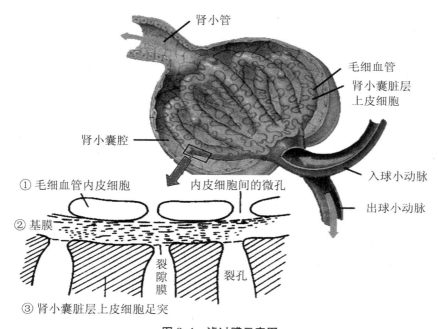

图8.4 滤过膜示意图

正常人两侧肾脏全部滤过膜总面积达 1.5 m² 左右,且保持相对恒定。不同物质通过滤过膜的能力取决于被滤过物质分子的大小及其所带电荷。一般来说,有效半径小于 2.0 nm 的带正电荷或电中性物质,如水、Na^+、尿素、葡萄糖等,均可自由地通过滤过膜上的微孔。有效半径大于 4.2 nm 的大分子物质,即使是带正电荷,由于机械屏障的作用,也难以通过(图8.5)。虽然血浆清蛋白的有效半径为 3.6 nm,但由于带负电荷,不能通过电学屏障,故原尿中几乎无蛋白。研究发现,电学屏障的作用不如机械屏障明显,所以 Cl^-、HCO_3^-、SO_4^{2-} 等带负电荷的微小物质也可顺利通过滤过膜。

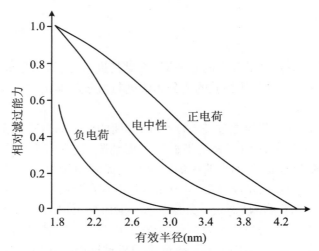

图 8.5 不同的分子有效半径和带不同电荷右旋糖酐的滤过能力

滤过能力的值为 1.0，表示能自由滤过；0 则表示不能滤过

二、滤过的动力和评定

1. 有效滤过压

有效滤过压(effective filtration pressure，EFP)是指促进滤过的动力与对抗滤过的阻力之间的差值。在滤过膜通透性和肾血浆流量不变时，原尿的生成量主要由有效滤过压来决定。促使肾小球滤过的动力是肾小球毛细血管血压和肾小囊内液的胶体渗透压，由于肾小囊内液中不含蛋白质，因此不构成胶体渗透压。滤过的阻力是血浆胶体渗透压和肾小囊内压(图 8.6)，即

肾小球有效滤过压＝肾小球毛细血管血压－(血浆胶体渗透压＋肾小囊内压)

正常情况下，入球小动脉端和出球小动脉端的肾小球毛细血管压几乎相等，约为 45 mmHg，囊内压较为恒定，始终约为 10 mmHg，入球小动脉端的血浆胶体渗透压为 25 mmHg，故有效滤过压＝45－(25＋10)＝ 10(mmHg)。在血液流向出球小动脉过程中，水分和晶体物质不断被滤出，血浆中蛋白质浓度增加，血浆胶体渗透压不断升高，当胶体渗透压上升到 35 mmHg 时，滤过阻力等于滤过动力，有效滤过压降到零，此时滤过停止，即达到滤过平衡。

2. 衡量肾小球滤过的因素

单位时间内(每分钟)两肾生成的超滤液的量称为**肾小球滤过率**(glomerular filtration rate，GFR)。正常成人安静时约为 125 mL/min，这是衡量肾功能的重要指标。肾小球滤过率与每分钟的肾血浆流量的比值，称为**滤过分数**(filtration fraction，FF)。正常人安静时肾血浆流量为 660 mL/min，滤过分数＝(125/660)×100％＝19％。这表明，当血液流经肾脏时，约有19％的血浆由肾小球滤出到肾小囊内形成原尿。

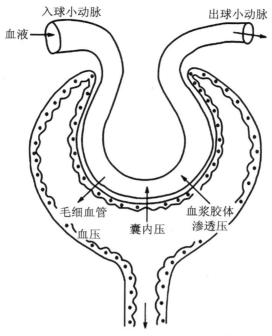

图 8.6　有效滤过压示意图

三、影响肾小球滤过的因素

1. 肾小球毛细血管血压

正常情况下,当动脉血压在 80～180 mmHg 范围内变动时,由于肾血流量的自身调节机制,肾小球毛细血管血压可保持相对稳定,从而使肾小球滤过率基本不变。如超出自身调节的范围,肾小球毛细血管血压、有效滤过压和肾小球滤过率均会发生相应的变化。如血容量减少,剧烈运动,情绪激动等情况,交感神经活动增强,入球小动脉强烈收缩,导致肾血流量、毛细血管血压下降,从而使肾小球滤过率减小。再如人体大失血后,循环血量急剧减少,当血压下降到 40 mmHg 以下时,肾小球滤过率减小到零,无原尿产生。

2. 血浆胶体渗透压

正常情况下,血浆胶体渗透压维持相对恒定,对肾小球滤过率影响不大。若因某些疾病使血浆蛋白的浓度明显降低,或由静脉输入大量生理盐水将血浆稀释,均可导致血浆胶体渗透压降低,因而有效滤过压升高,肾小球滤过率增加,尿量增多。

3. 肾小囊内压

正常情况下,肾小囊内压是比较稳定的。当肾盂或输尿管结石,或受到肿物压迫使尿流阻塞时,可引起逆行性压力升高,肾小囊内压也将升高,从而降低有效滤过压和肾小球滤过率。

4. 肾血浆流量

肾血浆流量对肾小球滤过的影响并非直接改变有效滤过压,而是改变滤过平衡点。当肾血浆流量增大时,肾小球毛细血管中血浆胶体渗透压上升速度减慢,滤过平衡点向出球小动脉移动,甚至不出现滤过平衡,使得肾小球滤过率增加;相反,肾血浆流量减少时,滤过平衡点靠近入球小动脉端,故肾小球滤过率减小。

5. 滤过系数

滤过系数（K_f）是指在单位有效滤过压的驱动下，单位时间内经过滤过膜的滤液量。$K_f = k \times s$，其中 k 是滤过膜的有效通透系数，s 为滤过膜的面积。凡能影响滤过膜通透性和滤过面积的因素都能影响肾小球滤过率。正常情况下，滤过膜的面积和通透性都比较稳定。在病理情况下，如急性肾小球肾炎时，由于肾小球毛细血管的管腔变窄，使具有滤过功能的面积减少，肾小球滤过率亦减小，出现少尿甚至无尿。

第三节　肾小管和集合管的重吸收及其分泌

一、肾小管和集合管中的物质转运

肾小管和集合管的物质转运功能包括**重吸收**（reabsorption）和**分泌**（secretion）。重吸收是指肾小管上皮细胞将物质从小管液中转运至血液；分泌则是肾小管上皮细胞将自身产生的物质或血液中的物质转运至小管液。

（一）物质转运的特点和部位

正常人两肾每天生成的超滤液达 180 L，而终尿仅有 1.5 L 左右，说明超滤液中 99％的水分被重吸收入血，超滤液中其他物质被选择性重吸收或被肾小管上皮细胞主动分泌。如滤过的葡萄糖和氨基酸可全部被重吸收，肌酐、K^+、H^+ 可被分泌至小管液而排出体外，Na^+、Ca^{2+}、尿素等是不同程度地被重吸收。

肾小管各段和集合管都具有重吸收的功能，但近端小管重吸收的物质种类多，数量大，如小管液中的葡萄糖、氨基酸等营养物质几乎全部在近端小管被重吸收；80％～90％的 HCO_3^-、65％～70％的水和 Na^+、K^+、Cl^- 等也在近端小管被重吸收。余下的水和绝大部分的盐类在髓袢细段、远端小管和集合管重吸收，少量随尿排出。虽然在这些部位重吸收的量较近端小管少，但却与机体内水盐和酸碱平衡的调节密切相关。

（二）物质转运的方式和途径

物质转运方式有被动转运和主动转运。被动转运包括扩散、渗透和易化扩散，主要是小管液中的物质顺着浓度差、电位差或渗透压差，从管腔内转运至管周组织液并入血的过程。主动转运包括原发性主动转运和继发性主动转运。原发性主动转运有钠泵、质子泵和钙泵等；继发性主动转运有钠-葡萄糖、钠-氨基酸同向转运，$Na^+ - K^+ - 2Cl^-$ 同向转运，$Na^+ - H^+$、$Na^+ - K^+$ 逆向转运等。

肾小管和集合管中物质转运的途径有跨细胞途径和细胞旁途径，以前者为主。跨细胞途径转运是小管液中的溶质通过上皮细胞的管腔膜进入细胞内，再通过一定的方式跨过基底膜进入组织间隙。细胞旁途径主要是水分子，Na^+、Cl^- 直接通过小管上皮细胞间的紧密连接进入细胞间隙而被重吸收。

二、几种主要物质的重吸收和分泌

（一）Na⁺、Cl⁻和水的重吸收

肾每日滤过 Na^+ 总量可达 594 g，排泄量仅为 5.3 g 左右，表明原尿中的 Na^+ 有 99％以上被重吸收入血，除髓袢降支细段外，肾小管各段和集合管对 Na^+ 均具有重吸收的能力，主要以主动形式重吸收。

1. 近端小管

近端小管重吸收超滤液中约 70％的 Na^+、Cl^- 和水，其中 2/3 经跨细胞途径转运，主要发生在近端小管前半段，1/3 经细胞旁途径被重吸收，主要发生在近端小管的后半段（图 8.7）。

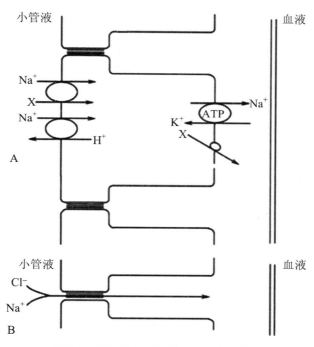

图 8.7　近端小管重吸收 NaCl 的示意图
A：近端小管的前半段，其中 X 代表葡萄糖、氨基酸和 Cl⁻ 等；
B：近端小管的后半段的细胞旁途径转运

在近端小管前半段，Na^+ 的重吸收与葡萄糖、氨基酸的重吸收以及 H^+ 的分泌转运过程相耦联。由于上皮细胞基底膜上钠泵的作用，上皮细胞内 Na^+ 浓度较低，小管液中 Na^+ 经管腔膜上的 Na^+-葡萄糖和 Na^+-氨基酸同向转运体的作用，Na^+ 与葡萄糖、氨基酸一同转入上皮细胞，进入细胞内的 Na^+ 经基底侧膜上的钠泵泵出细胞，进入组织间隙被重吸收，进入细胞内的葡萄糖和氨基酸则以易化扩散的方式通过基底膜出上皮细胞进入血液循环。

小管液中的 Na^+ 还可由管腔膜上的 Na^+-H^+ 交换体进行逆向转运，Na^+ 顺浓度梯度进入上皮细胞，H^+ 被分泌到小管液，H^+ 进入小管液与 HCO_3^- 结合从而促进 HCO_3^- 以 CO_2 的形式被重吸收，因此，在近端小管前半段 HCO_3^- 被优先重吸收，Cl^- 不被重吸收，结果导致小管液中 Cl^- 的浓度高于管周组织间液的浓度。

　　近端小管后半段小管液中 Cl⁻ 浓度比细胞间隙高,Cl⁻ 顺着浓度梯度经细胞间紧密连接进入组织间隙被重吸收。由于 Cl⁻ 被动扩散进入间隙,使得小管内正离子相对增多,小管内外出现电位差,这将驱使小管液中 Na⁺ 顺电位梯度通过细胞旁途径被重吸收。由此可见,近端小管后半段 NaCl 的重吸收属于顺浓度差和电位差的被动转运。

　　在近端小管后半段管腔膜上,同时存在 $Na^+ - H^+$ 逆向交换和 $Cl^- - HCO_3^-$ 逆向交换,其转运结果是 Na^+ 和 Cl^- 进入上皮细胞,H^+ 和 HCO_3^- 进入小管液,HCO_3^- 可重新以 CO_2 的形式进入细胞。进入细胞内的 Cl^- 经基底膜上 $K^+ - Cl^-$ 同向转运体进入组织间隙,再吸收入血。

　　近端小管对水的重吸收是通过渗透作用进行的。由于 Na^+、Cl^-、HCO_3^-、葡萄糖和氨基酸被重吸收进入组织间隙,使得细胞间隙渗透压升高,小管液的渗透压降低,水在渗透压差的作用下通过跨上皮细胞途径和细胞旁途径进入细胞间隙而被重吸收。因此,近端小管中物质的重吸收为**等渗性重吸收**(isosmotic reabsorption),小管液为等渗液。

　　2. 髓袢

　　在髓袢,约有 20% 的 NaCl 被重吸收,水被重吸收 15%。髓袢降支细端主要对水的通透性较高,故小管液流经髓袢降支细端时,渗透压逐渐升高。髓袢升支细端对水不通透,但对 Na^+ 和 Cl^- 易通透,NaCl 扩散进入组织间隙,故小管液流经髓袢升支细端时,渗透压逐渐下降(图 8.8)。

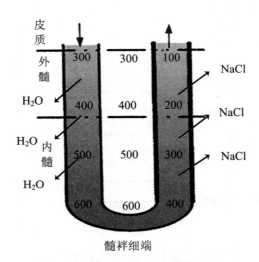

图 8.8　髓袢细端对 NaCl 和水的重吸收

　　髓袢升支粗端是 NaCl 在髓袢重吸收的主要部位,而且是主动重吸收。在髓袢升支粗端上皮细胞的顶端膜上有 $Na^+ - K^+ - 2Cl^-$ 同向转运体,该转运体可以将小管液中 1 个 Na^+、1 个 K^+ 和 2 个 Cl^- 同向转入上皮细胞内(图 8.9)。进入细胞内的 Na^+ 被钠泵泵入组织间隙,Cl^- 经通道进入组织间隙,K^+ 则顺着浓度梯度经管腔膜返回小管液中,并使小管液带正电荷,这一电位差又促使小管液中 Na^+、K^+ 和 Ca^{2+} 等正离子经细胞旁途径重吸收。临床所使用的利尿剂**呋塞米**(furosemide,又称速尿)可抑制 $Na^+ - K^+ - 2Cl^-$ 同向转运,使 NaCl 和水的重吸收减少,产生利尿作用。髓袢升支粗端对水不通透,故小管液流经升支粗端时,渗透压逐渐降低,但管外渗透压则升高。

　　3. 远端小管和集合管

　　远端小管和集合管重吸收滤液中约 12% 的 NaCl 和不等量的水。对 Na^+、Cl^- 和水的重吸收可根据机体的水盐平衡进行调节,其中 Na^+ 的重吸收主要受醛固酮调节,水的重吸收主要受血管升压素调节。

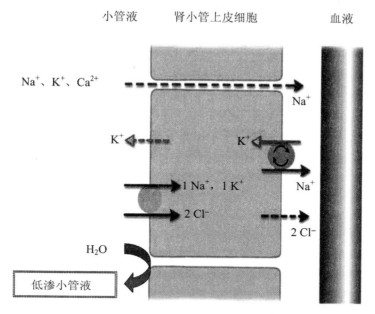

图 8.9　髓袢升支粗段对 NaCl 和水的重吸收

远曲小管始端,上皮细胞对水仍不通透,但仍能主动重吸收 NaCl(图 8.10)。小管液中的 Na^+ 和 Cl^- 经始段管腔膜上的 Na^+ - Cl^- 同向转运体进入细胞,Na^+ 再通过钠泵泵至细胞间隙,Cl^- 通过 Cl^- 通道进入细胞间隙,两者被重吸收入血。**噻嗪类**(thiazide)利尿剂可抑制此处的 Na^+ - Cl^- 同向转运体,产生利尿效应。

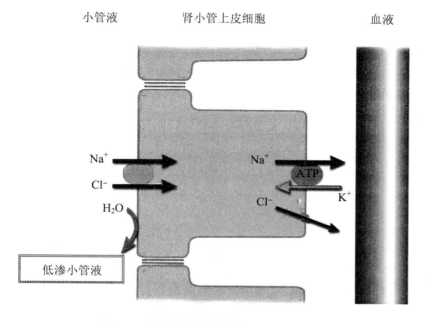

图 8.10　远曲小管始段对水和 NaCl 的重吸收

远曲小管后段和集合管的上皮细胞有两类：**主细胞**（principal cell）和**闰细胞**（intecalated cell）。主细胞基底膜侧有 Na^+ 泵，维持细胞内的低 Na^+；管腔膜侧有 Na^+ 通道，Na^+ 经 Na^+ 通道进入主细胞内。由于 Na^+ 的重吸收造成小管液呈负电位，可以驱使小管液中 Cl^- 经细胞旁途径被重吸收，也成为 K^+ 分泌动力（图 8.11）。**阿米洛利**（amiloride）可抑制主细胞上的 Na^+ 通道，减少 Na^+ 和 Cl^- 的重吸收。闰细胞管腔膜上含两种质子泵：H^+ - ATP 酶和 H^+ - K^+ - ATP 酶，主要参与 H^+ 的分泌。

远端小管后半段和集合管对水的重吸收取决于主细胞对水的通透性。主细胞管腔膜侧胞质的囊泡内含水孔蛋白（aquaporin）AQP2，而基底膜侧有 AQP3 和 AQP4 分布。主细胞管腔膜 AQP2 的多少决定主细胞对水的通透性，而 AQP2 的分布受抗利尿激素的控制。

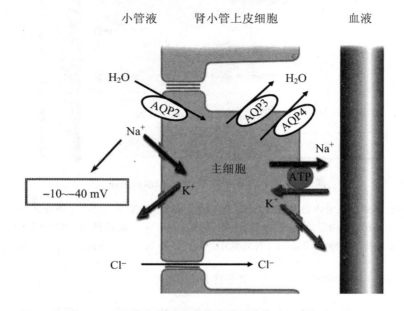

图 8.11　远曲小管后段和集合管对水和 NaCl 的重吸收

（二）HCO_3^- 的重吸收和 H^+ 的分泌

机体代谢产物以酸性产物居多，其中挥发性酸（CO_2）主要由呼吸道排出。肾脏通过重吸收 HCO_3^- 和分泌 H^+，调节机体的酸碱平衡。小管液中的 HCO_3^- 是以 CO_2 的形式进行重吸收的，在近端小管重吸收 80% 以上，其余的多数在远端小管和集合管重吸收，HCO_3^- 的重吸收量占滤过总量的 99% 以上。肾小管各段和集合管的上皮细胞都有分泌 H^+ 的功能，但主要部位仍在近端小管。

1. 近端小管

血液中的 HCO_3^- 是以 $NaHCO_3$ 的形式存在的，经滤过到肾小囊内解离为 Na^+ 和 HCO_3^-。近端小管上皮细胞通过 Na^+ - H^+ 交换使 H^+ 进入小管液，进入小管液中的 H^+ 与 HCO_3^- 结合生成 H_2CO_3，很快水解成水和 CO_2，这一反应由碳酸酐酶催化。CO_2 很快以单纯扩散的形式进入上皮细胞，在细胞内，CO_2 与水又在碳酸酐酶的催化下生成 H_2CO_3，后者很快解离为 H^+ 与 HCO_3^-，H^+ 经管腔膜上的 Na^+ - H^+ 交换体转入小管液，再次与 HCO_3^- 结合，细胞内的 HCO_3^- 则进入组织间隙被重吸收。如图 8.12 可见，肾小管上皮细胞每分泌 1 个 H^+ 就可使 1 个

HCO_3^- 和 1 个 Na^+ 重吸收入血,产生排酸保碱效应,这对于体内酸碱平衡的维持具有重要的意义。

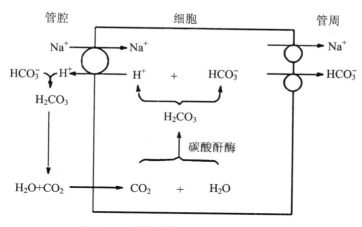

图 8.12　近端小管重吸收 HCO_3^- 示意图

2. 髓袢

髓袢对 HCO_3^- 的重吸收主要发生在升支粗段,其机制同近端小管。

3. 远端小管和集合管

远端小管和集合管的闰细胞可以分泌 H^+。闰细胞管腔膜上的两种质子泵:$H^+ - ATP$ 酶和 $H^+ - K^+ - ATP$ 酶均可将细胞内的 H^+ 泵入小管液中。泵入小管液中的 H^+ 可以与 HCO_3^- 结合生成 CO_2 和 H_2O;也可以和 HPO_4^{2-} 反应生成 $H_2PO_4^-$;还可以与 NH_3 反应生成 NH_4^+,降低小管液中 H^+ 的浓度(图 8.13)。

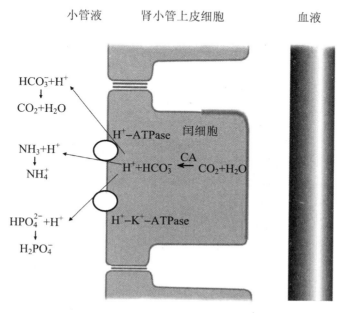

图 8.13　闰细胞分泌 H^+ 示意图

（三）葡萄糖的重吸收

肾小球滤过液中的葡萄糖浓度和血浆中的相等，但终尿中几乎不含葡萄糖，说明葡萄糖全部被重吸收。葡萄糖的重吸收部位仅限于近端小管（主要在近端小管前半段），其余的各段肾小管均无重吸收葡萄糖的能力。

葡萄糖的重吸收是与 Na^+ 相伴发生的，属于继发性主动转运。近端小管上皮细胞管腔膜侧有 Na^+-葡萄糖同向转运体，小管液中 Na^+ 和葡萄糖一起转入上皮细胞内，进入细胞内的葡萄糖由基底膜上的载体转运到组织间隙。

近端小管对葡萄糖的重吸收有一定的限度，当血糖浓度达 180 mg/100 mL 血液时，部分近端小管上皮细胞对葡萄糖的吸收已达极限，葡萄糖就不能被全部重吸收，随尿排出而出现糖尿。尿中开始出现葡萄糖时的最低血糖浓度，称为**肾糖阈**（renal glucose threshold）。血糖浓度超过肾糖阈后，随着血糖浓度的升高，尿中葡萄糖浓度随之增加。当血糖浓度达 300 mg/100 mL 时，全部近端小管上皮细胞对葡萄糖的吸收均已达极限，此时葡糖糖的吸收达到最大值，称为**葡萄糖的最大转运率**（maximal rate of transport of glucose）。正常人两肾的葡萄糖吸收极限量，男性平均为 375 mg/min，女性为 300 mg/min。

（四）NH_3 的分泌

近端小管、髓袢和远端小管上皮细胞内的谷氨酰胺在谷氨酰胺酶的作用下脱氨，生成谷氨酸和 NH_3，谷氨酸又在谷氨酸脱氢酶的作用下生成 α-酮戊二酸和 NH_3。这一反应过程中，谷氨酰胺酶是生成 NH_3 的限速酶。NH_3 是脂溶性的，可以单纯扩散的方式进入小管腔。进入小管液中的 NH_3，与小管液中的 H^+ 结合形成 NH_4^+，NH_4^+ 与负离子结合生成铵盐（如 NH_4Cl）随尿排出。NH_3 的分泌与 H^+ 的分泌和 HCO_3^- 的重吸收紧密相连，H^+ 的分泌增加可以促进 NH_3 的分泌，同时也促进了 $NaHCO_3$ 的重吸收（图 8.14）。因此，NH_3 的分泌具有排酸保碱、维持机体酸碱平衡的作用。

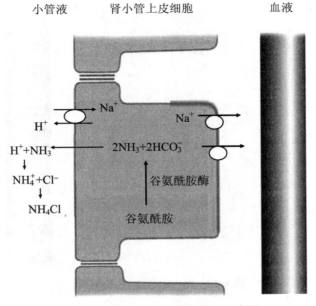

图 8.14 近端小管 NH_3 的分泌示意图

（五）K⁺ 的重吸收和分泌

小管液中的 K^+ 有 $65\%\sim70\%$ 在近端小管被重吸收，$25\%\sim30\%$ 在髓袢被重吸收，这些部位对 K^+ 的重吸收的比例是比较固定的。远端小管和皮质集合管既能重吸收 K^+，也能分泌 K^+，并受多种因素的调节，因而其重吸收和分泌的速率是可变的。

K^+ 的分泌与 Na^+ 的重吸收密切相关，一方面由于 Na^+ 的主动重吸收使管腔电位变为负电位（$-10\sim-40\,mV$），一方面是钠泵的活动促使组织液的 K^+ 进入上皮细胞，增加了细胞内与小管液之间的 K^+ 的浓度差。肾对 K^+ 的排出量主要取决于远端小管和集合管主细胞对 K^+ 的分泌量，故凡能影响主细胞基底膜上钠泵活性和顶端膜对 Na^+、K^+ 通透性的因素，均可影响 K^+ 的分泌。

第四节　尿液的浓缩和稀释

尿的浓缩和稀释是以尿和血浆的渗透压相比较而言的，如果排出的尿渗透压比血浆的高，则称为高渗尿，表明尿液被浓缩；反之，如果排出的尿渗透压比血浆的低，则称为低渗尿，表明尿液被稀释。正常血浆渗透压约为 $300\,mOsm/L$，原尿的渗透压与血浆渗透压基本相同，终尿的渗透压在 $50\sim1200\,mOsm/L$ 之间波动，说明肾对尿液的浓缩和稀释功能很强，这对于维持人体水平衡具有重要作用。

肾小球超滤液在流经肾小管各段时，其渗透压发生变化。在近端小管为等渗重吸收，故近端小管末端小管液渗透压与血浆相等；在髓袢降支主要对水通透性较高，小管液渗透压逐渐升高，髓袢升支主要重吸收 NaCl，小管液渗透压逐渐降低；小管液流经远端小管后端和集合管时，渗透压可随体内缺水或水过多等不同情况发生大幅度波动（图 8.15）。

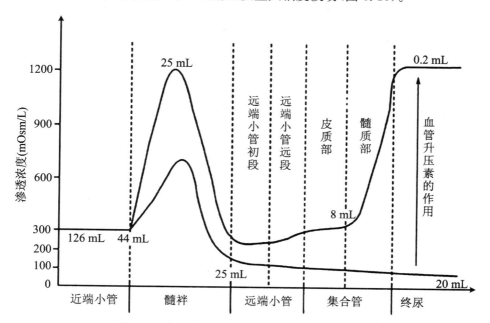

图 8.15　肾小管各段小管液渗透压和流量的变化

图中数字系两肾全部肾小管与集合管各段每分钟的小管液流量

一、尿液的稀释

尿液的渗透浓度最低可低至 50 mOsm/L,尿液的稀释主要发生在远端小管和集合管。在髓祥升支粗端末端,小管液是低渗的,如果体内水分过多而造成晶体渗透压下降,可抑制抗利尿激素的释放,远曲小管和集合管对水的通透性很低,水不能被重吸收,而 NaCl 继续被重吸收,故小管液的浓度进一步降低,形成低渗尿。如饮用大量清水后,血浆晶体渗透压降低,抗利尿激素释放减少,引起尿量增加,尿液稀释。

二、尿液的浓缩

尿液的浓缩也发生在远端小管和集合管,是由于小管液中的水被继续重吸收而溶质仍留在小管液中造成的。如在失水、禁水等情况下,血浆晶体渗透压升高,引起尿液减少,尿液浓缩,终尿的渗透浓度可高达 1200 mOsm/L。

水被重吸收是依赖于渗透作用,其动力来自肾髓质部肾小管和集合管内、外渗透浓度梯度,即水的重吸收必须要求小管周围组织液是高渗的。用冰点降低法测定鼠肾组织的渗透浓度,发现肾皮质部组织液的渗透压与血浆相等,而由髓质外层向乳头部深入,组织液的渗透压逐渐升高,内髓部的渗透压可达血浆的 4 倍(图 8.16)。所以肾髓质的渗透浓度由外向内逐步升高,具有明显的渗透梯度,这也是尿液浓缩的必备条件。

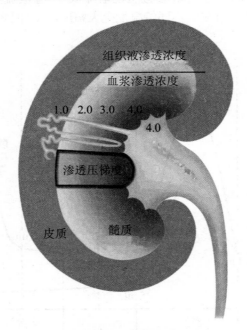

图 8.16 肾髓质渗透梯度示意图

三、肾髓质渗透梯度的形成和维持

（一）肾髓质渗透梯度的形成

1. 外髓部渗透梯度的形成

在外髓部，渗透压梯度的形成是由于髓袢升支粗段对 NaCl 的主动重吸收所致（图 8.17）。髓袢升支粗段对水不通透，故随着对 NaCl 的主动重吸收，升支粗段内小管液的 NaCl 浓度和渗透压均逐渐降低，而升支粗段管周组织液的渗透压则升高，于是从皮质到近内髓部的组织液形成了一个渗透压增高的梯度。

2. 内髓部渗透梯度的形成

在内髓部，渗透压梯度的形成与尿素的再循环和 NaCl 的扩散有关。远曲小管及皮质部、外髓部的集合管对尿素不通透，但集合管对水易通透。由于水被重吸收，小管液的尿素浓度将逐渐增高，内髓部的集合管对尿素易通透，尿素顺浓度差进入内髓部组织液，使其渗透压增高；升支细段对尿素的通透性大，内髓部组织液中的尿素顺浓度差扩散入升支细段，经远曲小管及皮质部和外髓部集合管，至内髓集合管时再扩散入组织液，形成**尿素的再循环**（urea recycling）。尿素的再循环有助于内髓高渗透压梯度的形成和加强。NaCl 的扩散发生于内髓部（图 8.17）。髓袢降支细端对 Na^+ 不通透，但对水易通透。在内髓部渗透压的作用下，小管液中的水不断进入内髓组织间，使小管液的 NaCl 浓度和渗透压逐渐增高，在髓袢折返部达到最高。在升支细端，管壁对 Na^+ 易通透而对水不通透，NaCl 顺浓度差扩散入组织液，参与内髓部高渗透压梯度的形成。这样在髓袢降支细端和升支细端就形成了逆流倍增系统，使内髓组织液的渗透压由近外髓部至乳头部逐渐增高，形成渗透压梯度。

（二）肾髓质渗透梯度的保持

肾髓质高渗透压梯度的保持主要依靠直小血管的逆流交换作用（图 8.17）。直小血管的降支和升支是并行的血管，与髓袢相似，在髓质形成袢。直小血管壁对水和溶质的通透性都很高，当血液沿直小血管降支向髓质深部流动时，因其周围组织液的 NaCl 和尿素浓度逐渐增加，这些物质便顺浓度差扩散入直小血管，而直小血管中的水则渗出到组织液中。愈深入内髓层，直小血管血液中的 NaCl 和尿素浓度愈高，至折返部达最高。当血液沿直小血管升支向皮质部回流时，由于髓质渗透浓度越来越低，直小血管中的 NaCl 和尿素浓度比同一水平组织液的高，NaCl 和尿素又不断扩散到组织液，水又重新渗入直小血管。这样，NaCl 和尿素就在直小血管的升支和降支间循环，使髓质的高渗透压梯度得以保持，直小血管仅将髓质中多余的溶质和水带回血液循环。直小血管的这一作用与血流量有关，当血流量增加时，可带走更多肾髓质溶质，使得髓质部渗透梯度变小；当直小血管血流量减少时，肾髓质供氧降低，髓袢升支粗段主动重吸收 NaCl 的量减少，髓质部的高渗透梯度也不能维持。

髓质渗透压梯度形成的逆流倍增原理

逆流倍增系统：物理学中逆流的含义是指两个并列的管道中液体流动的方向相反。如图 8.18 所示，A 管中液体向下流，B 管中液体向上流，如果 A、B 两管下端是连通的，而且两管间的 M_1 膜能主动将 B 管中 NaCl 泵入 A 管，M_1 膜对水又不通透，所以当含有 NaCl 的溶液在 A 管自上而下流动时，M_1 膜不断将 B 管中 NaCl 泵入 A 管，A 管中 NaCl 的浓度自上而下逐渐升高，到 A、B 管弯曲部达最大值。当液体折返从 B 管自下向上流动时,NaCl的浓度就越来越低。这样,A、B两管从上而下溶液的浓度逐渐增加形成浓度梯度,即产生逆流倍增现象。

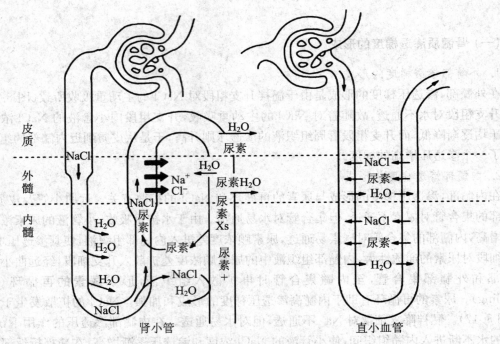

图 8.17　尿浓缩机制示意图

粗箭头表示升支粗段主动重吸收 Na^+ 和 Cl^-;髓袢升支粗段
和远曲小管前段对水不通透;Xs 表示未被重吸收的溶质

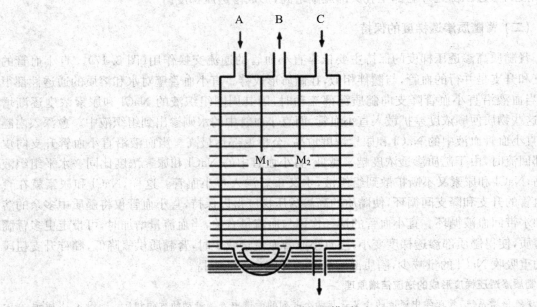

图 8.18　逆流倍增作用模型

A 管内液体向下流,B 管内液体向上流,C 管内液体向下流,M_1 膜能将
液体中 Na^+ 由 B 管泵入 A 管,且对水不易通透,M_2 膜对水易通透

第五节　尿生成的调节

尿的生成包括肾小球滤过、肾小管和集合管的重吸收和分泌。与肾小球滤过作用有关的因素(有效滤过压、滤过膜面积及其通透性和肾血浆流量)在前文已述,本节主要论述肾小管和集合管重吸收和分泌的调节。

一、肾内自身调节

(一)小管液中溶质浓度对肾小管功能的调节

小管液溶质的浓度决定小管内的渗透压,是对抗肾小管重吸收水分的力量。如果小管液中溶质的浓度高,渗透压高,就会妨碍肾小管特别是近端小管对水的重吸收,小管液中 Na^+ 被稀释而浓度降低,肾小管内外的 Na^+ 浓度差变小, Na^+ 的重吸收也减少,结果尿量增多,NaCl的排出也增多。如糖尿病患者,由于葡萄糖未能被近球小管完全重吸收回血,使小管液中葡萄糖含量增多,小管液渗透压增高,妨碍了水和 NaCl 的重吸收,而造成尿量增多并出现糖尿。这种由于小管液中溶质含量增多,渗透压升高,使得水的重吸收减少而尿量增多的现象,称为**渗透性利尿**(osmotic diuresis)。临床上,给某些水肿病人使用可被肾小球滤过但不被肾小管重吸收的物质,如甘露醇和山梨醇等,提高小管液的渗透压,以达到利尿消肿的目的。

(二)球-管平衡

近端小管对小管液的重吸收量可以随肾小球滤过率的变化而变化,即当肾小球滤过率增大时,近端小管对小管液中 Na^+ 和水的重吸收量也增大;当肾小球滤过率减少时,近端小管对小管液中 Na^+ 和水的重吸收量也减少,这种现象称为**球-管平衡**(glomerulotubular balance)。其生理意义在于使尿量不致因肾小球滤过率的增减而发生大幅度的变化。实验证明,近端小管对小管液中 Na^+ 和水的重吸收量总是占滤过量的 $65\%\sim70\%$,称为近端小管的**定比重吸收**(constant fraction reabsorption)。在肾血浆流量不变的情况下,当肾小球滤过率增加时,进入近端小管周围毛细血管的血量减少,毛细血管中血压降低而胶体渗透压增高,有利于肾小管增加对 Na^+ 和水的重吸收,使重吸收的量仍达肾小球滤过率的 $65\%\sim70\%$;如果肾小球滤过率减少,则发生相反的变化,使重吸收量仍保持在此范围。

二、神经调节

肾主要接受肾交感神经的支配和调节。肾交感神经兴奋可通过下列方式影响肾脏的功能:① 使入球小动脉和出球小动脉收缩,但前者收缩比后者更明显,从而使肾小球毛细血管血浆流量减少,肾小球毛细血管血压下降,肾小球的有效滤过压下降,肾小球滤过率降低;② 刺激球旁细胞释放肾素,导致循环血中的血管紧张素 II 和醛固酮含量增加,增加肾小管对 NaCl 和水的重吸收;③ 直接刺激近端小管和髓袢上皮细胞重吸收 Na^+、Cl^- 和水。

三、体液调节

（一）抗利尿激素

抗利尿激素（antidiuretic hormone，ADH），也称**血管升压素**（vasopressin，VP），由下丘脑视上核和室旁核的神经内分泌细胞合成，经下丘脑垂体运输至神经垂体贮存，并由此释放入血。

1. 抗利尿激素的作用及机制

抗利尿激素主要通过提高远曲小管和集合管上皮细胞对水的通透性，增加水的重吸收而发挥抗利尿作用。抗利尿激素与远曲小管和集合管上皮细胞管周膜上的 V2 受体结合后，通过激活膜内的腺苷酸环化酶，使细胞内 cAMP 生成增多，cAMP 激活细胞中的蛋白激酶 A，后者增加管腔膜上的水通道，从而增加水的通透性（图 8.19）。重吸收的水量增多使尿液浓缩，尿量减少。当抗利尿激素缺乏时，管腔膜上的水通道减少，水的重吸收减少，尿量增多。

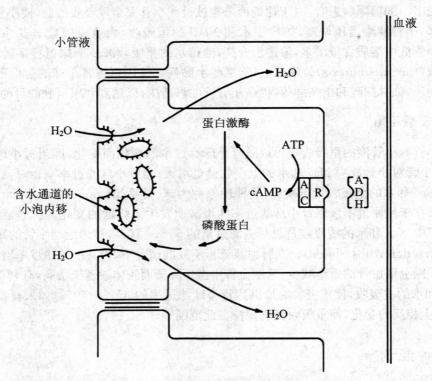

图 8.19　抗利尿激素的作用机制示意图

2. 抗利尿激素分泌的调节

抗利尿激素的分泌和释放受血浆晶体渗透压、循环血量和血压的影响，其中血浆晶体渗透压是生理情况下调节抗利尿激素合成与分泌的最主要且最敏感的因素。

（1）血浆晶体渗透压　正常人血浆渗透压为 $280\sim290$ mOsm/（kg·H_2O），引起 ADH 分泌的血浆渗透浓度为 $275\sim290$ mOsm/（kg·H_2O），血浆中 ADH 的浓度为 $0\sim4$ pg/mL。当血浆渗透压低于引起 ADH 分泌的渗透浓度阈值时，ADH 分泌停止。如大量饮清水使血浆晶体渗透压降低,ADH 分泌和释放减少甚至停止,远曲小管和集合管对水的重吸收减少,尿液稀释,尿量增多,以排出体内过剩的水分。这种一次性的大量饮清水,反射性地使 ADH 分泌和释放减少而引起尿量明显增多的现象,称为**水利尿**(water diuresis)(图 8.20)。当血浆晶体渗透压升高达到 ADH 释放的阈值后,血浆晶体渗透压每升高 1‰,ADH 的浓度可升高 1 pg/mL。如人体剧烈运动而大量出汗或病理情况下发生严重的呕吐、腹泻后,导致体内水分丧失,血浆晶体渗透压升高,使 ADH 分泌增加,促进远曲小管和集合管对水的重吸收,尿液浓缩,水分排出减少,有利于血浆晶体渗透压恢复到正常范围。血浆晶体渗透压升高还可以引起渴觉,正常人引起渴觉的血浆渗透浓度阈值为 289～307 mOsm/(kg·H_2O),血浆 ADH 浓度达 5 pg/mL 时也可以引起渴觉。

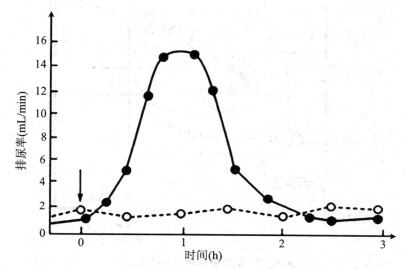

图 8.20　一次饮 1 升清水（实线）和饮 1 升等渗盐水（虚线）后的排尿率
（箭头表示饮水时间）

下丘脑的渗透压感受器

在下丘脑第三脑室前腹侧部有**渗透压感受器**(osmoreceptor),该区域的上部是穹窿下器,下部是终板血管器,两者之间有内侧视前区。渗透压感受器对不同溶质引起的血浆晶体渗透压升高的敏感性不同,其对 NaCl 形成的渗透压最为敏感,静脉注射甘露醇和蔗糖也能刺激 ADH 分泌,但葡萄糖和尿素则无作用。

（2）循环血量　机体失血时,循环血量减少 5‰ 及以上时,对心房和胸腔大静脉壁上的容量感受器刺激减弱;同时,心输出量减少,血压降低,对颈动脉窦压力感受器的刺激减弱。两者经迷走神经传入中枢的冲动减少,反射性地使抗利尿激素分泌和释放增多,水重吸收增多,尿量减少,有利于血容量和血压的恢复。

（3）其他因素　恶心、疼痛、应激刺激、AngⅡ、低血糖、某些药物(如尼古丁、吗啡)等可刺激 ADH 的分泌;乙醇可抑制 ADH 的分泌。

（二）醛固酮

醛固酮是由肾上腺皮质球状带的细胞合成并分泌。

1. 醛固酮的作用及机制

醛固酮的作用主要是促进远曲小管和集合管上皮细胞 Na^+ 和水的重吸收,促进 K^+ 的分泌,所以具有保 Na^+ 排 K^+ 和增加细胞外液容量的作用。醛固酮进入远曲小管和集合管的上皮细胞后,与胞浆内的受体结合,形成激素-受体复合物。后者通过核膜,与核中 DNA 特异性结合,调节特异性 mRNA 转录,最终合成多种**醛固酮诱导蛋白**(aldosterone-induced protein),包括管腔膜钠通道蛋白、线粒体合成 ATP 的酶和基底侧膜上的钠泵等,使管腔膜对 Na^+ 的通透性增大,线粒体内 ATP 的合成增多,基底膜上钠泵的活性增强,从而促进 Na^+ 的重吸收和 K^+ 的分泌(图 8.21)。

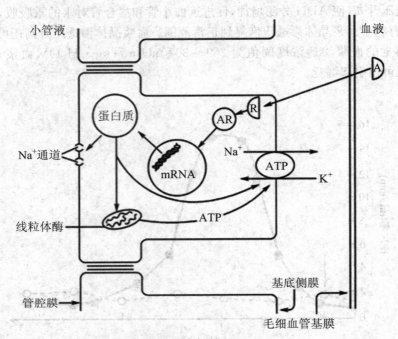

图 8.21 醛固酮作用机制的示意图
A:醛固酮;R:受体

2. 醛固酮分泌的调节

(1)肾素-血管紧张素-醛固酮系统 肾素-血管紧张素系统兴奋,导致血管紧张素产生增多,血管紧张素Ⅰ和Ⅱ可刺激肾上腺皮质分泌醛固酮增多。肾素是由球旁器中的球旁细胞合成、储存和释放的,当肾血流量减少,肾小管液中 Na^+ 浓度降低时会促进肾素的释放。因此,肾素-血管紧张素系统和醛固酮在血浆中的变化一致,构成一个相互关联的功能系统,称为肾素-血管紧张素-醛固酮系统。

(2)血 K^+ 和血 Na^+ 浓度 血 K^+ 浓度升高和(或)血 Na^+ 浓度降低,均可直接刺激醛固酮的合成和分泌增加;反之,则使醛固酮分泌减少。但肾上腺皮质球状带对血 K^+ 浓度的变化比血 Na^+ 更为敏感,血 K^+ 升高 $0.5\ mm/L$,即可刺激其分泌活动增加,而血 Na^+ 浓度则需更大程度的降低才能引起同样的效应。

(三)心房钠尿肽

心房钠尿肽是由心房肌细胞合成和释放的肽类激素。心房钠尿肽具有明显的促进 NaCl 和水排出的作用。循环血量增多使心房扩张和摄入钠过多时,刺激其释放。心房钠尿肽通过抑制集合管对 NaCl 的重吸收、促进入球和出球小动脉舒张(以前者为主)以及抑制肾素、醛固酮和抗利尿激素的分泌,使水的重吸收减少。

第六节　血浆清除率

血浆清除率(plasma chearance，C)是指两肾在 1 min 内能将多少毫升血浆中所含的某种物质完全清除出去，此血浆毫升数称为该物质的血浆清除率(mL/min)。血浆清除率表示肾在单位时间内从血浆中清除某种物质的能力。因此，血浆清除率对衡量肾的排泄功能有重要意义，可用于测定肾小球滤过率、肾血浆流量和判断肾功能。

一、血浆清除率的测定

血浆清除率的测定方法：肾对某一物质排泄量的多少除与肾本身功能有关，还与该物质在血浆中的浓度有关。如该物质在血浆中的浓度较低，即使肾对它的排泄功能很好，尿中该物质的浓度也不可能很高。反之，如该物质在血浆中的浓度较高，即使肾对它的排泄功能较弱，尿中该物质的浓度也不会太低。因此，计算血浆清除率(C)需同时测量三个数值：被测量物质在血浆中的浓度(P)、在尿中的浓度(U)和每分钟的尿量(V)，所以

$$C = \frac{U \times V}{P}$$

如测得尿素的血浆浓度为 30 mg/100 mL，尿中浓度为 2100 mg/100 mL，尿量为 1 mL/min，则尿素的血浆清除率为

$$C = \frac{U \times V}{P} = \frac{2100 \text{ mg/100 mL} \times 1 \text{ mL/min}}{30 \text{ mg/100 mL}} = 70 \text{ mL/min}$$

二、血浆清除率测定的意义

(一) 测定肾小球滤过率

如果某种物质可自由通过肾小球滤过膜，则该物质在肾小囊超滤液中的浓度与血浆相等，同时，如果该物质在肾小管和集合管中既不被重吸收也不被分泌，则单位时间内该物质在肾小球滤过的量应等于从尿中排出的量，因此该物质的清除率就等于肾小球滤过率。

菊粉即符合这一条件，用静脉注射菊粉并使之在血浆中的浓度恒定为 1 mg/100 mL，测得此时尿中浓度为 125 mg/100 mL，尿量为 1 mL/min，则菊粉的清除率为

$$C = \frac{U \times V}{P} = \frac{125 \text{ mg/100 mL} \times 1 \text{ mL/min}}{1 \text{ mg/100 mL}} = 125 \text{ mL/min}$$

由此可知，肾小球的滤过率为 125 mL/min。

(二) 测定肾血浆流量

如果血浆在流经肾脏后，肾静脉血中某种物质的浓度接近于零，表明该物质经肾小球滤过和肾小管、集合管转运后，从血浆中全部被清除，因此该物质在尿中排出的量应等于每分钟肾血浆流量与血浆中该物质浓度的乘积。

碘锐特和对氨基马尿酸盐这类物质，可以通过肾小球滤过，肾小管和集合管对其无重吸收但有分泌作用。保持这类物质在动脉血中一定的浓度，如测得在肾静脉中的浓度几乎为零，说

明经肾循环后,该物质已被完全清除。因此,其清除率就代表肾血浆流量。如测得碘锐特在血浆中的浓度为 1 mg/100 mL,在尿中的浓度为 220 mg/100 mL,尿量为 3 mL/min,那么碘锐特的血浆清除率为

$$C = \frac{U \times V}{P} = \frac{220 \text{ mg}/100 \text{ mL} \times 3 \text{ mL}/\text{min}}{1 \text{ mg}/100 \text{ mL}} = 660 \text{ mL}/\text{min}$$

由此可知,肾血浆流量为 660 mL/min。

(三) 肾小管的功能判断

通过对各种物质清除率的测定,可以推测哪些物质可以被肾小管净重吸收,哪些物质能被肾小管净分泌,推断肾小管对不同物质的转运功能。如葡萄糖可以自由通过肾小球滤过,但其清除率几乎为零,说明葡萄糖被肾小管完全重吸收。

第七节　尿液及其排放

一、尿液

正常成年人一天的尿量约为 1.0～2.0 L/d,平均 1.5 L/d。当摄入的水多和出汗很少时,尿量可超过 2.0 L/d;反之,摄入的水少或出汗很多时,尿量可少于 1.0 L/d。如果每天的尿量长期保持在多于 2.5 L,为多尿;每天尿量在 0.1～0.5 L,为少尿;少于 0.1 L,为无尿,多尿、少尿和无尿均属不正常现象。这是因为正常成人每天约产生 35 g 固体代谢产物,最少需 0.5 L 尿量才能将其溶解并排出。少尿或无尿会使代谢产物在体内堆积,导致代谢性酸中毒;多尿会使机体丧失大量水分,使细胞外液量减少,电解质代谢紊乱,这些变化都干扰内环境理化性质的相对稳定。

尿液的成分 95%～97% 是水,其余是溶解于其中的固体物质。固体物以电解质和非蛋白含氮化合物为主,正常尿液中蛋白质、糖的含量甚微,临床常规方法不能测出。尿液的酸碱度在 5.0～8.0。由于体内代谢产物多偏酸性,通常尿的 pH 介于 5.0～7.0 之间。正常尿液为淡黄色,密度在 1.015～1.025 g/cm³,最大变动范围在 1.002～1.035 g/cm³。大量饮用清水后,尿被稀释,颜色变淡,密度降低;相反,尿液少时,尿被浓缩,颜色变深,密度升高。

二、排尿

尿的生成是个连续不断的过程。通过滤过、重吸收、分泌等过程形成的尿液经集合管流出,汇入乳头管,再进入肾盂,经输尿管送至膀胱。膀胱内贮存的尿达到一定的量会引起排尿反射,尿液经尿道排出。

(一) 膀胱和尿道的神经支配

膀胱逼尿肌和尿道内括约肌受交感和副交感神经双重支配,主要有三对神经。

1. 盆神经

起自骶髓 2～4 侧角,其传出纤维属副交感神经。兴奋时使膀胱逼尿肌收缩,尿道内括约

肌松弛,促进排尿。

2. 腹下神经

起自脊髓胸 11～腰 2 侧角,其传出纤维属交感神经。兴奋时使膀胱逼尿肌松弛,尿道内括约肌收缩,抑制排尿。在排尿活动中,该神经的作用较弱。

3. 阴部神经

起自骶髓 2～4 前角,兴奋时使尿道外括约肌收缩。阴部神经属躯体运动神经,所以尿道外括约肌活动受意识控制。

这三对神经中包含有传入纤维。膀胱充盈感觉的传入纤维在盆神经中,传导膀胱痛觉的纤维在腹下神经中,尿道感觉的传入纤维在阴部神经中(图 8.22)。

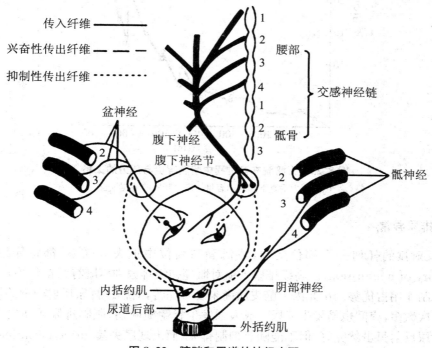

图 8.22　膀胱和尿道的神经支配

(二)排尿反射

排尿活动是一个反射过程,称**排尿反射**(micturition reflex),其初级中枢在脊髓,但受到大脑高级中枢的控制。当膀胱内尿量达 400～500 mL,其内压超过 7.5～10 cmH$_2$O(1 cmH$_2$O＝0.098 kPa)时(图 8.23),膀胱壁上的牵张感受器受到刺激而兴奋,冲动沿盆神经传入骶髓的初级排尿反射中枢,同时,冲动上行达大脑皮质的高级排尿反射中枢,产生尿意。如环境允许排尿,由高级排尿反射中枢发出的冲动加强初级中枢的兴奋,经盆神经传出冲动增多,引起逼尿肌收缩,内括约肌松弛,尿液进入后尿道。后尿道感受器受尿液刺激,冲动沿阴部神经传入脊髓初级排尿中枢,使其活动增强,再经传出神经使逼尿肌加强收缩,外括约肌松弛,于是,尿液被强大的膀胱内压(可高达 150 cmH$_2$O)驱出。尿液对尿道的刺激可反射性地加强排尿中枢活动,这是一种正反馈,可以促进排尿反射,直至尿液排完为止。排尿后残留在尿道的尿液,男性可以通过球海绵体肌肉收缩将其排尽,女性依靠尿液的重力而排尽。

　　当环境不适宜排尿时,高级排尿反射中枢会发出抑制性冲动,使初级排尿反射中枢活动减弱,而腹下神经和阴部神经传出冲动增多,从而抑制排尿。故在一定范围内,排尿可受意识控制。但随膀胱进一步充盈,引起排尿的传入信号越来越强烈,尿意也越来越强烈。

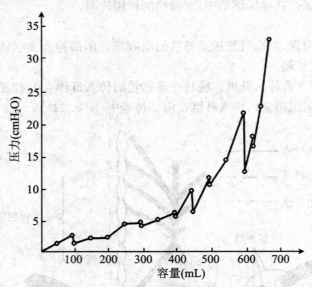

图 8.23　人膀胱充盈过程中膀胱容量与压力的关系
图中压力垂直下降表示容量恒定时膀胱的适应过程

（三）排尿异常

　　排尿反射弧的任何一个部位受损,或骶髓与高位中枢失去联系,都将导致**排尿异常**（abnormality of micturition）。高级排尿中枢对骶髓初级排尿中枢既有兴奋作用,又有抑制作用,但以抑制作用占优势。小儿因大脑皮质尚未发育完善,对初级排尿反射中枢的控制能力较弱,故排尿次数多,夜间也易发生遗尿。成人如发生脊髓横断伤,骶髓排尿活动失去高位中枢的控制,排尿反射弧虽然完好,但不能随意抑制排尿,而出现**尿失禁**（urine incontinence）。

　　如膀胱的传入神经受损,膀胱充盈的传入信号不能到达骶髓,则不能反射性引起张力增加,故膀胱充盈膨胀,膀胱壁张力下降,称为**无张力膀胱**（atonic bladder）。当膀胱过度充盈时,可发生溢流性滴流,即从尿道滴出数滴尿液,称为**溢流性尿失禁**（overflow incontinence）。如果支配膀胱的传出神经或骶段脊髓受损,排尿反射不能发生,膀胱变得松弛扩张,大量尿液滞留在膀胱内,导致**尿潴留**（urine retention）。

参 考 文 献

[1]　朱大年. 生理学[M]. 北京:人民卫生出版社,2008.
[2]　白波,高明灿. 生理学[M]. 北京:人民卫生出版社,2010.
[3]　夏强. 医学生理学[M]. 北京:科学出版社,2002.
[4]　范少光,汤浩,潘伟丰. 人体生理学[M]. 北京:北京医科大学出版社,2000.

（王静）

第九章 感觉器官的功能

感觉是客观事物在人主观上的反映,是人和动物机体适应内、外环境的不断变化所必需的一种生理功能。内、外环境的各种刺激首先作用于机体不同的感受器或感觉器官,感受器能将各种刺激所含的能量转变为相应的神经冲动,然后沿一定的神经传入通路到达大脑皮层的特定部位,从而产生相应的感觉,同时引起反射活动以及对机体各种功能活动的复杂的调节过程。由此可见,各种感觉都是通过特定的感受器或感觉器官、传入神经和大脑皮层的共同活动而产生的。

第一节 概 述

一、感受器和感觉器官的概念和分类

感受器(receptor)是指分布在体表或组织内部的一些专门感受机体内、外环境变化的结构或装置。如感觉神经末梢、肌梭、视网膜上的感光细胞等。一些结构和功能上都高度分化了的感受细胞,连同它们的附属结构,构成复杂的**感觉器官**(sense organ)。人体的感觉器官主要有视觉器官、听觉器官、前庭器官、嗅觉器官、味觉器官等,也称为特殊感觉器官。

感受器的种类很多,分类方法也不相同。根据所感受刺激的来源,又可分为**外感受器**(exteroceptor)和**内感受器**(interoceptor)。外感受器多分布在体表,感受外环境变化的信息,通过感觉神经传到中枢,可引起清晰的主观感觉,对人类认识客观世界和适应外环境具有重要意义。外感受器可进一步分为远距离感受器和接触感受器,如视、听、嗅觉感受器属于远距离感受器,而触、压、味、温度觉感受器可归类于接触感受器。内感受器存在于身体内部的器官或组织中,感受内环境变化的信息,可分为**本体感受器**(proprioceptor)和**内脏感受器**(visceroceptor),如肌梭、肌腱中有本体感受器,内脏器官中有压力感受器、化学感受器、渗透压感受器等内脏感受器。根据所感受刺激的性质,感受器又可分为机械感受器、化学感受器、光感受器和温度感受器等。

需要指出的是,以上感受器的传入冲动大多能引起主观感觉,但也有一些感受器只是向中枢神经系统提供内、外环境中某些因素改变的信息,引起各种调节反应,在主观上不产生特定的感觉,如渗透压感受器。

二、感受器的一般生理特性

(一)感受器的适宜刺激

一种感受器通常只对某种特定形式的刺激最敏感,这种形式的刺激即为该感受器的**适宜刺激**(adequate stimulus)。如人耳对声音刺激敏感,眼只对光照敏感。感受器对适宜刺激需

达一定的感受阈值,包括强度阈值、时间阈值、面积阈值和分辨阈,才能引起感受。

(二)感受器的换能作用

各种感受器能把作用于它们的各种形式的刺激能量转换为传入神经的动作电位,这种能量转换称为感受器的**换能作用**(transducer function)。如感受器可将声能、光能、热能、机械能、化学能等转换为**生物电**形式的电能,最终以神经冲动的形式传入中枢。因此,感受器可以看成是生物换能器。

在换能过程中,一般不是直接把刺激能量转变为神经冲动,而是先在感受器细胞或传入神经末梢引起过渡性的电位变化,在感受器细胞产生的膜电位变化,称为**感受器电位**(receptor potential),而在传入神经末梢产生的膜电位变化则称为**发生器电位**(generator potential)。感受器电位和发生器电位的出现,实际上是传入纤维的细胞膜或感受细胞的细胞膜进行了跨膜信号传递或转换过程的结果。

发生器电位和感受器电位同终板电位一样,是一种过渡性慢电位,它们不具有"全或无"的特性,而其幅度与外界刺激强度成比例,它不能作远距离传播而可能在局部实现时间性总和和空间性总和。正因为如此,感受器电位和发生器电位的幅度、持续时间和波动方向,就反映了外界刺激的某些特征,也就是说,外界刺激信号所携带的信息,也在换能过程中转移到了这种过渡性电变化的可变动的参数之中。

(三)感受器的编码功能

感受器在感受刺激的过程中,不仅仅是发生了能量形式的转换,更重要的是感受器将各种刺激的信息整合到传入神经动作电位的序列之中,这一作用即为感受器的**编码**(coding)功能。一般认为感受器对刺激性质(如电、声、光)的感受,是将该刺激信息通过编码,以信息码的方式,通过神经冲动沿特定的神经传导通路传导,或将信息码传至特定的高级中枢部位,产生对不同刺激性质的感受。感受器对刺激强度的编码,是通过单一神经纤维上动作电位频率的多少,或参与兴奋传导的神经纤维数目的多少来实现的。

(四)感受器的适应现象

以同一强度的刺激持续作用于某种感受器时,随着刺激时间的延长,感受器的阈值会逐渐升高,即对该刺激变得不敏感,这种现象称为感受器的**适应**(adaptation)。经测定,其传入神经上神经冲动的频率也会随着刺激时间的延长而逐渐下降。如果该刺激能引起主观感觉,这种感觉也会逐渐减弱。适应现象虽然是感受器的一个共同特性,但各种感受器适应过程发展的速度有所不同。有的发展较快,称为快适应感受器,如触觉感受器和嗅觉感受器,在接受刺激后很短时间内,传入神经上的冲动就会明显减少甚至消失;有的感受器的适应过程发展较慢,称为慢适应感受器,如肌梭、颈动脉窦压力感受器、痛觉感受器等。感受器适应的快或慢,各有其不同的生理意义。快适应有利于机体再接受其他新的刺激;慢适应则使感受器能不断地向中枢传递信息,有利于机体对某些生理功能进行经常性的调节,如颈动脉窦压力感受器属于慢适应感受器,可长期地对血压出现的波动随时进行监测和调整。

第二节　视　觉　器　官

视觉(vision)是通过视觉系统活动而产生的一种特殊感觉。视觉系统包括视觉器官、视觉神经和视觉中枢三部分。据估计,人脑所获得的关于外界环境的信息中,大约有 70% 以上来自于视觉系统,由此可见,视觉具有极其重要的意义。

眼是视觉的外周器官(图 9.1),它由含有感光细胞的视网膜和折光系统两大部分组成,其功能主要表现在折光与感光两个方面。眼的适宜刺激波长为 380~760 nm 的电磁波,在这个可见光谱的范围内,折光功能是使外界的光线经过眼的折光系统,发生折射,在视网膜上形成物象;感光功能主要是通过视网膜中的感光细胞,将物象的光刺激所包含的视觉信息转变成电信号,最后以神经纤维的动作电位形式传向大脑皮层视觉中枢。

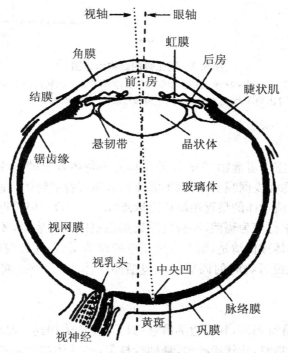

图 9.1　右眼的水平切面示意图

一、眼的折光功能

(一) 眼的折光系统与成像

眼的折光系统是一个复杂的光学系统,它包括角膜、房水、晶状体、玻璃体四种折光率不同的折光体,而且它们的曲率半径也不一致,所以,光线通过眼需要经过多次折射。其中晶状体的折光率最大,又能改变凸度大小,因此,它是眼中最重要的一个折光体。入射光线的折射主要发生在角膜的前表面。眼折光成像的原理与凸透镜成像的原理基本相似,但要复杂得多。为便于理解,通常用简化眼模型说明折光系统的功能(图 9.2)。

简化眼是设定眼球由一个前后径为 20 mm 的单球面的折光体构成,眼内容物均匀,其折光率为 1.33,曲率半径为 5 mm(折光体的节点 n 到前表面的距离),后主焦点在节点后 15 mm 处,相当于视网膜的位置。6 m 以外的物体,由于每一点发出的光线进入简化眼时均近于平行,因此可以在视网膜上聚焦并形成一个倒立缩小的物像,通过大脑皮质调整作用而形成视觉。利用简化眼的原理可较方便地求出物像的大小。

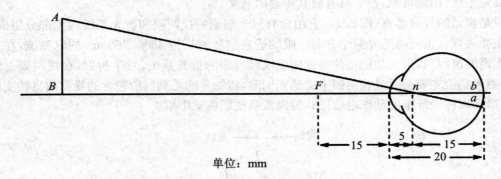

单位：mm

图 9.2　简化眼的结构示意图

n 为节点,AnB 和 anb 是两个相似三角形;如果物距为已知,就可由物体
大小算出物像大小,也可算出两三角形对顶角(即视角)的大小

(二) 眼的调节

正常人眼在安静状态下看远物(6 m 以外)时,由于物体发出的光线射入眼内时近似平行光线,经折射后正好成像在视网膜上,所以不需要调节即可看清物体。通常把眼在安静状态下不作任何调节时所能看清物体的最远距离称为**远点**(far point)。但看近物(6 m 以内)时,由于距离移近,入眼光线由平行变为辐散,经折射后聚焦在视网膜的后方,不能在视网膜上清晰成像。为使 6 m 以内的物体成像清楚,眼会发生相应的调节反应,称为视近调节,使物像总是清晰地落在视网膜上。眼视近物时的调节反应包括晶状体变凸、瞳孔缩小和两眼球会聚三个方面。

1. 晶状体的调节

晶状体呈双凸形,富有弹性,其周边部借悬韧带与睫状体相连。晶状体的曲度,可随睫状肌的舒缩而改变。看远物时,睫状肌松弛,悬韧带拉紧,晶状体被拉扁平,折光力减弱,远处物体成像在视网膜上。当看近物时,物像后移,视网膜感光细胞感受到模糊的物像,使视皮层兴奋,通过皮层中脑束使中脑正中核兴奋,反射性地引起动眼神经核副交感神经兴奋,传至睫状神经节,通过睫状短神经使睫状肌收缩,悬韧带松弛,晶状体借弹性向前(后)凸起,折光力增大,从而使物像前移,成像在视网膜上(图 9.3)。

人眼看近物时的调节能力主要决定于晶状体的调节,但晶状体的调节能力是有一定限度的。眼的调节力大小决定于晶状体的弹性,弹性好调节力强,反之则弱。晶状体的弹性与年龄有密切关系,年龄愈大,晶状体弹性愈差,眼的调节能力愈弱。通常把眼作最大调节所能看清物体的最近距离称为**近点**(near point)。例如,10 岁左右儿童的近点平均为 8.3 cm,20 岁左右的成人约为 11.8 cm,一般人在 40 岁以后眼的调节能力显著减退,表现为近点远移,60 岁时近点可增至 80 cm 或更远。这时看远物正常,看近物不清楚,称为老视,即通常所说的老花眼。

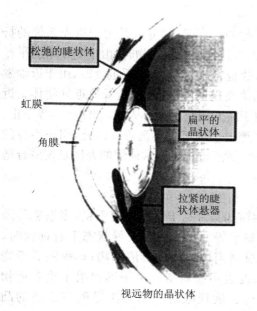

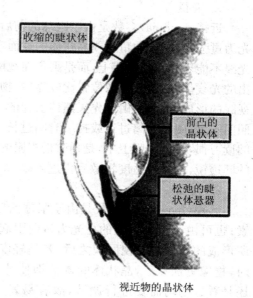

松弛的睫状体

虹膜

角膜

扁平的
晶状体

拉紧的睫
状体悬器

视远物的晶状体

收缩的睫状体

前凸的
晶状体

松弛的睫
状体悬器

视近物的晶状体

图 9.3　晶状体的调节示意图

2. 瞳孔的调节

瞳孔由虹膜围成,虹膜内亦有辐射状和环状两种平滑肌。辐射状肌纤维(瞳孔散大肌)受交感神经支配,收缩时瞳孔散大,称为散瞳肌;环状肌纤维(瞳孔括约肌)受动眼神经中的副交感纤维支配,收缩时瞳孔缩小,称为缩瞳肌。

在生理状态下,有两种情况使瞳孔改变其大小:一种是物体移近时,与晶状体凸度增大的同时,出现瞳孔缩小,以限制进入眼球的光量。看远物时在晶状体凸度变小的同时,瞳孔也放大,以增加进入眼球的光量。这种视近物时瞳孔缩小的反应,称为**瞳孔近反射**(near reflex of the pupil)或瞳孔调节反射。另一种情况是强光照射眼时,瞳孔缩小,称为**瞳孔对光反射**(pupillary light reflex)。瞳孔对光反射过程如下:强光照射一侧视网膜时产生的冲动经视神经传到中脑的顶盖前区换神经元,然后到达同侧和对侧的动眼神经核,再经动眼神经中的副交感纤维传出,使瞳孔括约肌收缩,双侧瞳孔缩小。瞳孔对光反射的效应是双侧性的,这种现象称为互感反应。瞳孔对光反射的中枢在中脑,故临床上常把它作为判断中枢神经系统病变部位、全身麻醉的深度和病情危重程度的重要指标。

3. 双眼会聚

当双眼注视近物时,在出现瞳孔缩小的同时,可见双眼眼球同时向鼻侧聚合的现象,称为双眼会聚。双眼球会聚,可使物体成像于双侧视网膜的对称点上,避免复视而产生清晰的单一视觉。

(三)眼的折光异常

如前所述,正常人的眼睛在安静状态下,来自远处的平行光线正好聚焦在视网膜上,因而可以看清远处的物体。看近物时,只要物距不小于近点的距离,经过一系列不同的调节过程也可以看清楚。有些人因眼球的形态或折光系统发生异常,致使平行光线不能在视网膜上聚焦成像,这种现象称为屈光不正(或称折光异常)。常见的有近视、远视和散光三种(图 9.4)。

1. 近视

近视（myopia）多数是由于眼球的前后径过长引起的，也有一部分人是由于折光系统的折光力过强引起的，如角膜或晶状体的球面弯曲度过大等。近视眼看远物时，由远物发来的平行光线不能聚焦在视网膜上，而是聚焦在视网膜之前，故视物模糊不清；当看近物时，由于近物发出的光线呈辐射状，成像位置比较靠后，物像便可以落在视网膜上，所以能看清近处物体。近视眼的形成，部分是由于先天遗传引起的，部分是由于后天用眼不当造成的，如阅读姿势不正、照明不足、阅读距离过近或持续时间过长、阅读物字迹过小或字迹不清等。因此，纠正不良的阅读习惯，注意用眼卫生，是预防近视眼的有效方法。矫正近视眼通常使用的办法是配戴合适的凹透镜，使光线适度辐散后再进入眼内。

2. 远视

远视（hyperopia）多数是由于眼球前后径过短引起的，常见于眼球发育不良，多系遗传因素；也可由于折光系统的折光力过弱引起，如角膜扁平等。远视眼在安静状态下看远物时，所形成的物像落在视网膜之后，若是轻度远视，经过适当调节可以看清远物；远视眼看近物时，物像更加靠后，晶状体的调节即使达到最大限度也不能看清。由于远视眼不论看近物还是看远物均需要进行调节，故容易发生调节疲劳。远视眼矫正的办法是配戴合适的凸透镜。

3. 散光

散光（astigmatism）是由于眼球在不同方位上的折光力不一致引起的。在正常情况下，折光系统的各个折光面都是正球面，即折光面每个方位的曲率半径都是相等的。由于某种原因，某个折光面有可能失去正球面形，这种情况常发生在角膜，即角膜的表面在不同方位上的曲率半径不相等。这样，通过角膜射入眼内的光线就不能在视网膜上形成焦点，导致视物不清。散光眼的矫正办法是配戴合适的圆柱形透镜，使角膜某一方位的曲率异常情况得到纠正。

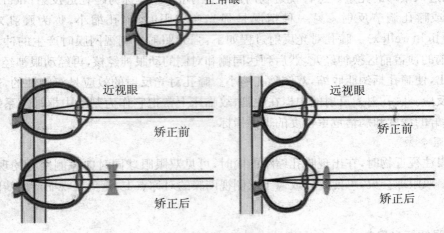

图 9.4　眼的折光异常示意图

二、眼的感光换能功能

（一）视网膜的结构特点

视网膜（retina）的厚度只有 0.1～0.5 mm，但结构十分复杂。经典组织学将视网膜分为十层，从外向内依次为色素上皮层、感光细胞层、外界膜、外颗粒层、外网状层、内颗粒层、内网状层、神经节细胞层、神经纤维层和内界膜。生理学上常按功能将细胞层次简化为四层来描述，即色素上皮层、感光细胞层、双极细胞层、神经节细胞层（图 9.5）。

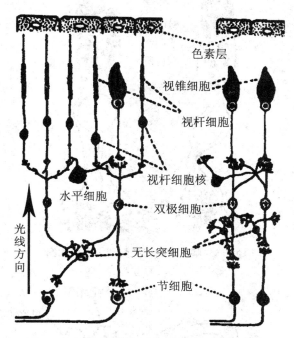

图 9.5　视网膜结构及其细胞间的联系示意图

从靠近脉络膜的一侧算起，视网膜最外层是色素细胞层；这一层的来源不属神经组织，血液供应也来自脉络膜一侧，与视网膜其他层接受来自视网膜内表面的血液供应有所不同；临床上见到的视网膜剥离，就发生在此层与其他层次之间。色素细胞层对视觉的引起并非无关紧要，它含有黑色素颗粒和维生素 A，对同它相邻接的感光细胞起着营养和保护作用。保护作用是除了色素层可以消除来自巩膜侧的散射光线外，色素细胞在强光照射视网膜时可以伸出伪足样突起，包被视杆细胞外段，使其相互隔离，少受其他来源的光刺激；当入射光线较弱时，伪足样突起缩回至胞体，视杆细胞外段才暴露，从而能充分接受光刺激。色素上皮细胞在视网膜感光细胞的代谢中起重要作用，许多视网膜疾病都与色素上皮功能失调有关。

色素上皮层内侧为感光细胞层，分**视杆细胞**（rod cell）和**视锥细胞**（cone cell）两种，它们都含有特殊的感光色素，是特殊分化的神经上皮细胞。视杆和视锥细胞在形态上都可分为四部分，由外向内依次称为外段、内段、胞体和终足（图 9.6）。其中外段是感光色素集中的部位，在感光换能中起重要作用。视杆细胞的外段呈圆柱状，该段胞质较少，绝大部分空间被重叠成层、整齐排列的**膜盘**（membranous disk）所占据（图 9.7）。扁平囊状的膜盘上镶嵌着蛋白质，主要是**视紫红质**(rhodopsin),该视色素可在光的作用下发生一系列光化学反应,是产生视觉的物质基础。人的每个视杆细胞外段有近千个膜盘,每个膜盘所含的视紫红质分子约有 100万个,这样的结构有利于进入视网膜的光量子有更多的机会在外段中碰到视紫红质分子。视锥细胞外段呈圆锥状,胞内也有类似的膜盘结构,膜盘膜上也含有特殊的视锥色素。人和绝大多数哺乳动物都具有三种不同的视锥色素,分别存在于不同的视锥细胞中。

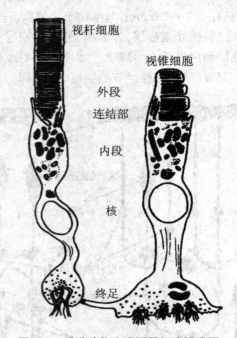

图 9.6　哺乳动物光感受器细胞模式图

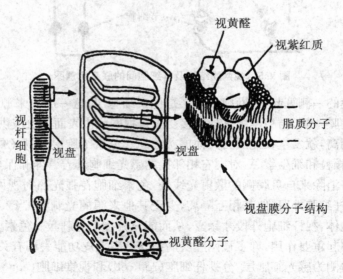

图 9.7　视杆细胞外段的超微结构示意图

两种感光细胞都通过终足和双极细胞层内的双极细胞发生突触联系,双极细胞一般再和神经节细胞层中的神经节细胞联系。视网膜中除了这种纵向的细胞间联系外,还存在横向的联系,如在感光细胞层和双极细胞层之间有水平细胞,在双极细胞层和神经节细胞层之间有无长突细胞。这些细胞的突起在两层细胞之间横向伸展,可以在水平方向传递信息,使视网膜在不同区域之间有可能相互影响,还可直接向神经节细胞传递信号。近年来发现,视网膜中除了有通常的化学性突触外,还有大量电突触存在。由此可见,视网膜也和神经组织一样,各级细胞之间存在着复杂的联系,视觉信息最初在感光细胞层换能变成电信号后,将在视网膜复杂的神经元网络中经历某种处理和改变,当视神经纤维的动作电位序列作为视网膜的最终输出信号传向中枢时,它们已经是经过初步加工和处理的信息了。

(二) 视网膜的两种感光系统

两种感光细胞都与双极细胞发生突触联系,双极细胞再和神经节细胞联系,神经节细胞的轴突构成视神经。视网膜上视觉纤维汇集穿出眼球处,无感光细胞,故没有视觉感受,在视野中形成生理**盲点**(blind spot)。两种感光细胞在视网膜上的分布并不均匀,在中央凹处的感光细胞几乎全部是视锥细胞,而且此处的视锥细胞与双极细胞、神经节细胞的联系方式多数是一对一的联系方式,形成视锥细胞到大脑的“专线”。视杆细胞主要分布在视网膜的周边部分,一般是多个视杆细胞与一个双极细胞联系,再由多个双极细胞与一个神经节细胞联系,形成细胞间传递信息的聚合式通路。因此,分别以视锥细胞与视杆细胞为主构成了两种不同的感光换能系统,即视锥系统和视杆系统。

视锥系统是指由视锥细胞和与它有关的传递细胞(如双极细胞和神经节细胞等)共同组成的感光换能系统。其功能特点是对光线的敏感性较差,只有在较强的光线刺激下才能发生反应,主要功能是白昼视物;该系统视物时能分辨颜色,有很高的分辨率,对物体的轮廓及细节都能看清。由于视锥系统的主要功能是白昼视物,故视锥系统也称为昼光觉系统(或明视觉系统)。以白昼活动为主的动物,如鸡、鸽等,其视网膜的感光细胞几乎全是视锥细胞。

视杆系统是指由视杆细胞和与它有关的传递细胞(如双极细胞和神经节细胞等)共同组成的感光换能系统。其功能特点是对光线的敏感度较高,能在昏暗的环境中感受弱光刺激而引起视觉。但该系统视物时不能分辨颜色,只能辨别明暗。分辨率较低,视物时的精细程度较差。由于该系统的主要功能是在暗光下视物,故也称晚光觉系统(或暗视觉系统)。基于上述原因,所以在光线很暗的情况下,人眼只能看到物体的粗略形象,而看不清其精细结构和色彩。由于视杆细胞主要分布在视网膜的周边部,所以,在黑暗中看物体时,正盯着物体观看(成像在中央凹)反倒不如稍离开些看得清楚。在自然界,以夜间活动为主的动物,如鼠、猫头鹰等,它们的感光细胞以视杆细胞为主。

(三) 视网膜的感光原理

感光细胞之所以能够感受光的刺激产生兴奋,是由于它们含有感光色素的缘故。感光色素在光的作用下分解,分解时导致跨膜信号转导进而使感光细胞产生感受器电位,后者可引发视神经末梢兴奋,产生神经冲动。

1. 视杆细胞的光-化学反应

视杆细胞的暗光觉功能与细胞内所含的感光色素视紫红质的光化学反应有直接关系。视紫红质由两部分组成,其一是视蛋白,由 348 个疏水性氨基酸残基组成单链,分子量约为38000;另一部分为生色基团视黄醛,由维生素 A 转变而来,后者是一种不饱和醇,在体内可被氧化成视黄醛。

视紫红质在光照时迅速分解为视蛋白和视黄醛,这是一个多阶段的反应。目前认为,视黄醛分子在光照时发生了分子构象的改变,即它在视紫红质分子中本来呈 11 -顺型视黄醛,但在光照时变为全反型。据计算,一个光量子被视紫红质吸收,就足以使视黄醛分子结构发生改变,导致视紫红质最后分解为视蛋白和视黄醛。视黄醛分子构象的这种改变,将导致视蛋白分子构象也发生改变,经过较复杂的信号传递系统的活动,诱发视杆细胞出现感受器电位。

在亮处分解的视紫红质,在暗处又可重新合成,即视紫红质的光化学反应是可逆的,其反应的平衡点决定于光照的强度。视紫红质在合成的第一步,是将全反型的视黄醛变为 11 -顺型的视黄醛,很快再同视蛋白结合。此外,贮存在视网膜的色素细胞层中的维生素 A,即 11 -全反型视黄醇,可在耗能的情况下变成 11 -顺型的视黄醇,进入视杆细胞,然后再氧化成 11 -顺型的视黄醛,参与视紫红质的合成补充。但这个过程进行的速度较慢,不是促进视紫红质再合成的即时因素。人在暗处视物时,实际是既有视紫红质的分解,又有它的合成,这是人在暗处能不断视物的基础。光线愈暗,合成过程将大于分解过程,视网膜中处于合成状态的视紫红质数量也愈高,这也使视网膜对弱光愈敏感。相反,人在亮光处时,视紫红质的分解增强,合成过程较弱,这就使视网膜中有较多的视紫红质处于分解状态,使视杆细胞几乎失去了感受光刺激的能力。

事实上,人的视觉在亮光处是靠对光刺激较不敏感的视锥系统来完成的,视锥系统在弱光时不足以被激活,而在强光系统下视杆细胞中的视紫红质较多地处于分解状态时,视锥系统就取而代之成为强光刺激的感受系统。在视紫红质再合成的过程中,有一部分视黄醛被消耗,这最终要靠由食物中吸收进入血液循环(相当部分贮存于肝)的维生素 A 来补充。长期摄入维生素 A 不足,将会影响人在暗光处的视力,引起**夜盲症**(nyctalopia)。

2. 视杆细胞感受器电位的产生

据测定,视杆细胞的感受器电位是一种超极化型的电位变化。当视杆细胞不受光照时,视杆细胞外段膜上有相当数量的 Na^+ 通道处于开放状态,形成持续性的 Na^+ 内流,使视杆细胞的静息电位只有 $-30 \sim -40$ mV。同时,视杆细胞内段膜上有 Na^+ 泵连续活动,将进入胞内的 Na^+ 不断地转运到细胞外,这样,就形成了一种由视杆细胞内段流向外段的电流,称为**暗电流**(dark current)。此时感受细胞处于去极化状态。

当视杆细胞受到光照时,视杆细胞外段膜盘产生光化学反应,最终视紫红质分解成视黄醛和视蛋白,随后激活膜盘上的一种**转导蛋白**(transducin, Gt),后者可激活附近的磷酸二酯酶,使外段胞质中 cGMP 被大量分解。由于 cGMP 的存在是外段膜 Na^+ 通道开放的必要条件,因此随着胞内 cGMP 浓度的下降,可使外段膜上 Na^+ 通道关闭,Na^+ 的内流相对少于 Na^+ 的外向转运,于是引起超极化型的电位变化(图 9.8)。该超极化感受器电位以电紧张形式扩布到终足部分,抑制终足处递质(如谷氨酸)的释放。视杆细胞的这种超极化型感受器电位的产生,是使光刺激在视网膜中转换为电信号的关键一步。以这种电位变化为基础,在视网膜内经过复杂的电信号的传递过程,最终诱发神经节细胞产生动作电位,然后传入中枢。

有研究表明,在感光细胞外段存在 Na^+-Ca^{2+} 交换体,可将 3 个 Na^+ 转运至细胞内,1 个 Ca^{2+} 转运至胞外,这种 Na^+-Ca^{2+} 交换的生电作用,是形成暗电流的原因。

视杆细胞外段胞内 Ca^{2+} 对 cGMP 的生成有抑制性调节作用,形成暗电流的 Na^+ 通道正常允许 Ca^{2+} 通过,当 Na^+ 通道关闭,Na^+ 内流减少时,Ca^{2+} 内流也减少,胞内 Ca^{2+} 浓度降低后对 cGMP 的抑制作用减弱,结果使胞内 cGMP 生成增加,从而恢复 cGMP 依赖性 Na^+ 通道的开放。

3. 视锥细胞的感光原理和色觉

视锥细胞的视色素也是由视蛋白和 11 -顺视黄醛结合而成的,只是视蛋白的分子结构略

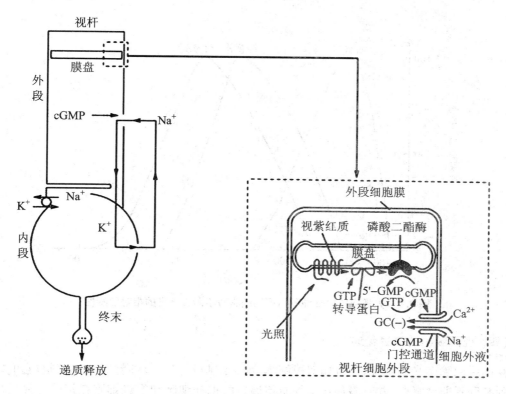

图 9.8　视杆细胞感受器电位的产生机制示意图

在暗中,视杆外段在 cGMP 的作用下,通道开放,Na^+ 流入外段,内段 K^+ 外流,终末端释放递质。内段的
Na^+/K^+ 系使胞内保持低 Na^+,高 K^+。膜盘和质膜的一部分已放大,显示经 cGMP 的换能过程,详见正文

有不同。正是由于视蛋白分子结构中的这种微小差异,决定了与它结合在一起的视黄醛分子
对某种波长的光线最为敏感,因而才可以区分出三种不同的视锥色素。光线作用于视锥细胞
时,首先引起光化学反应,从而使视锥细胞产生与视杆细胞类似的感受器电位。

　　视锥细胞辨别颜色的机制,可用视觉的三原色学说解释。该学说认为,在视网膜上分布有
三种不同的视锥细胞,分别含有红、绿、蓝三种光敏感的感光色素。有人用不超过单个视锥细
胞直径的细小单色光束,逐个检查并绘制人体视锥细胞的光谱吸收曲线,发现视网膜上存在三
类吸收光谱,其峰值分别在 564 nm、534 nm 和 420 nm 处,相当于红、绿、蓝三色光的波长
(图 9.9)。不同色光作用于视网膜时,以一定的比例使三种视锥细胞产生不同程度的兴奋,
兴奋信息经处理后,转换为不同组合的神经冲动,经视神经传至中枢时产生不同的色觉。
例如,当红、绿、蓝三种视锥细胞兴奋程度的比例为 4∶1∶0 时,产生红色色觉;当三者兴奋
程度的比例为 4∶1∶18 时,产生蓝色色觉;当三者兴奋程度的比例为 2∶8∶1 时,产生绿
色色觉。

　　色觉是一种复杂的物理、心理现象。人眼可区分出波长在 380～760 nm 之间的约 150 种
不同的颜色。色觉障碍有色盲和色弱两种情况,若缺乏或完全没有辨色力,称为色盲,色盲可
分为全色盲和部分色盲。色盲中最多见的是红色盲和绿色盲,统称为红绿色盲。色盲的产生
原因绝大多数是遗传因素,患者常有某种视锥色素遗传缺陷,极少数是由视网膜病变引起的。
有些色觉异常的产生并不是由于缺乏某种视锥细胞,而只是由于某种视锥细胞的反应能力较
弱引起的,这样,患者对某种颜色的识别能力较弱,这种色觉异常称为色弱,色弱常由后天因素

引起。

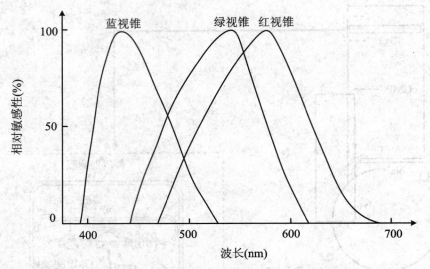

图 9.9 人视网膜中三种不同视锥细胞对不同波长光的相对敏感性

(四) 视网膜中的信息传递

视网膜内除感光细胞外,还有如双极细胞、水平细胞和神经节细胞等其他细胞,它们之间的排列和联系非常复杂,并有多种化学物质传递。由视杆细胞和视锥细胞在接受光照后所产生的感受器电位,在视网膜内要经过复杂的细胞网络的传递,才能由神经节细胞产生动作电位。已知感光细胞、双极细胞和水平细胞均不能产生动作电位,只能产生超极化或去极化的局部电位。当这些电位扩布到神经节细胞时,通过总和作用,可使神经节细胞的静息电位发生去极化,当达到阈电位水平时,就会爆发动作电位,并作为视网膜的最后输出信号由视神经传向中枢,经视中枢的分析处理,最终产生主观意识上的视觉。

三、与视觉有关的几种生理现象

(一) 视力

视力也称**视敏度**(visual acuity),是指人眼对物体细微结构的分辨能力,通常以分辨两点之间的最小距离为标准。视力的好坏通常以视角的大小作为衡量标准。所谓视角,是指物体上的两个点发出的光线射入眼球后,在节点上相交时形成的夹角。眼睛能辨别物体上两点所构成的视角越小,表示视力越好。视网膜上物像的大小与视角的大小有关,当视角为 1 分(1/60 度,也称 1 分度)时,在视网膜上所形成的两点物像之间的距离为 5 μm,稍大于一个视锥细胞的平均直径,此时两点间刚好隔着一个未被兴奋的视锥细胞,当冲动传入中枢后,就会产生两点分开的感觉(图 9.10)。因此,视角为 1 分的视力为正常视力。视力表就是根据这个原理设计的,安放在 5 m 远处的视力表,其中字形或图形的缺口为 1.5 mm 时,所形成的视角为1 分。此时能看清楚者,说明其视力是正常的,按国际标准视力表表示为 1.0,按对数视力表表示为 5.0。

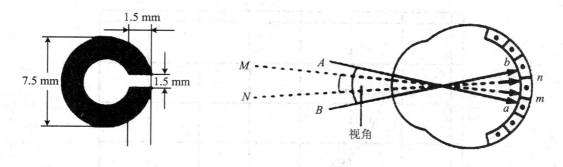

图 9.10　视力和视角示意图

1 分视角(如 AB 两点光线的夹角)时的物像(ab)可兴奋两个不相邻的视锥细胞,

视角变小(MN 两点光线的夹角)后的物像(mn)只兴奋同一个视锥细胞

(二) 视野

单眼固定注视正前方一点时,该眼所能看见的空间范围,称为**视野**(visual field)。用视野计可绘出视野图。在同一光照条件下,颜色不同,视野也不一致,白色视野最大,蓝、红、绿色视野依次递减。视野大小可能和各类感光细胞在视网膜中的分布范围有关。另外,视野还受面部结构影响,鼻侧和上侧视野较小,颞侧和下侧视野较大。视野检查对眼底病与视路病的诊断有重要的参考价值。

(三) 暗适应和明适应

1. 暗适应

当人从明亮处进入暗处时,最初看不清任何东西,经过一定时间后,视觉敏感度才逐渐提高,恢复在暗处的视觉,这种现象称为**暗适应**(dark adaptation)。暗适应是人眼对光的敏感度在暗光处逐渐提高的过程。在进入暗处后的不同时间,连续测定人的视觉阈值,亦即测定人眼刚能感知的光刺激强度,可以看到此阈逐渐变小(图 9.11)。一般是在进入暗室后的最初约 7 分钟内,有一个阈值的明显下降期,以后又出现阈值明显下降,在进入暗室后的大约 25～30 分钟时,阈值下降到最低点,并稳定于这一状态。暗适应的产生机制与视网膜中感光色素在暗处时再合成增加有关。据分析,暗适应的第一阶段主要与视锥细胞色素的合成量增加相一致,第二阶段亦即暗适应的主要构成部分,则与视杆细胞中视紫红质的合成增强有关。

2. 明适应

当人从暗处进入亮处时,最初感到耀眼的光亮,看不清物体,需经一定时间后才能恢复视觉,这种现象称为**明适应**(light adaptation)。其机制是在暗处视杆细胞内蓄积了大量视紫红质,由于视紫红质对光敏感,在明亮处遇强光迅速分解,因而产生耀眼的光感。等到视杆细胞中的视紫红质减少后,对光刺激不敏感的视锥细胞才能承担起亮光下的感光任务,恢复在亮处的视觉。明适应的进程很快,通常在几秒钟内即可完成。

(四) 双眼视觉与立体视觉

人的双眼在面部前方,两眼的鼻侧视野相互重叠,因此,凡落在此范围内的任何物体都能同时被两眼所见,两眼同时看某一物体时产生的视觉称为双眼视觉。双眼视物时两侧视网膜

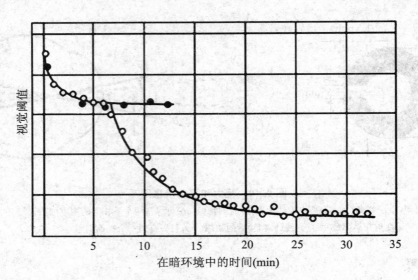

图 9.11 暗适应曲线图

○表示用白光对全眼的测定结果；●表示用红光对中央凹测定的结果（表示视锥细胞
单独的暗适应曲线，因中央凹为视锥细胞集中部位，且红光不易被视杆细胞所感受）

上各形成一个完整的像，由于生成的物像正好落在两侧视网膜的对称点上，传入大脑皮层视觉
中枢被融合为单像，在人的主观感觉上只产生一个"物"的感觉，即双眼单视。如果物体在视网
膜上的成像落在非对称点上，大脑皮层不能融合为单像，就会形成两个"物"的感觉，这种现象
称为复视。

双眼视物可以扩大视野，弥补单眼视野中的盲区缺损，还可形成立体感。由于两眼存在一
定距离，两侧视网膜像的形状、大小虽大体相同，却不完全一致，经大脑皮层视觉中枢融合后，
形成立体感觉，称为立体视觉。立体视觉是双眼单视的完善功能，是精细活动的重要条件。然
而，在单眼视物时，有时也能产生一定程度的立体感觉，这种立体感觉的产生，主要与物体表面
的阴影和生活经验等有关。

第三节 听 觉 器 官

听觉（hearing）的适宜刺激是声源振动引起空气产生的疏密波，被耳蜗中的毛细胞感受，
经蜗神经传入中枢，最后经大脑皮层分析处理产生主观上的听觉。听觉对许多动物适应环境
起着重要作用。对于人类，语言还是人们互通信息、交流思想的重要工具。因此，听觉对人们
认识自然界和参与社会活动具有重要意义。

声音起源于声源的振动，但不是所有的物体振动都能被人耳听到，必须是在一定频率和强
度范围内的振动，才能使人产生正常的听觉。人类能听到的频率范围为 16～20000 Hz，低于
16 Hz 或高于 20000 Hz 的振动波人耳都听不到。即便是在上述范围内，对于每种频率的声
波，都有一个产生听觉所必需的最低振动强度，称为**听阈**（auditory threshold）。如果振动频率
不变，振动强度在听阈以上增加时，听觉的感受也会增强，但当强度超过一定限度时，它引起的
将不单是听觉，同时还会引起鼓膜的疼痛感觉，这个限度称为最大可听阈。图 9.12 是以声波
的频率为横坐标，以声音的强度或声压为纵坐标绘制而成的听力曲线。图中下方曲线表示不

同频率的听阈,上方曲线表示其最大可听阈,两者所包含的面积为**听域**(hearing span)。从图上可以看出,人耳最敏感的声波频率在 1000~3000 Hz 之间,人类的语言频率也主要分布在 300~3000 Hz 的范围内。

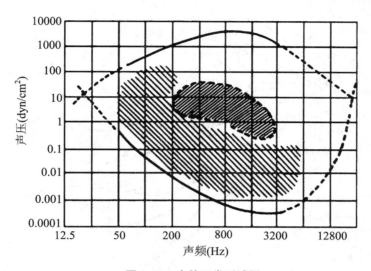

图 9.12　人的正常听域图
中心斜线区:通常的语言区;下方斜线区:次要的语言区

　　人们常用听力来表达听觉的灵敏度。在听觉生理中,通常以分贝(dB)作为声音强度的相对单位。一般讲话的声音,其强度在 30~70 dB 之间,大声喊叫时可达 100 dB。在日常生活中人们常接触到噪音,噪音是指杂乱无章的非周期性振动所产生的声音,噪音的强度一般在 60 dB 以上,对人的工作、学习和休息都有不良影响,长期受噪音的刺激,对听觉是一种缓慢的损害,可使听力下降,形成噪音性耳聋,并可引起神经、内分泌等系统的功能失调。因此,在工作和生活中应注意环境保护,尽量消除和减少噪音污染,防止噪音对听觉等功能的损害。

一、外耳和中耳的功能

(一) 外耳的功能

　　外耳由耳廓和外耳道组成。耳廓的形状有利于收集声波,还可以帮助判断声源的方向。有些动物的耳廓可以转动,以探测声源的方向。人耳廓的运动能力已经退化,但可通过转动头部来判断声源的位置。

　　外耳道一端开口于耳廓,另一端终止于鼓膜,是声波传导的通路,同时还起到共鸣腔的作用。人类的外耳道长约 2.5 cm,根据物理学原理,外耳道作为共鸣腔的最佳共振频率约为 3800 Hz 左右,当频率为 3000~5000 Hz 的声波由外耳道传到鼓膜时,其强度要比外耳道口提高约 10 分贝。

(二) 中耳的功能

　　中耳由鼓膜、听小骨、鼓室和咽鼓管等结构组成(图 9.13)。中耳的主要功能是将空气中的声波振动高效、如实地传递到内耳淋巴液,其中鼓膜和听小骨在声音的传递过程中起着重要作用。鼓膜为椭圆形稍向内凹的半透明薄膜,面积约 $50\sim90$ mm²。鼓膜的形态和结构特点,使它具有较好的频率响应和较小的失真度,它的振动与声波同步,很少有残余振动,有利于将声波如实地传给听骨链。

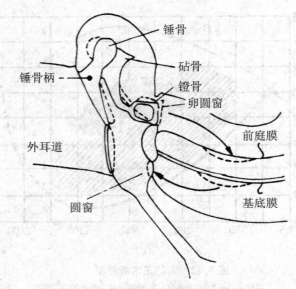

图 9.13　中耳和耳蜗关系示意图

听小骨有三块,从外向内分别为锤骨、砧骨和镫骨,它们依次连接形成听骨链,锤骨柄附着于鼓膜,镫骨底与卵圆窗相连。听骨链是一个固定角度的杠杆系统,其中锤骨柄为长臂,砧骨长突为短臂,支点的位置刚好在整个听骨链的重心上,因此,在能量传递过程中消耗最小,效率最高。声波在由鼓膜经过听小骨向卵圆窗的传递过程中,可使振动的振幅减小而使压强增大,这样,既可提高传音效率,又可避免对内耳和卵圆窗膜造成损伤。

声波由鼓膜经听骨链到达卵圆窗膜时,其振动的压强增大,而振幅会稍减小,这就是中耳的增压效应。其原因主要有以下两个方面:一是由于鼓膜面积和卵圆窗膜的面积大小有差别,鼓膜振动时,实际发生振动的面积约为 59.4 mm²,而卵圆窗膜的面积只有 3.2 mm²,如果听骨链传递时总压力不变,则作用于卵圆窗膜上的压强将增大 18.6 倍;二是听骨链中杠杆长臂和短臂之比约为 1.3∶1,即锤骨柄较长,于是短臂一侧的压力将增大为原来的 1.3 倍。这样算来,整个中耳传递过程的增压效应为 18.6×1.3=24.2 倍。

与中耳传音功能有关的还有中耳内的鼓膜张肌和镫骨肌,统称听小骨肌。鼓膜张肌位于鼓膜张肌半管内,从管内伸入鼓室,止于锤骨柄上端,其作用是将锤骨拉向内侧,紧张鼓膜。镫骨肌位于鼓室后壁的锥隆起内,肌腱入鼓室,止于镫骨,此肌收缩使镫骨底向后方移动,使其前部离开前庭窗,降低迷路内压。听小骨肌的协同作用是减低声波的振动强度,以保护听觉感受器。

咽鼓管是连接咽腔与鼓室的通道,平时闭合,在吞咽、打哈欠时开放。咽鼓管的主要功能是调节鼓室内的压力,使之与外界大气压保持平衡,这对于维持鼓膜的正常位置、形状和振动性能有重要意义。鼻咽部炎症导致咽鼓管阻塞后,鼓室内的空气将由于被组织吸收而使鼓室气压下降,可造成鼓膜内陷,并产生耳鸣,影响听力。在日常生活中,由于某些情况,可造成鼓室内外空气的压力差发生变化,如人体的空间位置快速大幅度地升降过程中,若咽鼓管鼻咽部的开口不能及时开放,也会引起鼓室内外空气压力的不平衡。此时,如果做吞咽动作,常可避免此类情况的发生。

(三) 声波传入内耳的途径

声波必须传入内耳的耳蜗,才能刺激听觉感受器,进而引起听觉。声波传入内耳的途径有气传导和骨传导两种,正常情况下,以气传导为主。

1. 气传导

声波经外耳道引起鼓膜振动,再经听骨链和卵圆窗膜进入耳蜗,这条声音的传导途径称为**气传导**(air conduction)。气传导是声波传导的主要途径。另外,鼓膜的振动也可引起鼓室内空气的振动,再经圆窗(蜗窗)进入内耳。这条传导途径在正常情况下并不重要,只有当听小骨有病变时,才能发挥一定的传音作用,但此时的听力大为减弱。

2. 骨传导

声波直接引起颅骨的振动,再引起位于颞骨骨质中的耳蜗内淋巴的振动,这条传导途径称为**骨传导**(bone conduction)。骨传导的敏感性比气传导低得多,因此在正常听觉的引起中其作用甚微。但是当鼓膜或鼓室病变引起传音性耳聋时,气传导明显受损,而骨传导却不受影响,甚至相对增强。当耳蜗病变引起感音性耳聋时,气传导和骨传导都将同样受损。临床上,通过检查气传导和骨传导受损的情况,帮助诊断听觉异常的产生部位和原因。

二、内耳(耳蜗)的功能

内耳由耳蜗和前庭器官组成,耳蜗的功能是把传到它的机械振动转变为耳蜗神经的神经冲动,上传至听觉中枢,产生听觉。

(一) 耳蜗的结构

耳蜗形似蜗牛壳,是由一条骨质管腔围绕一锥形骨轴旋转 2.5～2.75 周所构成的(图 9.14)。在耳蜗管的横断面上有两个分界膜,一为斜行的前庭膜;一为横行的基底膜。前庭膜和基底膜将管道分为三个腔,分别称为前庭阶、蜗管和鼓阶。前庭阶在耳蜗底部与卵圆窗膜相接,内充外淋巴。鼓阶在耳蜗底部与圆窗膜相接,也充满外淋巴。鼓阶中的外淋巴在耳蜗顶部通过蜗孔与前庭阶中的外淋巴交通。蜗管是一个充满内淋巴的盲管。基底膜上有声音感受器——螺旋器(也称柯蒂器),螺旋器由内、外毛细胞和支持细胞等组成。毛细胞依支持细胞竖立在基底膜上,其顶部表面有听纤毛,其中一些较长的纤毛埋植于盖膜的胶冻状物质中。盖膜在内侧连耳蜗轴,外侧游离于内淋巴中。毛细胞顶部与内淋巴接触,其底部则与外淋巴相接触。毛细胞的底部有丰富的耳蜗神经末梢分布。

(二) 耳蜗的感音换能作用

当声波振动经听骨链传到卵圆窗时,压力变化立即传给耳蜗淋巴液和膜性结构,在耳蜗内引起振动。由于盖膜和基底膜与蜗轴骨板的连接点不在同一水平,所以两膜振动不一致。当声波使基底膜振动时,两膜之间有一个横向的交错移位,毛细胞的听纤毛受到剪切力的作用而发生弯曲或偏转,听纤毛的弯曲引起毛细胞产生电位变化,将机械能转变为生物电变化,产生感受器电位。

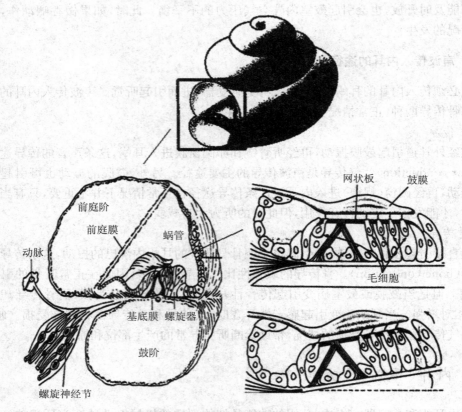

前庭阶
前庭膜
蜗管
动脉
基底膜　螺旋器
鼓阶
螺旋神经节

网状板　鼓膜
毛细胞

图 9.14　内耳耳蜗及其感受器结构示意图

　　毛细胞感受器电位的产生与听纤毛上机械门控性钾通道的开放有关（图 9.15）。当听纤毛由静纤毛向动纤毛一侧弯曲时，听纤毛上钾通道开放，内淋巴中高浓度的 K^+ 向毛细胞内流动，使毛细胞产生去极化电位变化。此时位于侧膜上的电压门控性钙通道开放，导致 Ca^{2+} 内流，促进毛细胞底部释放递质，同时又激活了毛细胞底侧膜上的 Ca^{2+} 激活性钾通道，引起 K^+ 外流，使毛细胞电位复极至静息电位。

（三）耳蜗对声音的初步分析

　　正常人感受声波的频率范围是 $16 \sim 20000$ Hz，其中对 $1000 \sim 2000$ Hz 的声波最为敏感。耳蜗对声波频率的分析，目前用行波学说来解释（图 9.16）。该学说认为，声波传入内耳引起基底膜振动，以行波的方式由耳蜗底端向蜗顶传播，就像抖动一端固定的绸带，形成行波向远端传播一样。由于声波频率的不同，行波传播的远近和最大振幅出现的部位也不同。声波频率愈高，行波传播距离愈近，最大振幅出现的部位愈靠近卵圆窗处；相反，声波频率愈低，行波传播距离愈远，最大振幅出现的部位愈靠近基底膜顶部；中频声波最大振幅出现在基底膜中段。由于不同频率的振动在基底膜上有特定的行波传播范围和最大振幅区，那么与该区域有关的毛细胞和耳蜗神经纤维就会受到最大的刺激，来自基底膜不同区域的耳蜗神经纤维的冲动传到听觉中枢不同部位，产生不同音调的感觉。动物实验和临床上对不同性质耳聋原因的研究都证实了这一结论，即耳蜗底部受损时主要影响高频听力，耳蜗顶部受损时主要影响低频听力。

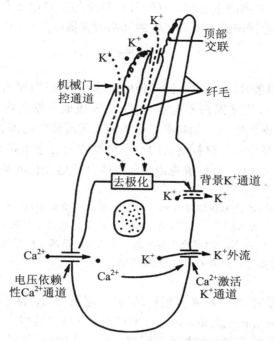

图 9.15 毛细胞离子通道及其作用示意图

当静纤毛向动纤毛一侧偏转时,毛细胞顶部机械门控离子通道开放,K^+ 入细胞内,引起去极化,进而
激活电压依赖性 Ca^{2+} 通道开放,Ca^{2+} 入胞内,促进 Ca^{2+} 激活 K^+ 通道开放,K^+ 外流,导致细胞复极化

声音的响度与声波的振幅和频率有关。对声音强度的分析,取决于耳蜗神经纤维兴奋的
数量和神经冲动的频率。声波愈强,受刺激兴奋的神经纤维数量愈多,每一神经纤维发放的神
经冲动频率也愈高,传至中枢产生声音的响度就愈大。

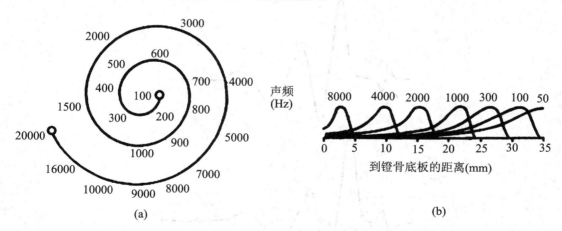

图 9.16 耳蜗对声音频率的初步分析示意图

(a) 不同声频在基底膜引起最大振动的部位;
(b) 不同声频在基底膜上行进所引起的最大振幅分布

(四)耳蜗的生物电现象

基底膜的振动引起螺旋器上毛细胞顶部听毛的弯曲变形,这种机械变化会引起耳蜗及与

之相连的神经纤维产生一系列的电变化。耳蜗及蜗神经的生物电变化主要有 3 种：未受声波刺激时的耳蜗静息电位；受到声波刺激时产生的耳蜗微音器电位；由耳蜗微音器电位引发的耳蜗神经动作电位。

1. 耳蜗静息电位

在耳蜗未受到声波刺激时，从内耳不同部位的结构中，可以引导出电位差。如将参考电极插入鼓阶并接地（外淋巴），使之保持零电位，将测量电极插入蜗管内（内淋巴），可测得一个 +80 mV 的电位，称为内淋巴电位。如将测量电极插入螺旋器的毛细胞内，可引导出 -70 mV 的电位，此为毛细胞的静息电位。这样蜗管内与毛细胞内的静息电位差就是 150 mV，毛细胞底部膜内外电位差约为 70 mV。耳蜗静息电位是产生其他电变化的基础。

内淋巴电位的形成

蜗管内淋巴电位为正电位，其产生和维持与蜗管外壁血管纹边缘细胞膜 Na^+ 泵活动有关。Na^+ 泵将血浆 K^+ 泵入内淋巴，将内淋巴中的 Na^+ 泵入血浆，使内淋巴中蓄积大量 K^+，从而保持了内淋巴中较高的正电位，同时也造成内淋巴中高 K^+、低 Na^+ 的离子分布状态。哇巴因和临床上使用的依地尼酸、呋塞米等利尿剂可抑制钠泵活动，易导致内淋巴电位的消失，引起听力障碍。

2. 耳蜗微音器电位

当耳蜗受到声波刺激时，在耳蜗及其附近结构中，记录到与声波的频率和幅度完全一致的**耳蜗微音器电位**（cochlear microphonic potential）（图 9.17）。其特点是它的波形和频率与作用的声波完全相同。耳蜗微音器电位并不是蜗神经的动作电位，其反应不是"全或无"性质的。实验证明，耳蜗微音器电位是耳蜗受到声波刺激时，由多个毛细胞各自产生的感受器电位的复合电位变化，它可以诱发蜗神经纤维产生动作电位。耳蜗微音器电位无真正的阈值，没有潜伏期和不应期，可以总和，不易疲劳，不发生适应现象。它对缺氧和麻醉不敏感，因此，动物死亡后在一定时间内仍可记录到。

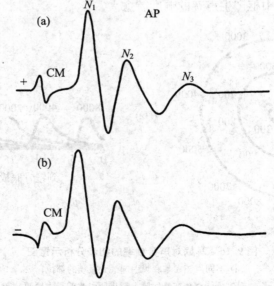

图 9.17　耳蜗微音器电位及蜗神经动作电位

CM：微音器电位；AP：听神经动作电位，包括 N_1、N_2、N_3 三个负电位，（a）与（b）
对比表明，声音位相改变时，微音器电位位相倒转，但蜗神经动作电位位相不变

耳蜗微音器效应

实验中将一对引导电极从动物乳突部开口处放置在靠近耳蜗骨迷路附近,并将引导电极通过导线连至音频放大器,后者再与扬声器连接。此时若对着动物的耳廓讲话,便可从远离的扬声器中听到讲话的声音。说明耳蜗起着麦克风(microphone,微音器)的作用,可以把声波机械振动波转换成相应的电信号。

3. 蜗神经动作电位

蜗神经动作电位是耳蜗对声音刺激的一系列反应中最后出现的电变化。它将声音刺激信息进行编码并向听觉中枢传递。蜗神经动作电位是由耳蜗毛细胞的微音器电位触发产生的。

蜗神经动作电位的波幅和形状并不能反映声音的特性,但它可以通过神经冲动的节律、间隔时间以及发放冲动的纤维在基底膜上起源的部位等,传递不同形式的声音信息。作用于人耳的声波是十分复杂的,由此所引起的蜗神经纤维的冲动及其序列的组合也是千差万别的。冲动传入中枢后,人脑便可依据其中特定的规律而区分不同的音量、音调、音色等信息,不过目前有关这方面的知识了解得还很少。

综上所述,耳蜗在没有声音刺激时存在静息电位。当受到声音刺激时,在静息电位的基础上,使耳蜗毛细胞产生微音器电位,进而触发蜗神经产生动作电位,该神经冲动沿着蜗神经传入听觉中枢,经分析处理后引起主观上的听觉。

第四节 前庭器官

内耳迷路中的三个半规管、椭圆囊和球囊合称为前庭器官。它们从结构上看是内耳的一部分,但在功能上不属于听觉器官,它们感受的是人体在空间的位置以及运动情况。当人体处于静止状态时,可通过它们感受头部在空间的位置;当人体运动时,也可通过它们感受身体运动的状况。由前庭器官引起的这些感觉统称为前庭感觉。前庭器官传至中枢的信息,与其他传入信息如视觉、躯体深部感觉及皮肤感觉等一起,在调节肌肉的紧张性和维持身体的平衡中起着重要的作用。

一、前庭器官的感受细胞

半规管、椭圆囊和球囊内的感受细胞都称为毛细胞,它们具有类似的结构和功能。每个毛细胞的顶部通常都有 $60\sim100$ 条纤细的毛,称为纤毛,按一定的形式排列。其中最长的一条叫**动纤毛**(kinocilium),位于细胞顶端的一侧边缘部,其余的都叫**静纤毛**(strereocilium)。用电生理学方法证明,当外力使这些纤毛倒向一侧时,位于毛细胞底部的神经纤维上就有冲动频率的变化。图 9.18 是在一个半规管壶腹中的毛细胞上所做的实验,当动纤毛和静纤毛都处于自然状态时,细胞膜内存在着约 -80 mV 的静息电位,毛细胞底部的神经纤维上有中等频率的持续放电;当外力使顶部纤毛倒向动纤毛侧时,毛细胞出现去极化,膜内电位上移到 -60 mV,同时神经纤维上冲动发放频率增加;与此相反,当外力使顶部纤毛倒向静纤毛侧时,毛细胞出现超极化,膜内电位下移到 -120 mV,同时神经纤维上冲动发放频率减少。上述现象是前庭器官中所有毛细胞感受刺激的一般规律。在正常情况下,由于前庭器官中各种毛细胞的所在位置和附属结构不同,使得不同形式的位置变化和变速运动都能以特定的方式改变毛细胞纤毛的倒向,使相应的神经纤维的冲动发放频率发生改变,把机体运动状态和头部的空间位置信息传送到中枢,引起特殊的运动觉和位置觉,并出现相应的躯体和内脏功能的反射性改变。

二、半规管的功能

人体两侧内耳各有上、外、后三个**半规管**(semicircular canal)，它们各自所处的平面都互相垂直，分别代表空间的三个平面。每个半规管的一端有一个膨大的部分，称为壶腹。壶腹内有一块隆起的结构，称为壶腹嵴，其中含有一排毛细胞，面对管腔。毛细胞顶部的纤毛都埋植在一种胶质性的圆顶形壶腹帽中。毛细胞上动纤毛和静纤毛的相对位置是固定的。例如水平半规管，当管腔内的内淋巴由管腔流向壶腹时，壶腹嵴受冲击的方向正好使毛细胞顶部的纤毛由静纤毛向动纤毛一侧弯曲，于是引起该壶腹嵴向中枢发放的神经冲动增加。当壶腹内的内淋巴流向管腔时，则情况相反，该壶腹嵴向中枢发放的神经冲动减少。

半规管的功能是感受旋转变速运动。当身体围绕不同方向的轴做旋转运动时，相应半规管壶腹中的毛细胞因管腔中内淋巴的惯性运动而受到冲击，顶部纤毛向某一方向弯曲；当旋转停止时，又由于管腔中内淋巴的惯性作用，使顶部纤毛向相反方向弯曲。这些信息经前庭神经传入中枢，可引起眼震颤和躯体、四肢骨骼肌紧张性的改变，以调整姿势，保持身体平衡；同时，冲动上传到大脑皮层，引起旋转的感觉。

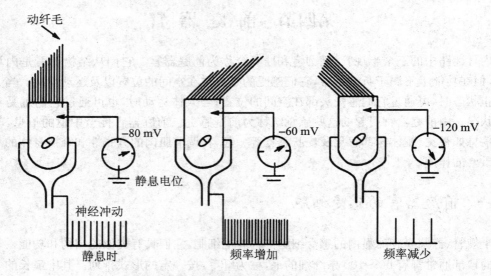

图 9.18 前庭器官中毛细胞顶部纤毛受力情况与电位变化关系示意图

三、椭圆囊和球囊的功能

椭圆囊(utricle)和**球囊**(saccule)是膜质的小囊，内部充满内淋巴液，囊内各有一个特殊的结构，分别称为椭圆囊斑和球囊斑，两种囊斑的结构相似。毛细胞存在于囊斑之中，其纤毛埋植在一种称为位砂膜的结构内。位砂膜内含有许多微细的位砂，主要由碳酸钙组成，其比重大于内淋巴。椭圆囊中的囊斑和球囊中的囊斑所处的空间状态有所不同。当人体直立时，椭圆囊的囊斑处于水平位，即毛细胞的纵轴与地面垂直，顶部朝上，位砂膜顶在纤毛的上方；球囊的囊斑则处于垂直位，毛细胞的纵轴与地面平行，顶部朝外，位砂膜悬在纤毛的外侧。

椭圆囊和球囊的适宜刺激是直线加速度运动，功能是感受头部的空间位置和直线变速运动。因为在这两种囊斑中，各个毛细胞顶部的静纤毛和动纤毛相对位置都不相同，因此，能够感受各个方向上的变化。当头部的空间位置发生改变时，由于重力的作用，位砂膜与毛细胞的相对位置会发生改变，或者躯体做直线变速运动时，由于惯性的作用，位砂膜与毛细胞的相对位置也会发生改变。以上两种情况均可使纤毛发生弯曲，倒向某一方向，从而使相应的传入神经纤维发放的冲动发生变化，这种信息传入中枢后，可产生头部空间位置的感觉或直线变速运动的感觉，同时引起姿势反射，以维持身体平衡。

四、前庭反应

当前庭器官受刺激而兴奋时，其传入冲动到达有关的神经中枢后，除引起一定的位置觉、运动觉以外，还能引起各种不同的骨骼肌和内脏功能的改变，这种现象称为前庭反应。

（一）前庭器官的姿势反射

当人体进行直线变速运动时，可刺激椭圆囊和球囊，反射性地改变颈部和四肢肌紧张的强度。例如，猫由高处跳下时，常常头部后仰而四肢伸直，做准备着地的姿势；而它一着地，则头前倾，四肢屈曲。又如，当一动物被突然上抬时，常头前倾，四肢屈曲；而上抬停止时，则头后仰，四肢伸直。在乘车时，如果汽车突然加速或突然停止，也会引起骨骼肌的反射活动。这些都是直线变速运动引起的前庭器官的姿势反射。

同样，在人体做旋转变速运动时，可刺激半规管反射性地改变颈部和四肢肌紧张的强度，以维持姿势的平衡。例如，当人体向左侧旋转时，可反射性地引起左侧上、下肢伸肌和右侧屈肌的肌紧张加强，使躯干向右侧偏移，以防歪倒；而旋转停止时，可使肌紧张发生反方向的变化，使躯干向左侧偏移。

上述例子表明，当人体做直线变速运动或旋转变速运动时，产生的姿势反射的结果，常同发动这些反射的刺激相对抗，其意义在于有利于使机体尽可能地保持在原有空间位置上，以维持一定的姿势和平衡。

（二）前庭器官的自主神经反应

人类前庭器官受到过强或过久的刺激，常可引起自主神经系统的功能反应，表现出一系列相应的内脏反应，如恶心、呕吐、眩晕、皮肤苍白、呼吸频率增加、心率加快、血压下降等现象。在有些人中，这种现象特别明显，出现晕车、晕船等症状，这是因为身体上下颠簸及左右摇晃，使上、后半规管的感受器受到过度刺激所造成的。

（三）眼震颤

躯体做旋转运动时，眼球可出现不由自主的节律性往返运动，这种现象称为**眼震颤**（nystagmus）。眼震颤主要是由于半规管受刺激引起的，它可反射性地引起眼外肌肉的规律性活动，从而造成眼球的规律性往返运动。在生理情况下，两侧水平半规管受刺激时（如以身体纵轴为轴心的旋转运动），引起水平方向的眼震颤；上半规管受刺激时（如侧身翻转），引起垂直方向的眼震颤；后半规管受刺激时（如前、后滚翻），引起垂直方向的眼震颤。人类在水平面上的活动较多，如转身、回头等，所以，水平方向的眼震颤更为常见。水平震颤包括两个运动时相：先是两眼球缓慢向一侧移动，当到达眼裂的顶端时，再突然快速地返回到眼裂的中心位置。前者称为**慢动相**(slow component)，后者称为**快动相**(quick component)。例如，头部保持前倾30°的姿势，人体以垂直方向为轴向左旋转，开始时，因惯性作用，左侧水平半规管的内淋巴由管腔流向壶腹嵴，使左侧壶腹嵴的毛细胞受到刺激而兴奋，右侧半规管则相反。于是，两侧眼球先缓慢向右侧移动，然后突然返回到眼裂正中，接着又出现新的慢动相和快动相，如此往返。如继续匀速旋转，由于内淋巴的惯性滞后作用消除，眼球则不再震颤而居于正中。当旋转减速或停止时，内淋巴因惯性而不能立刻停止运动，使壶腹嵴产生与开始时相反的压力变化，又引起一阵与开始方向相反的慢动相和快动相。眼震颤慢动相的方向与旋转方向相反，是由于对前庭器官的刺激引起的，而快动相的运动方向与旋转方向一致，是中枢矫正性运动。临床上，常用检查眼震颤的方法，来判断前庭器官的功能是否正常。

第五节　嗅觉和味觉

一、嗅觉

嗅觉(olfaction)的感受器位于上鼻道及鼻中隔后上部的嗅上皮中，两侧总面积约 5 cm²。嗅上皮由嗅细胞、支持细胞、基底细胞和 Bowman 腺组成。鼻腔上端的嗅上皮处有一个隐窝，且位置较高，平时吸入鼻腔的空气很少到达这里，因此，在嗅一些不太显著的气味时，要用力吸气，使气流上冲，从而增加对嗅细胞的刺激。

嗅细胞属于神经元，呈杆状，细胞的游离端（朝向鼻腔的一端）有 6～8 根短而细的嗅纤毛，基底端的突起形成嗅丝，属于无髓纤维，穿过筛孔到达嗅球，进而传向更高级的嗅觉中枢。嗅觉感受器的适宜刺激是空气中的化学物质，通过呼吸，这些分子被嗅上皮部分的黏液吸收，并扩散到嗅细胞的纤毛。嗅细胞的纤毛受到这种化学物质的刺激后，便可发生生物电变化，产生的动作电位沿嗅细胞的轴突传向嗅球，进而传向更高级的嗅觉中枢，引起嗅觉。嗅觉的敏感程度常以嗅阈来评定，也就是能引起嗅觉的某种物质在空气中的最小浓度。不同动物的嗅觉敏感程度差异很大，即使同一动物，对不同气味的敏感程度也不相同。如人的嗅觉，当空气中含有麝香的浓度为 4×10^{-5} mg/L 时即可以嗅出，而乙醚则需达到约 6 mg/L 时才能被嗅出。某些动物的嗅觉更灵敏，如狗对醋酸的敏感度比人高 1000 万倍。人的嗅觉感受器是一种很容易产生适应现象的感受器，所谓"入芝兰之室，久而不闻其香"，就是嗅觉适应的典型例子。

二、味觉

人的**味觉**(gustation)感觉器官是舌，感受器是味蕾，主要分布在舌背部和舌周边部位的黏膜内。它是一种化学感受器，适宜刺激是一些溶于水的物质。

味觉可分为酸、甜、苦、咸四种，其他复杂的味觉被认为是这四种味觉不同比例的组合。舌表面的不同部位对不同味刺激的敏感程度不一样，一般是舌尖部对甜味比较敏感，舌两侧对酸味比较敏感，舌两侧前部对咸味比较敏感，软腭和舌根部对苦味比较敏感。味觉的敏感程度可受刺激物温度的影响，在 20～30 ℃之间，味觉的敏感度最高。味觉的敏感度会随年龄的增长而下降。味觉的强度与刺激物质的浓度有关，浓度越高，所产生的味觉越强。此外，味觉的强度还与唾液腺的分泌有关，唾液可稀释味蕾处的刺激物质，从而改变味觉强度。

参 考 文 献

［1］ 朱大年.生理学[M].7版.北京：人民卫生出版社,2008.

［2］ Guyton A C, Hall J E. Guyton and Hall Textbook of Medical Physiology[M].12th ed. Oxford：Elsevier Health Sciences，2010.

［3］ 汪光宣.生理学[M].2版.南京：东南大学出版社,2011.

［4］ 姚泰.人体生理学[M].3版.北京：人民卫生出版社,2001.

［5］ 张之南,杨天楹,郝玉书.血液病学[M].北京：人民卫生出版社,2003.

［6］ 刘太逢.心肌细胞电生理-离子通道、离子载体和离子流[M].北京：人民卫生出版社,2005.

［7］ 孙秀泓,罗自强.肺的非呼吸功能基础与临床[M].北京：人民卫生出版社,2003.

［8］ 周吕.胃肠生理学[M].北京：科学出版社,2000.

［9］ 林茂樟.临床肾脏生理学[M].北京：人民军医出版社,2004.

［10］ 刘晓玲.视觉生理学[M].北京：人民卫生出版社,2005.

（朱再满）

第十章　神 经 系 统

　　神经系统是人体内起主导作用的调节系统。它不仅可以直接或间接调节各器官、组织和细胞的活动,使之相互联系、相互协调成为统一的整体,而且还可以通过对各种生理过程的调节,使机体适应外界环境的变化,维持生命活动的正常进行。神经系统主要分为中枢神经系统和外周神经系统两大部分,本章主要介绍中枢神经系统的生理功能。

第一节　神经系统功能活动的基本规律

一、神经元和神经胶质细胞

　　神经系统主要由**神经细胞**(neurocyte)(又称**神经元**)和**神经胶质细胞**(neuroglia)(简称**胶质细胞**)两大类细胞构成。神经元(neuron)是神经系统的结构与功能单位,而胶质细胞(glia)对神经元起支持、保护和营养的功能。

(一) 神经元

　　1. 神经元的结构和功能

　　构成人类神经系统的神经元约为 10^{11} 个,虽然神经元形态与功能多样,但结构上大致都可分成细胞体和突起两部分,突起又分树突和轴突两种。一个神经元可有一个或多个树突,但一般只有一个轴突。树突短而分枝多,轴突长、均匀且分枝少。细胞体发出轴突的部位称为轴丘,轴突的起始部位称为**始段**(initial segment),是产生动作电位的部位,离开细胞体若干距离后开始获得髓鞘,成为神经纤维。神经纤维分为有髓鞘神经纤维和无髓鞘神经纤维。神经纤维末端称为神经末梢。

　　神经元的主要功能是接收和传递信息。此外,有些神经元还具有内分泌功能。

　　2. 神经纤维的功能

　　神经纤维的主要功能是传导兴奋。在神经纤维上传导的兴奋或动作电位称为**神经冲动**(never impulse)。神经纤维传导兴奋的速度与纤维直径的大小、有无髓鞘、髓鞘的厚度以及温度的高低等因素有关。神经纤维直径越大,传导速度越快。有髓鞘神经纤维传导速度比无髓鞘神经纤维快,轴索直径与神经纤维总直径之比为 0.6 时,传导速度最快。在一定范围内,温度升高也可加快传导速度。神经传导速度的测定有助于神经纤维疾患的诊断和神经损伤预后的估计。

　　神经纤维传导兴奋具有以下特征:(1) 生理完整性。神经纤维在实现其传导功能时,必须保持结构和功能上的完整性。破坏了神经纤维的完整性,例如神经被切断,冲动就不能通过断口。若影响了功能的完整性,即使在结构上仍保持完整,冲动的传导也会发生障碍。如临床上用局部麻醉药注射到神经干周围,神经冲动的传导可被阻止。(2) 绝缘性。一根神经干内含有许多神经纤维,但多条纤维同时传导兴奋时基本上互不干扰。这种神经纤维传导冲动时彼此隔绝的特性,称为绝缘性。其主要原因是细胞外液对电流的短路作用,使局部电流主要在一条神经纤维上构成回路。许多条神经纤维同时传导冲动时只沿其本身传导,决不扩展到相邻的纤维,从而使神经调节更具精确性。(3)相对不疲劳性。神经纤维在体外连续电刺激数小时至十几小时,神经纤维仍能较持久地产生和传导兴奋,不易发生疲劳。神经纤维传导的相对不疲劳是与突触传递比较而言的。(4)双向性。刺激神经纤维的任何一点,其冲动均可沿神经纤维向两侧同时传导。但在完整机体内,反射弧中神经冲动只能按一定方向传递。

Erlanger 和 Gasser 根据神经纤维兴奋传导速度的差异,将哺乳动物的周围神经纤维分为 A、B、C 三类,其中 A 类纤维再分为 α、β、γ、δ 四个亚类。Lloyd 和 Hunt 又根据纤维的直径和来源将其分为 Ⅰ、Ⅱ、Ⅲ、Ⅳ 四类,其中 Ⅰ 类纤维再分为 Ⅰa 和 Ⅰb 两个亚类。目前,前一种分类法多用于传出纤维,后一种分类法常用于传入纤维(表 10.1)。

表 10.1 哺乳动物周围神经纤维的类型

纤维类型	功能	纤维直径(μm)	传导速度(m/s)	相当于传入纤维的类型
A(有髓鞘)				
α	本体感觉、躯体运动	13~22	70~120	Ⅰa、Ⅰb
β	触-压觉	8~13	30~70	Ⅱ
γ	支配梭内肌(使其收缩)	4~8	15~30	
δ	痛觉、温度觉、触-压觉	1~4	12~30	Ⅲ
B(有髓鞘)	自主神经节前纤维	1~3	3~15	
C(无髓鞘)				
后根	痛觉、温度觉、触-压觉	0.4~1.2	0.6~2.0	Ⅳ
前根	交感节后纤维	0.3~1.3	0.7~2.3	

Ⅰa 类纤维直径稍粗,为 12~22 μm;Ⅰb 类纤维直径略细,约为 12 μm。

3. 神经纤维的轴浆运输

包括顺向轴浆运输和逆向轴浆运输两种方式。其中顺向轴浆运输依其运输速度,又可分为快速轴浆运输和慢速轴浆运输,前者速度约为 410 mm/d,如线粒体,囊泡由胞体向轴突末梢的滚动运输,需借助驱动蛋白的作用(图 10.1)。慢速轴浆运输速度为 1~12 mm/d,如细胞骨架中微管、微丝的延伸。

轴浆运输对维持神经元的结构和功能的完整性具有重要意义。若结扎神经纤维,可见结扎部位的两端均有物质堆积,且近胞体端物质堆积大于远胞体端,说明顺向轴浆运输是主要的。若切断神经纤维,轴突的远端、近端甚至胞体均可发生变性。

4. 神经的营养作用

神经除了具有功能性作用(如引起肌肉收缩、腺体分泌等)外,还具有营养性作用。其末梢常释放一些营养性因子,持续地调整所支配的组织的内在代谢活动,从而影响其结构、生理生化变化。正常情况下,神经的营养性作用不易被察觉,若神经被切断,其表现较明显。如脊髓灰质炎患者因其前角运动神经元变性死亡而导致其所支配的肌肉萎缩。

(二)神经胶质细胞

神经胶质细胞广泛分布于中枢和外周神经系统中。人类的中枢神经系统主要有星形胶质

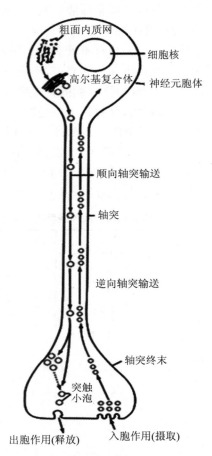

图 10.1 神经轴浆的运输示意图

细胞、少突胶质细胞和小胶质细胞三类。而外周神经系统的胶质细胞主要有形成髓鞘的施万细胞和位于神经节内的卫星细胞等。

1. 胶质细胞的结构

胶质细胞在形态和功能上差异很大,无树突和轴突之分,细胞间无化学性突触(详细内容见后),普遍存在缝隙连接,不能产生动作电位。星形胶质细胞膜上存在多种神经递质受体。此外,胶质细胞具有终生分裂增殖能力。

2. 胶质细胞的功能

(1)支持和引导神经元迁移　中枢神经系统除了神经元和血管外,其余空隙主要由星形胶质细胞填充,形成支持神经元胞体和纤维的支架。此外,在皮层发育过程中,胶质细胞对神经元的迁移起引导作用。

(2)物质代谢和营养作用　除了对神经元运输营养物质和代谢产物外,胶质细胞可产生神经营养因子,维持神经元的生长发育和功能完整性。

(3)修复和再生作用　中枢神经系统受损而变性时,小胶质细胞可转变成巨噬细胞,联合来自血中的单核细胞及血管壁上的巨噬细胞,共同清除变性神经组织碎片。碎片清除后形成的空隙主要由星形胶质细胞填充。

(4)形成髓鞘和屏障作用　少胶质细胞和施万细胞可形成神经纤维的髓鞘,主要用于提高传导速度。此外,星形胶质细胞的血管周足是构成血脑屏障的重要组成部分。

（5）免疫应答作用　星形胶质细胞是中枢内的抗原提呈细胞,参与了外来抗原的提呈。此外,胶质细胞还参与了稳定细胞外的 K^+ 浓度、参与某些活性物质代谢等。

二、神经元与神经元之间的信息传递

在神经调节活动中,神经元与神经元之间的信息联系十分频繁,联系的方式也很复杂,其中突触联系是其最重要的基本联系方式。神经元之间在结构上并没有原生质相连,每一神经元的轴突末梢仅与其他神经元的胞体或突起相接触。神经元之间进行信息传递的这种功能接触部位称为**突触**（synapse）。

（一）经典的突触传递

1. 突触的结构

突触由突触前膜、突触间隙、突触后膜三部分组成（图 10.2）。一个神经元的轴突末梢首先分成许多小支,每个小支的末梢部分膨大呈球状,称为突触小体,贴附在下一个神经元的胞体或树突表面。轴突末梢的轴突膜称为突触前膜,与突触前膜相对的胞体膜或树突膜则称为突触后膜,两膜之间的缝隙为突触间隙。突触前膜和后膜较一般的神经元膜稍厚,约 7.5 nm。突触间隙 20～40 nm,其间有黏多糖和糖蛋白。在突触前膜内侧有致密突起,致密突起和网格形成栏栅样结构。在突触小体的轴浆内,含有较多的线粒体和大量聚集的囊泡,后者又称为**突触小泡**（synaptic vesicles）。安静状态时突触小泡借**突触蛋白**（synapsin）锚定于栏栅间隙的细胞骨架之上。突触小泡的直径为 20～80 nm,内含高浓度的神经递质。不同突触内所含的突触小泡大小和形状不完全相同。

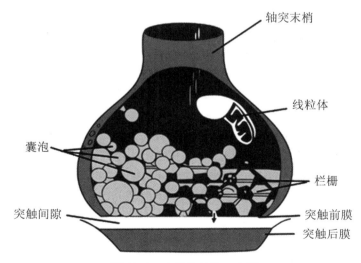

图 10.2　突触的结构示意图

2. 突触的分类

根据神经元互相接触的部位,通常将经典的突触分为三类:① 轴突-胞体式突触;② 轴突-树突式突触;③ 轴突-轴突式突触。

3. 突触传递的过程

突触传递是指突触前神经元的信息传递到突触后神经元的过程。当神经冲动到达轴突末梢时，突触前膜发生去极化，引起电压门控性钙通道开放，细胞外液中的 Ca^{2+} 进入突触前膜，使前膜内 Ca^{2+} 浓度瞬间升高，由此触发突触小泡通过突触前膜量子样释放递质。

由轴浆 Ca^{2+} 浓度瞬间升高导致的突触前膜递质释放机制较为复杂。根据目前资料，大致可经历动员、摆渡、着位、融合和出胞过程（图 10.3），并且这些过程均需要与突触小泡和突触前膜相结合的特异性蛋白的协助才能完成。

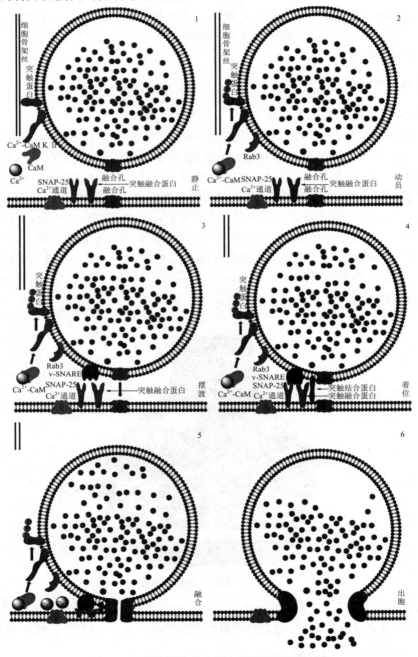

图 10.3　突触前膜内突触小泡释放递质的过程

Ca²⁺进入前膜导致递质释放的过程

（1）动员　神经末梢中突触小泡由**突触蛋白**（synapsin）锚定在细胞骨架上，Ca²⁺进入接头前膜后，与CaM结合后形成Ca²⁺-CaM复合物，该复合物可激活蛋白激酶Ⅱ，后者使突触蛋白发生磷酸化，使之与细胞骨架丝的结合能力减弱，突触小泡便从细胞骨架丝上游离出来，形成可移动小泡，这一过程称为**动员**（mobliziation）。

（2）摆渡　游离的突触小泡在轴浆中一类小分子G蛋白Rab3的协助下，向突触前膜活化区移动，这一过程称为**摆渡**（trafficking）。

（3）着位　摆渡至活化区的突触小泡逐步固定于突触前膜的过程，称为**着位**（docking），又称入坞。这一步需要突触小泡膜上的囊泡蛋白如V-SNARE，与突触前膜中靶蛋白如SNAP-25或突触融合蛋白结合，使突触小泡固定在突触前膜上。

（4）融合　突触囊泡膜上**突触结合蛋白**（synaptotagmin，p65）在Ca²⁺的作用下发生变构，解除了囊泡与突触前膜的钳制作用，于是突触小泡与突触前膜便**融合**（fusion）在一起。

（5）出胞　通过突触小泡与突触前膜暂时形成的融合孔，突触小泡将所含递质倾囊而出全部释放至细胞间隙，这种释放是通过出胞作用完成的，出胞时融合孔径迅速由1 nm左右扩大至50 nm，释放过程可在0.2～0.5 ms即可完成。

突触前膜释放的递质通过突触间隙扩散，作用于突触后膜上的特异性受体，引起突触后膜上某些离子通道开放，导致突触后膜发生电位变化，亦即产生**突触后电位**（postsynaptic potential），从而将突触前神经元的信息传递到突触后神经元，引起突触后神经元的活动变化。突触后膜产生的突触后电位主要有兴奋性突触后电位和抑制性突触后电位两种类型。

（1）兴奋性突触后电位

当神经冲动抵达突触前膜时，突触前膜释放的递质是兴奋性递质，该递质作用于突触后膜递质（化学）门控受体，提高了突触后膜对Na⁺、K⁺，特别是Na⁺的通透性，Na⁺跨突触后膜内流，且此时Na⁺的内流大于K⁺的外流，形成净内向电流，从而使突触后膜发生去极化，这种去极化电位变化即称为**兴奋性突触后电位**（excitatory postsynaptic potential，EPSP）（图10.4）。这是一种局部电位，可以总和，若突触前神经元活动增强或参与活动的突触数量增多，EPSP总和幅度达到突触后神经元的阈电位水平，则可在突触后神经元的轴突始段诱发动作电位。若总和的幅度不够而不能引发动作电位，则可使突触后神经元的膜电位接近阈电位水平而易于爆发动作电位，此类作用常称为易化。

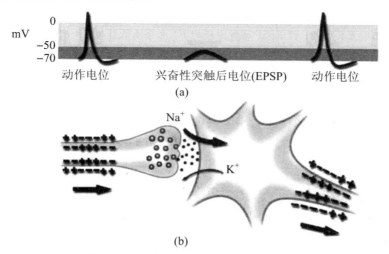

图10.4　兴奋性突触后电位产生示意图

（2）抑制性突触后电位

当神经冲动抵达突触前膜时,突触前膜释放的递质若为抑制性递质,该递质作用于突触后膜递质受体,可提高突触后膜对 Cl^- 和 K^+ 的通透性,主要是 Cl^- 的通透性,Cl^- 跨突触后膜内流使突触后膜产生超极化,这种电位变化即称为**抑制性突触后电位**（inhibitory postsynaptic potential,IPSP）（图 10.5）。它使突触后神经元的膜电位离阈电位的距离增大而不易爆发动作电位,即对突触后神经元产生了抑制效应。IPSP 也是一种局部电位变化,也可以总和。

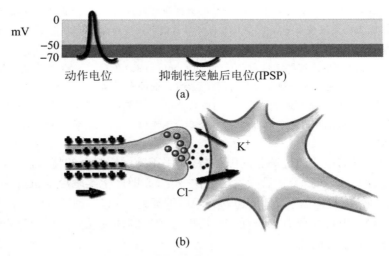

图 10.5　抑制性突触后电位产生示意图

在生物体中,一个突触前神经元的神经末梢发出多个分支与多个突触后神经元发生突触联系,而突触后神经元又可能与多个突触前神经元的轴突末梢构成突触联系。这些突触联系既有兴奋性的也有抑制性的。因此,一个神经元最终是产生兴奋还是抑制兴奋以及产生或抑制的程度取决于这些突触传递产生的总和效应。

突触传递是一个电-化学-电的过程,即由突触前神经元的生物电变化,通过轴突末梢化学递质的释放,进而引起突触后神经元发生生物电变化的过程。

慢 EPSP 和慢 IPSP

在牛蛙的交感神经节中可记录到一种慢 EPSP,后发现其广泛存在于中枢神经系统中。其潜伏期为 100～500 ms,可持续数秒至数十秒。慢 EPSP 通常由膜的 K^+ 电导降低引起。如交感神经节 K^+ 电导的降低可由乙酰胆碱激活 M 型胆碱能受体所触发。在自主神经节和大脑皮层神经元中也可记录到一种慢 IPSP,其潜伏期和持续时间类似于慢 EPSP,交感神经节产生的慢 IPSP 持续约 2 s。慢 IPSP 通常是由膜的 K^+ 电导升高引起的。交感神经节慢 IPSP 的递质可能是多巴胺,由一种特殊的中间神经元释放。

迟慢 EPSP

在交感神经节中还可记录到一种迟慢 EPSP,其潜伏期为 1～5 s,持续时间可达 10～30 min。其形成也与膜的 K^+ 电导降低有关,引起迟慢 EPSP 的递质可能是促性腺激素释放激素。

4. 影响突触传递的因素

（1）**影响递质释放的因素**　递质释放的量主要取决于进入末梢的 Ca^{2+} 量。凡影响突触前末梢处 Ca^{2+} 内流的因素均可改变递质的释放量。如胞外 Ca^{2+} 浓度升高和（或）Mg^{2+} 浓度降低,递质释放增加;反之,则递质释放减少。其次,突触前末梢动作电位的幅度或频率增加,也可使进入末梢的 Ca^{2+} 量增加。此外,突触前膜上的受体可在某些神经调质或递质的作用下改变突触前膜对递质释放的量。

临床上破伤风杆菌感染常引起痉挛性麻痹,而肉毒梭菌感染则引起柔软性麻痹。这是由于破伤风杆菌和肉毒梭菌可分泌一类属于锌内肽酶的毒素。这些毒素可灭活与突触囊泡对位有关的蛋白,从而抑制递质释放。如破伤风毒素和肉毒梭菌毒素 B、D、F 和 G 可作用于突触囊泡蛋白,肉毒梭菌毒素 C 可作用于 syntaxin,肉毒梭菌毒素 A 和 B 则可作用于 SNAP-25。最终导致破伤风毒素阻碍中枢递质的释放,而肉毒梭菌毒素则阻滞神经-肌接头处的递质释放。

(2)影响已释放的递质消除的因素 已释放的递质通常以神经末梢重摄取或被酶解而消除,因此,任何影响递质重摄取和酶解的因素均可影响递质传递。

三环类抗抑郁药(如盐酸丙咪嗪)可抑制脑内去甲肾上腺素的末梢对 NE 的重摄取,使突触间隙中神经递质浓度增高,加强该递质对受体的作用,从而发挥抗抑郁作用;利舍平(reserpine)可抑制交感神经末梢的突触囊泡对 NE 的重摄取,使末梢摄取的递质滞留于轴浆而酶解,导致囊泡内的递质减少甚至耗竭,突触传递受阻,从而达到抗高血压、减慢心率和抑制中枢神经系统的作用。而新斯的明、有机磷农药等可抑制胆碱酯酶活性,从而提高体内受体部位的乙酰胆碱浓度,导致乙酰胆碱持续发挥作用,影响突触传递。

(3)影响受体的因素 受体的数量受递质的释放量、递质与受体的亲和力的影响,从而影响突触传递。此外,由于突触间隙与细胞外液相通,凡能进入细胞外液的药物、毒素以及其他化学物质均可到达突触后膜而影响突触传递。

筒箭毒碱和 α-银环蛇毒可特异地阻断骨骼肌终板膜上的 N_2 型 ACh 受体通道,使神经-肌接头的传递受阻,从而导致肌肉松弛。

5. 突触的可塑性

突触的**可塑性**(plasticity)是指突触的形态和功能可发生较为持久的改变的特性或现象。该现象普遍存在于中枢神经系统,是学习和记忆产生机制的生理学基础。突触的可塑性主要存在以下几种形式。

(1)强直后增强 **强直后增强**(posttetanic potentiation)是指突触前末梢在接受一短串高频刺激后,突触后电位幅度持续增大的现象。其持续时间通常为数分钟。

产生的机制:是高频刺激导致了 Ca^{2+} 在突触前末梢内积累,轴浆内游离的 Ca^{2+} 暂时过剩,同时,对 Ca^{2+} 敏感的酶(如 Ca^{2+}-CaM 依赖的蛋白激酶 II)被激活,促进了突触囊泡的动员,导致突触末梢持续释放递质,从而导致突触后电位持续增强。

(2)长时程增强和长时程压抑 **长时程增强**(long-term potentiation,LTP)是指突触前神经元在短时间内受到快速重复的刺激后,在突触后神经元快速形成的持续时间较长的 EPSP 增强,表现为潜伏期缩短、幅度增高、斜率加大。其持续时间要比强直后增强长得多,最长可达数天。LTP 的产生是由于突触后(非突触前)神经元胞质内的 Ca^{2+} 增加所致。**长时程压抑**(long-term depression,LTD)是指突触传递效率的长时程降低。

LTP 见于神经系统的多个部位,研究最深入的是海马。如图 10.6 所示,海马 CA3 区锥体神经元突起所构成的 Schaffer 侧支与 CA1 区神经元形成突触联系,当给予 CA3 区锥体神经元一次刺激,可在 CA1 区神经元胞体内记录到一次 EPSP,但若在短时间内给予 CA3 区锥体神经元串刺激(如 100 次/秒,连续 3 次),再用单个电刺激,记录到 EPSP 幅度和时程大大超过原先记录的对照值,并可持续几小时甚至几天,这种持续增强的 EPSP 被命名为 LTP。研究发现,海马 LTP 引出的难易程度与动物的学习记忆能力相关。

Schaffer 侧支突触后 LTP 发生与突触后促离子型通道受体有关。其产生的机制是:突触前神经元释放谷氨酸,作用于突触后神经元细胞膜上的 AMPA(α-氨基-3-羟基-5-甲基-4-异恶唑丙酸)受体,使其对 Na^+ 的通透性增加,Na^+ 进入突触后膜触发突触后神经元去极化,从而使阻塞于 NMDA 受体通道中的 Mg^{2+} 移出,通道得以开放,Ca^{2+} 和 Na^+ 一起进入突触后神经元,并激活 Ca^{2+}-CaM 依赖的蛋白激酶 II,使 AMPA 受体通道磷酸化而增加其通透性,也可使一氧化氮合酶合成增加,产生 NO,后者作为化学信号从突触后神经元扩散至突触前神经元,引起谷氨酸正反馈性长时程量子释放。在此过程中,突触后神经元可产生 LTP。

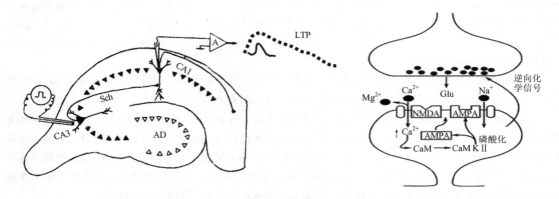

图 10.6 海马 Schaffer 侧支长时程增强产生机制的示意图

（3）习惯化和敏感化

习惯化（habituation）是指重复给予较温和的刺激时，突触对刺激的反应逐渐减弱甚至消失的现象。其产生的原因是突触前 Ca^{2+} 通透性减低，突触前递质释放减弱导致的。如刺激海兔喷水管，海兔产生缩鳃反应；若重复对海兔喷水管施以温和刺激（每天 10 个，连续 4 天），支配缩鳃的神经元放电逐渐减弱，甚至消失，缩鳃停止（图 10.7）。

敏感化（sensitization）是指重复性伤害性刺激使突触对原有刺激反应增强和延长，传递效率提高的现象。其产生的原因是轴突-轴突前膜 K^+ 通道磷酸化关闭，动作电位时程延长，Ca^{2+} 进入突触前膜增加，产生突触前易化。若给海兔头尾一个伤害性刺激，再刺激其喷水管，可引起较强的缩鳃反应。表明突触对刺激的反应性增强，神经元间传递效应增强，从而呈现敏感化。

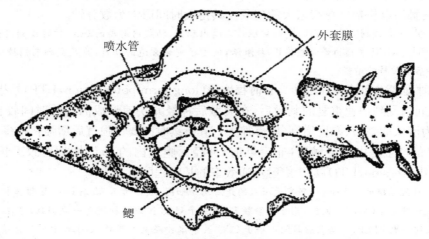

图 10.7 刺激海兔喷水管引起缩鳃反应的示意图

（二）非定向突触传递

非定向突触传递也称为**非突触性化学传递**（non-synaptic chemical transmission），是指细胞间的信息联系虽然也是通过化学递质，但并非通过上述经典的突触结构来实现的。该突触传递首先发现于交感神经节后神经元对平滑肌和心肌的支配方式中，其神经元轴突末梢含大量分支，分支上形成串珠状的膨大结构，称为**曲张体**（varicosity），曲张体内含有大量小而致密的突触小泡,小泡内含高浓度的去甲肾上腺素。曲张体沿着神经末梢分布于效应器细胞的近旁,且无经典的突触联系(图10.8)。当动作电位到达曲张体时,曲张体释放神经递质,并扩散至效应器细胞上的受体而发挥生物学作用。中枢神经系统也存在非定向突触传递,除了上述的去甲肾上腺素能神经纤维外,还涉及5-羟色胺能、多巴胺能以及胆碱能等神经纤维。

(三)电突触传递

电突触传递(electrical synaptic transmission)是指通过缝隙连接(gap junction)实现信息传递的一种方式。缝隙连接是两个神经元细胞膜紧密接触的部位,两层膜的间隔为2~4 nm,膜两侧的近旁胞质内无突触小泡,但有贯穿两膜的水相通道蛋白,使两细胞的胞质相通,该通道蛋白允许带电小离子及某些小分子通过,从而实现两细胞间的信息交流(图10.9)。由于水相通道蛋白的电阻很低,局部电流可快速通过,因而传递速度快,几乎无潜伏期,且呈现信息传递的双向性。电突触传递广泛存在于中枢神经系统内和视网膜上的同类神经元之间,可能与神经元同步放电有关。

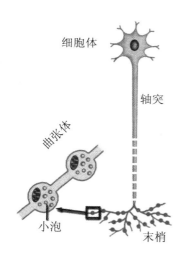

图 10.8 非突触性化学传递示意图

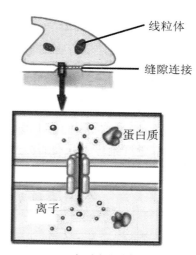

图 10.9 缝隙连接传递示意图

三、神经递质和受体

(一)神经递质及其分类

神经递质(neurotransmitter)是指神经末梢释放的特殊的化学物质,它能作用于所支配的神经元或效应细胞膜上的受体,从而发挥信息传递功能。

1. 神经递质的分类

神经递质可分为外周神经递质和中枢神经递质两大类。

外周神经递质:主要有乙酰胆碱和去甲肾上腺素。释放乙酰胆碱作为递质的神经纤维,称为胆碱能纤维;释放去甲肾上腺素作为递质的神经纤维,称为肾上腺素能纤维。此外,胃肠道中存在一类非胆碱能和非肾上腺素能纤维,其末梢释放的递质是嘌呤类和肽类化学物质,可影响胃肠平滑肌的活动。

中枢神经递质：中枢神经递质比外周神经递质复杂得多，至今在中枢神经系统内发现并已确定为神经递质的，主要有以下几种。

（1）乙酰胆碱　分布于脊髓前角运动神经元、丘脑后部腹侧的特异感觉投射神经元、脑干网状结构上行激动系统、纹状体尾状核、边缘系统等处。乙酰胆碱几乎参与了中枢神经系统的所有功能，是中枢中最重要的递质。

（2）单胺类　单胺类递质是指多巴胺、去甲肾上腺素和5-羟色胺。它们分别组成不同的递质系统。

脑内多巴胺主要由黑质的神经元产生，沿黑质-纹状体投射系统分布。组成黑质-纹状体多巴胺递质系统，其作用受损是出现帕金森病的主要原因。

去甲肾上腺素系统比较集中，绝大多数的去甲肾上腺素能神经元位于低位脑干，与觉醒、睡眠、情绪活动有关。5-羟色胺递质系统，主要位于低位脑干近中线区的中缝核内，与镇痛、睡眠、情绪活动有关。

（3）氨基酸类　现已明确存在氨基酸类递质，例如谷氨酸、γ-氨基丁酸、甘氨酸和门冬氨酸。其中，谷氨酸可能是小脑皮层和感觉传入纤维的兴奋性递质，γ-氨基丁酸可能是大脑皮层部分神经元和小脑皮层浦肯野细胞的抑制性递质。甘氨酸也是一种抑制性递质，如与脊髓运动神经元构成抑制性突触联系的闰绍细胞，其末梢释放的递质就是甘氨酸。

（4）肽类　肽类递质不仅分布于周围神经系统，而且广泛分布于中枢神经系统。例如下丘脑的神经垂体肽、阿片肽、P物质和脑-肠肽等。室旁核有向脑干和脊髓投射的纤维，具有调节交感和副交感神经活动的作用（其递质为催产素），并能抑制痛觉（其递质为升压素）。阿片肽可能是调节痛觉纤维传入活动的神经递质。

除上述神经递质外，嘌呤类、一氧化氮、一氧化碳等也可能属于神经递质（表10.2）。

表 10.2　哺乳动物神经递质的分类

分类	主要成员
胆碱类	乙酰胆碱
胺类	多巴胺、去甲肾上腺素、肾上腺素、5-羟色胺、组胺
氨基酸类	谷氨酸、门冬氨酸、甘氨酸、γ-氨基丁酸
肽类	P物质和其他速激肽＊、阿片肽＊、下丘脑调节肽＊、血管升压素、催产素、脑-肠肽、心房钠尿肽、降钙素基因相关肽、神经肽Y等
嘌呤类	腺苷、ATP
气体类	NO、CO
脂类	花生四烯酸及其衍生物（前列腺素等）＊、神经活性类固醇＊

＊为一类物质的总称。

2. 递质的鉴定

经典的神经递质应符合以下几个条件：① 突触前神经元应含有合成递质的前体和酶系统，并能合成相应的递质；② 合成的递质储存于突触小泡，神经冲动抵达神经末梢时，小泡内的递质被释放于突触间隙；③ 进入突触间隙的递质扩散至突触后膜，并与突触后膜上的特异性受体结合而发挥生理学作用；④ 存在使该递质失活的酶或其他失活方式（如重摄取）；⑤ 有特异的受体激动剂和拮抗剂,能分别模拟或阻断该递质的突触传递效应。

在神经系统中,除了神经递质外,神经元还能合成和释放一些化学物质,以增强或削弱神经递质的信息传递效应,这种对递质信息传递起调节作用的物质,称为**神经调质**(neruomodulator)。其发挥的作用称为**调制作用**(modulation)。

3. 神经递质的代谢

递质的代谢包括递质的合成、储存、释放、降解、再摄取和再合成等步骤。不同递质其代谢过程各不相同。乙酰胆碱和胺类递质在相关合成酶的催化下,多在胞质中合成,并储存于突触小泡。肽类递质则在基因调控下,通过转录、翻译并加工而成。储存于囊泡的递质经出胞作用被释放,该过程需 Ca^{2+} 的参与。递质作用于受体发挥生物学效应后,迅速被消除。消除的方式较复杂,主要有酶促降解、吸收回血液、突触前末梢**重摄取**(reuptake)以及被神经胶质细胞摄取等。例如,乙酰胆碱的消除依靠突触间隙中的胆碱酯酶,将乙酰胆碱迅速分解成胆碱和乙酸,胆碱则被重摄取回神经末梢,用于合成新递质;去甲肾上腺素主要通过神经末梢的重摄取以及少量通过酶解而消除。肽类递质的消除主要依靠酶促降解。

(二) 受体及其分类

1. 受体的概念

受体(receptor)或配基是指细胞膜或细胞内能与某些化学物质(如递质、调质、激素等)特异性结合并产生生物学效应的特殊小分子。位于细胞膜上的受体是带有糖链的跨膜蛋白质分子。能与受体特异性结合并产生生物学效应的化学物质称为受体的**激动剂**(agonist);能与受体特异性结合,但不产生生物学效应的化学物质称为受体的**拮抗剂**(antagonist),二者统称为**配体**(ligand)。

2. 受体的分类

以不同的天然配体进行分类,如以乙酰胆碱为天然配体的,称为胆碱能受体,以去甲肾上腺素为天然配体的,称为肾上腺素能受体。按激活机制分类,分为离子通道型受体或**促离子型受体**(ionotropic receptor)和 G-蛋白耦联受体或**促代谢型受体**(metabotropic receptor)。

3. 受体的亚型

每类受体还包括若干亚型。如胆碱能受体分为毒蕈碱受体(M 受体)和烟碱受体(N 受体),N 受体可再分为 N_1 和 N_2 受体亚型;肾上腺素能受体则可分为 α 受体和 β 受体,α 受体和 β 受体又可再分为 α_1、α_2 受体亚型和 β_1、β_2、β_3 受体亚型。

4. 突触前受体

受体一般分布于突触后膜,也有受体位于突触前膜。位于突触前膜的受体称为**突触前受体**(presynaptic receptor)或**自身受体**(autoreceptor)。一般情况下,突触前受体激活后可抑制递质释放,实现负反馈控制(图 10.10)。但突触前受体也能易化递质释放,如交感神经末梢的突触前血管紧张素受体激活后,可易化前膜释放去甲肾上腺素。

(三) 主要递质及其受体

1. 乙酰胆碱及其受体

以 ACh 为递质的神经纤维称为**胆碱能纤维**(cholinergic fiber)。以 ACh 为递质的神经元称为**胆碱能神经元**(cholinergic neuron)。在外周,胆碱能纤维的分布为支配骨骼肌的运动神经纤维、所有交感和副交感神经节前纤维、大多数副交感神经节后纤维、支配温热性汗腺纤维

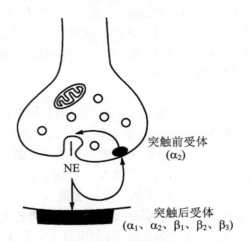

突触前受体
(α_2)

NE

突触后受体
(α_1、α_2、β_1、β_2、β_3)

图 10.10　突触前受体调节递质释放的示意图

以及骨骼肌血管的交感舒血管纤维。在中枢,胆碱能神经元的分布极为广泛。如脊髓前角运动神经元、丘脑后腹核的特异感觉投射神经元、脑干网状结构上行激动系统的各个环节、纹状体、边缘系统的梨状区、杏仁核、海马等部位。

能与 ACh 特异结合的受体称为**胆碱能受体**(cholinergic receptor)。根据药理学特性,胆碱能受体可分为两类,一类能与毒蕈碱结合的,称为**毒蕈碱受体**(muscarinic receptor,简称 M 受体),目前已分离出 $M_1 \sim M_5$ 五种亚型,均为促代谢型受体;另一类能与烟碱结合的,称为**烟碱受体**(nicotinic receptor,简称 N 受体),有 N_1 和 N_2 两种亚型,两者均为促离子型受体。

胆碱能受体广泛分布于中枢和周围神经系统。分布有胆碱能受体的神经元称为**胆碱能敏感神经元**(cholinoceptive neuron)。中枢胆碱能系统参与神经系统几乎所有的功能,包括学习和记忆、觉醒与睡眠、感觉与运动、内脏活动以及情绪等多方面的调节活动。在外周,M 受体分布于大多数副交感节后纤维(除少数释放肽类或嘌呤类递质的纤维外)支配的效应器细胞、交感节后纤维支配的汗腺和骨骼肌血管的平滑肌。M 受体激活后可产生一系列自主神经效应,包括心脏活动抑制,支气管和胃肠平滑肌、膀胱逼尿肌、虹膜环行肌收缩,消化腺、汗腺分泌增加和骨骼肌血管舒张等。这些作用统称为**毒蕈碱样作用**(muscarine-like action),简称 M 样作用。M 样作用可被 M 受体拮抗剂**阿托品**(atropine)阻断。小剂量 ACh 作用于 N 受体后,能兴奋自主神经节后神经元,也能收缩骨骼肌;而大剂量 ACh 作用于 N 受体后,则可阻断神经节的突触传递,这些作用统称为**烟碱样作用**(nicotine-like action),简称 N 样作用。N 样作用不能被阿托品阻断,但能被**筒箭毒碱**(tubocurarine)阻断。由于 N_1 受体分布于自主神经节突触后膜和中枢神经系统,故又称**神经元型烟碱受体**(neuron-type nicotinic receptor),可被**六烃季铵**(hexamethonium)特异阻断。而 N_2 受体位于神经-骨骼肌接头的终板膜上,故也称**肌肉型烟碱受体**(muscle-type nicotinic receptor),能被**十烃季铵**(decamethonium)特异阻断。

2. 去甲肾上腺素和肾上腺素及其受体

去甲肾上腺素(norepinephrine,NE 或 noradrenaline,NA)和**肾上腺素**(epinephrine,E 或 adrenaline)均属**儿茶酚胺**(catecholamine)类物质,即含邻苯二酚结构的胺类。

在中枢,以 NE 为递质的神经元称为**去甲肾上腺素能神经元**(noradrenergic neuron)。其胞体绝大多数位于低位脑干,尤其是中脑网状结构、脑桥的蓝斑以及延髓网状结构的腹外侧部分。其纤维投射分上行部分、下行部分和支配低位脑干部分。上行部分投射到大脑皮层、边缘前脑和下丘脑;下行部分投射至脊髓后角的胶质区、侧角和前角;而支配低位脑干部分的纤维则分布于低位脑干内部。以 E 为递质的神经元称为**肾上腺素能神经元**(adrenergic neuron),其胞体主要分布在延髓,其纤维投射也有上行和下行部分。在外周,多数交感节后纤维(除支配汗腺和骨骼肌血管的交感胆碱能纤维外)释放的递质是 NE。尚未发现以 E 为递质的神经纤维,以 NE 为递质的神经纤维称为**肾上腺素能纤维**(adrenergic fiber)。

能与 NE 或 E 结合的受体称为**肾上腺素能受体**(adrenergic receptor),主要分为 α 型肾上腺素能受体(简称 α 受体)和 β 型肾上腺素能受体(简称 β 受体)两种。α 受体有 α_1 和 α_2 受体两种亚型,β 受体则可分为 β_1、β_2 和 β_3 受体三种亚型。所有的肾上腺素能受体均为促代谢型受体。

肾上腺素能受体广泛分布于中枢和周围神经系统。分布有肾上腺素能受体的神经元称为**肾上腺素敏感神经元**(adrenoceptive neuron)。中枢去甲肾上腺能神经元的功能主要涉及心血管活动、情绪、体温、摄食和觉醒等方面的调节;而中枢肾上腺素能神经元的功能则主要参与心血管活动的调节。在外周,多数交感节后纤维末梢支配的效应器细胞膜上都有肾上腺素能受体,但不一定两种受体都有,有的仅有 α 受体,有的仅有 β 受体,也有的兼有两种受体。例如,心肌主要存在 β 受体;心血管平滑肌则有 α 和 β 两种受体,但皮肤、肾、胃肠的血管平滑肌以 α 受体为主,而骨骼肌和肝脏的血管则以 β 受体为主。NE 对 α 受体的作用较强,而对 β 受体的作用则较弱。一般而言,NE 与 α 受体(主要是 α_1 受体)结合所产生的平滑肌效应主要是兴奋性的,包括血管、子宫、虹膜辐射状肌等的收缩,但也有抑制性的,如小肠舒张;NE 与 β 受体(主要是 β_2 受体)结合所产生的平滑肌效应是抑制性的,包括血管、子宫、小肠、支气管等的舒张,但与心肌 β_1 受体结合产生的平滑肌效应却是兴奋性的。β_3 受体主要分布于脂肪组织,与脂肪分解有关。

酚妥拉明(phentolamine)能阻断 α 受体,包括 α_1 和 α_2 受体,但主要是 α_1 受体。**哌唑嗪**(prazosin)和**育亨宾**(yohimbine)可分别选择性阻断 α_1 和 α_2 受体。由于 α_2 受体多为突触前受体,故临床上用 α_2 受体激动剂**氯压啶**(clonidine)可治疗高血压。**普萘洛尔**(propranolol)能阻断 β 受体,但对 β_1 和 β_2 受体无选择性。**阿替洛尔**(atenolol)和**美托洛尔**(metoprolol)主要阻断 β_1 受体,而**丁氧胺**(butoxamine)则主要阻断 β_2 受体。临床上治疗心绞痛伴有肺通气不畅的患者时,应选用选择性 β_1 受体拮抗剂,而不能选用非选择性拮抗剂。

3. 多巴胺及其受体

多巴胺(dopamine,DA)也属于儿茶酚胺类。DA 系统主要存在于中枢神经系统,包括黑质-纹状体系统、中脑边缘系统和结节-漏斗三个部分。脑内的 DA 主要由中脑黑质产生,沿黑质-纹状体投射系统分布,储存于纹状体,其中以尾核的含量最高。目前已克隆出 $D_1 \sim D_5$ 五种受体亚型,均为促代谢型受体。中枢多巴胺系统主要参与对躯体运动、精神情绪活动、垂体内分泌功能以及心血管活动等的调节。

4. 5-羟色胺及其受体

5-羟色胺(serotonin 或 5-hydroxytryptamine,5-HT)系统主要存在于中枢。5-HT 能神经元胞体主要集中于低位脑干的中缝核内。其纤维投射分上行部分、下行部分和支配低位脑干部分。上行部分的神经元位于中缝核上部(此处 5-HT 含量最多),纤维投射到纹状体、丘脑、下丘脑、边缘前脑和大脑皮层;下行部分的神经元位于中缝核下部,纤维下达脊髓后角、侧角和前角;支配低位脑干部分的纤维则分布于低位脑干内部。

5-羟色胺受体多而复杂,已知有 5-$HT_1 \sim$ 5-HT_7 七种受体。5-HT_1 受体又分 5-HT_{1A}、5-HT_{1B}、5-HT_{1D}、5-HT_{1E}、5-HT_{1F} 五种亚型;5-HT_2 受体分 5-HT_{2A}、5-HT_{2B} 和 5-HT_{2C}(以前称为 5-HT_{1C})三种亚型;而 5-HT_5 受体可分 5-HT_{5A} 和 5-HT_{5B} 两种亚型。5-HT_3 受体是促离子型受体,其余大多数是促代谢型受体。此外,部分

5-HT$_{1A}$ 受体是突触前受体。5-HT 在中枢神经系统的功能主要是调节痛觉与镇痛、精神情绪、睡眠、体温、性行为、垂体内分泌、心血管调节和躯体运动等功能活动。

5. 组胺及其受体

组胺(histamine)系统和其他单胺能系统一样,中枢组胺能神经元胞体分布的区域非常局限,集中在下丘脑后部的结节乳头核内;其纤维投射却相当广泛,几乎到达中枢神经系统的所有部位。组胺系统有 H$_1$、H$_2$ 和 H$_3$ 三种受体,广泛存在于中枢和周围神经系统。多数 H$_3$ 受体为突触前受体,通过 G 蛋白介导抑制组胺或其他递质的释放。组胺与 H$_1$ 受体结合后能激活磷脂酶 C,而与 H$_2$ 受体结合后则能提高细胞内 cAMP 浓度。中枢组胺系统可能与觉醒、性行为、腺垂体激素的分泌、血压、饮水和痛觉等调节有关。

6. 氨基酸类递质及其受体

(1) 兴奋性氨基酸　主要包括谷氨酸和门冬氨酸。谷氨酸(glutamic acid 或 glutamate,Glu)是脑和脊髓内主要的兴奋性递质,在大脑皮层和脊髓背侧部分含量相对较高;门冬氨酸(aspartic acid 或 aspartate,Asp)则多见于视皮层的锥体细胞和多棘星状细胞。

谷氨酸受体可分为促离子型受体(ionotropic receptor)和促代谢型受体(metabotropic receptor)两种类型。前者通常可再分为海人藻酸(kainic acid 或 kainate,KA)受体、AMPA(α-amino-3-hydroxy-5-methyl-4-isoxazoleproprionate)受体和 NMDA(N-methyl-D-aspartate)受体三种类型,并有多种亚型:已知 KA 有五种、AMPA 有四种,而 NMDA 则有六种。KA 和 AMPA 受体对谷氨酸的反应较快,尤其是 KA 受体。KA 受体激活时主要对 Na$^+$ 和 K$^+$ 通透;AMPA 受体激活时,有的仅对 Na$^+$ 通透,有的还允许 Ca^{2+} 通透。NMDA 受体对谷氨酸的反应较慢,激活时对 Na$^+$、K$^+$、Ca^{2+} 都通透。

此外,NMDA 受体还具有以下特点:① 膜外侧存在于甘氨酸结合的位点,甘氨酸与之结合不仅为谷氨酸产生兴奋效应所必需,而且能增加其耦联通道的开放频率;② 通道内存在与 Mg^{2+} 结合的位点,Mg^{2+} 与之结合后可阻塞通道,这一作用是电压依赖的,随细胞膜超级化程度的增高而增高;只有当膜去极化达到一定水平时,Mg^{2+} 从通道移出,通道才开放(见前文 Schaffer 侧支 LTP);③ 通道还可与某些药物(苯环立啶、氯胺酮等)结合而发生变构,降低对 Na$^+$、K$^+$、Ca^{2+} 等的通透性。

NMDA 受体广泛分布于中枢神经系统,谷氨酸的大多数靶神经元上常同时存在 NMDA 和 AMPA 受体。KA 和 AMPA 受体除分布于神经元外,还见于胶质细胞;而 NMDA 受体仅存在于神经元上。促代谢型受体已鉴定出 11 种亚型。促代谢型受体也广泛分布与脑内,在突触前和突触后均有分布,可能参与突触的可塑性。敲除 1 型促代谢型受体(mGluR1)基因,可严重损害运动协调和空间认知的能力。但 NMDA 受体或 mGluR 受体过度激活可造成 Ca^{2+} 大量内流或细胞内储存 Ca^{2+} 的释放而引起神经元死亡。目前关于门冬氨酸的资料还较少。

(2) 抑制性氨基酸　主要包括 γ-氨基丁酸和甘氨酸。γ-氨基丁酸(γ-aminobutyric acid,GABA)是脑内主要的抑制性递质,在大脑皮层浅层和小脑皮层浦肯野细胞层含量较高,也存在于纹状体及其投射纤维中。甘氨酸(glycine,Gly)则主要分布于脊髓和脑干中。

GABA 受体可分出 GABA$_A$、GABA$_B$ 和 GABA$_C$ 三种受体亚型。GABA$_A$ 和 GABA$_B$ 受体广泛分布于中枢神经系统,而 GABA$_C$ 受体则主要分布于视网膜和视觉通路中。GABA$_A$ 和 GABA$_C$ 受体均属于促离子型受体,其耦联通道都是氯通道,激活时增加 Cl$^-$ 内流;不同的是,两者的亚单位组成不同,前者较复杂,后者则较简单。与 GABA$_A$ 受体相比,GABA$_C$ 受体对 GABA 的敏感性较高,激活时通道开放较缓慢而持久,且不易脱敏。GABA$_B$ 受体属于促代谢型受体,在突触前和突触后均有分布。突触前 GABA$_B$ 受体激活后,可通过相耦联的 G 蛋白增加 K$^+$ 外流,减少 Ca^{2+} 内流而使递质释放减少;突触后 GABA$_B$ 受体激活后,则可通过 G 蛋白抑制腺苷酸环化酶,激活钾通道,增加 K$^+$ 外流。在突触后,无论是 Cl$^-$ 内流增加(通过激活

GABA$_A$和 GABA$_C$受体)还是 K$^+$外流增加(通过激活 GABA$_B$受体),都能引起突触后膜超级化而产生 IPSP。

甘氨酸受体是一种促离子型受体,其耦联通道也是氯通道,通道开放时允许 Cl$^-$和其他单价阴离子进入膜内,引起突触后膜超级化,即产生 IPSP。甘氨酸受体可被一种生物碱士的宁(ychninestr)阻断。此外,甘氨酸可结合于 NMDA 受体而产生兴奋效应,且为谷氨酸兴奋 NMDA 受体所必需(见前文)。

7. 神经肽及其受体

神经肽(neuropeptide)是指分布于神经系统起递质或调质作用的肽类物质。它们主要有以下几类。

(1)速激肽 哺乳动物的**速激肽**(tachykinin)包括 **P 物质**(substance P)、神经激肽 A、神经激肽 K、神经激肽 A 和神经激肽 B 六个成员。已克隆出三种神经激肽受体,即 NK-I、NK-2 和 NK-3 受体,分别对 P 物质、神经肽 K 和神经激肽 B 敏感。它们都是促代谢型受体,激活后均可通过活化磷脂酶 C 而增加 IP$_3$和 DG。在外周,P 物质可引起肠平滑肌收缩,血管舒张和血压下降等效应。在中枢,P 物质在脊髓初级传入纤维中含量丰富,很可能是慢痛传入通路中第一级突触的调质;在黑质纹状体通路中 P 物质的浓度也很高,其含量与多巴胺成正比;而在下丘脑可能起神经内分泌调节作用。

(2)阿片肽 目前已被鉴定 20 多个有活性的**阿片肽**(opioid peptide),其中最主要的是 β-内啡肽(β-endorphin)、脑啡肽(enkephalin)和强啡肽(dynorphin)三类。β-内啡肽主要分布于腺垂体、下丘脑、杏仁核、延髓和脊髓等处,在缓解机体应急反应中具有重要作用。脑啡肽主要有甲硫脑啡肽和亮脑啡肽两种。脑啡肽在脑内分布广泛,在纹状体、下丘脑、苍白球、杏仁核、延髓和脊髓中浓度较高。强啡肽在脑内的分布与脑啡肽有较多重叠,但其浓度低于脑啡肽。阿片肽的生理作用极为广泛,在调节感觉(主要是痛觉)、运动内脏活动、免疫、内分泌、体温、摄食行为等方面都有重要作用。已确定的阿片肽受体有 μ、κ 和 δ 受体,均为促代谢型受体。近年来又发现了与多种阿片肽受体亲和力很低的孤儿受体(orphan receptor)及其内源性配体孤啡肽(orphanin),以及 μ 受体真正的自然配体内吗啡肽(endomorphin)。由于各种阿片肽对不同受体的作用相互重叠,且亲和力高低不等,因此分布在神经系统各处的阿片肽及其受体的作用十分复杂。

(3)下丘脑调节肽和神经垂体肽 下丘脑调节腺垂体功能的肽类激素称为**下丘脑调节肽**(hypothalamic regulatory peptide,HRP)。其中大部分激素及其受体也存在于下丘脑以外的脑区和周围神经系统,提示它们可能是神经递质。例如,生长抑素存在于许多脑区,并以递质的形式释放,参与调节感觉传入、运动和智能活动等。已发现 SSTR-1~SSRT-5 五种生长抑素受体,它们都是 G 蛋白耦联受体,都通过降低 cAMP 水平而引起不同的生理效应。其中 SSTR-2 受体可能介导智能活动和抑制生长激素的分泌,而 SSRT-5 受体则可能参与抑制胰岛素的分泌。促肾上腺皮质激素释放激素(CRH)也存在于大脑皮层、橄榄-小脑通路等处,其受体的分布与其通路的纤维投射一致。含促甲状腺激素释放激素(TRH)的神经末梢分布在脊髓前角运动神经周围;TRH 在海马、大脑皮层和视网膜中的含量也很高。

此外,室旁核含有催产素和血管升压素的神经元发出的轴突向脑干和脊髓投射,具有调节交感和副交感神经活动的作用,并能抑制痛觉。

(4)脑-肠肽 **脑-肠肽**(brain-gut peptide)是指在胃肠道和脑内双重分布的肽类物质,主要有缩胆囊素(CCK)、血管活性肠肽(VIP)、胃泌素、神经降压素(neurotensin)、甘丙肽(galanin)、胃泌素释放肽等。脑内的 CCK 前体加工后产生长短不一的 CCK 活性片段,以 CCK-8(八肽)为主。CCK-8 主要分布于大脑皮层、纹状体、杏仁核、下丘脑和中脑等处。脑内有两种 CCK 受体,即 CCK-A 和 CCK-B 受体,以 CCK-B 受体为主。CCK-8 可作用于两种 CCK 受体,而 CCK-4 仅作用于 CCK-B 受体。两种受体均为 G 蛋白耦联受体,它们与 CCK 神经元的分布基本一致。CCK 在脑内具有一致摄食行为等多种作用。

(5)其他神经肽 神经系统中还发现多种其他肽类物质由神经元释放,参与神经系统的调节活动,如降钙素基因相关肽、神经肽 Y(neuropeptide Y,NPY)、血管紧张素Ⅱ、心房钠尿肽、内皮素、肾上腺髓质素、尾加压素Ⅱ等。

8. 嘌呤类递质及其受体

嘌呤类递质主要有腺苷(adenosin)和 ATP 两种。腺苷是一种抑制性中枢调质。茶和咖啡对中枢的兴奋效应是通过茶碱和咖啡因抑制腺苷的作用而产生的。腺苷也能引起心脏的血管舒张。ATP在体内也具有广泛的受体介导效应,如自主神经系统的快速突触反应和缰核的块反应。嘌呤能受体可分为腺苷(P1)受体和嘌呤核苷酸(P2)受体两类。前者以腺苷为自然配体,后者则以ATP为自然配体。P1受体在中枢和周围神经系统均有分布,有 A_1、A_2 和 A_3 三种类型,其中 A_2 受体可再分为 A_{2A} 和 A_{2B} 两种亚型,它们均为G蛋白耦联受体。A_1 和 A_3 受体激活后降低cAMP水平,而 A_{2A} 和 A_{2B} 受体激活后却增高cAMP水平。P2受体主要存在于周围神经系统,主要有P2Y、P2U、P2X、P2Z四种类型,其中P2X可再分为 $P2X_1 \sim P2X_3$ 三种亚型。P2Y和P2U受体是G蛋白耦联受体,通过激活磷脂酶C,增加 IP_3 的生成,使胞质内 Ca^{2+} 浓度增加而产生效应;P2X和P2Z受体则为化学门控通道。$P2X_1$ 和 $P2X_2$ 受体也存在于脊髓后角,表明ATP在感觉传入中起作用。此外,ADP能激活P2T受体,该受体可能是一种离子通道。嘌呤能受体也见于胶质细胞。

9. 气体类递质

(1) 一氧化氮　**一氧化氮**(nitric oxide,NO)与经典的递质不同,NO不储存于突触囊泡内,以扩散的方式到达邻近的靶细胞,直接结合并激活一种可溶性鸟苷酸环化酶,使胞质内cAMP水平升高,引起一系列生物学效应。NO广泛分布于脑内,海马内某些神经元释放的NO可逆向作用于突触前神经元,使突触前末梢释放递质增加,因而在LTP的形成中起重要作用。

(2) 一氧化碳　**一氧化碳**(carbon monoxide,CO)也是一种气体分子。CO的作用与NO相似。

10. 其他可能的递质

前列腺素(prostaglandin,PG)也存在于神经系统中。此外,糖皮质激素和一些性激素可影响脑的功能,故称之为**神经活性类固醇**(neuroactive steroid),但大多数类固醇对脑功能的调节仍有待进一步研究。

四、反射中枢的活动规律

(一) 中枢神经元的联系方式

神经元依其在反射弧中所处地位的不同区分为传入神经元、中间神经元和传出神经元三种。神经元之间联系方式有很多,但主要的有单线式、辐散式、聚合式、链锁式、环式等几种(图10.11)。

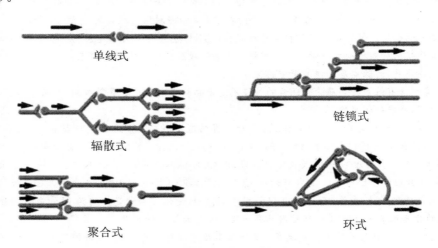

图10.11　神经元之间的联系方式示意图

1. 单线式联系

一个突触前神经元仅与一个突触后神经元发生突触联系。如视网膜中央凹处的视锥细胞常与一个双极细胞形成突触联系,而该双极细胞也只与一个神经节细胞形成突触联系,从而提高视锥系统的分辨能力,但单线式联系很少见。

2. 辐散式联系

一个神经元的轴突可以通过分支与许多神经元建立突触联系。它能使一个神经元的兴奋引起许多神经元同时兴奋或抑制,在感觉传导途径上多见。

3. 聚合式联系

同一神经元的细胞体与树突可接受许多不同轴突来源的突触联系。这种联系使来自许多不同作用神经元的兴奋和抑制在同一神经元上发生整合,在运动传出途径上多见。

4. 链锁式和环式联系

一个神经元通过其轴突的侧支与中间神经元联系,中间神经元反过来再与该神经元发生突触联系,构成闭合环路。如中间神经元是兴奋性神经元,则通过环式联系使兴奋效应得到增强,产生后发放(after discharge)的正反馈过程。如中间神经元是抑制性神经元,则通过环式联系使兴奋效应及时终止。链锁式为辐散与聚合同时存在的联系方式,兴奋冲动通过链锁状联系,可扩大作用的空间范围。

(二) 中枢兴奋传递的特征

1. 单向传递

人为刺激神经时,兴奋可由刺激点爆发后沿神经纤维向两个方向传导(双向性);但在中枢内存在着大量突触结构,兴奋传布只能由传入神经元向传出神经元方向传布,也即兴奋只能由一个神经元的轴突向另一个神经元的胞体或突起传递,而不能逆向传递,单向传递是由突触传递的性质所决定的,因为只有突触前膜能释放神经递质。

2. 中枢延搁

兴奋通过中枢时往往比较缓慢,这一现象称为中枢延搁。这主要是因为兴奋通过突触时需经历突触前膜释放递质、递质扩散及递质作用于后膜的受体等环节。根据测定,兴奋通过一个突触所需时间约为 $0.3 \sim 0.5$ ms。因此,反射进行过程通过的突触数愈多,中枢延搁所耗的时间就愈长。在一些多突触接替的反射中,中枢延搁可达 $10 \sim 20$ ms;而在那些和大脑皮层活动相联系的反射,可达 500 ms。所以,中枢延搁就是突触延搁。

3. 总和

反射活动中,单根传入纤维的单一冲动,一般不能使中枢产生传出冲动。如果若干传入纤维同时有冲动传至同一神经中枢,则这些传入冲动的作用在中枢神经元上可以发生总和,中枢神经元兴奋后,才可以产生传出效应。因为中枢神经元与许多传入纤维发生突触联系,其中任何一个单独传入的冲动往往只使该神经元产生阈下的局部电位(EPSP 或 IPSP),而不发生扩布性兴奋。如果同时或差不多同时有较多的冲动沿传入纤维传入,则各自产生的突触后电位就能总和起来,总和后的电位若达到阈电位,则在神经元的轴突始段形成较强的外向电流,从而爆发扩布性兴奋,发生传出效应。总和包括空间性总和及时间性总和。

4. 兴奋节律的改变

突触后神经元的兴奋节律与突触前神经元的兴奋节律存在差异。突触后神经元的兴奋节律除取决于突触前神经元的传入冲动的节律外,还受它本身的功能状态影响,因为一个突触后神经元有许多不同的神经元与之产生突触联系。

5. 对内环境变化的敏感性和易疲劳

在反射活动中,突触部位是反射弧中最易疲劳的环节。同时,突触部位也最易受内环境变化的影响,缺氧、CO_2、麻醉剂等因素均可作用于中枢而改变其兴奋性,亦即改变突触部位的传递活动。疲劳的出现与突触小体内递质的耗竭有关。

(三) 中枢抑制

在反射活动中,既有兴奋也有抑制,从而使反射活动协调进行。**中枢抑制**(central inhibition)也是一种主动过程。可分为**突触后抑制**(postsynaptic inhibition)和**突触前抑制**(presynaptic inhibition)两类。

1. 突触后抑制

突触后抑制是指抑制性中间神经元释放抑制性递质,使突触后膜产生 IPSP 而发生的抑制。可分为传入侧支性抑制和回返性抑制两种形式。

(1) 传入侧支性抑制　是指在一个感觉传入纤维进入脊髓后,一方面直接兴奋某一中枢的神经元,另一方面发出其侧支兴奋另一抑制性中间神经元;然后通过抑制性神经元的活动转而抑制另一中枢的神经元,这种现象称为**传入侧支性抑制**(afferent collateral inhibition)(图 10.12)。例如,伸肌的肌梭传入纤维进入中枢后,直接兴奋伸肌的 α 运动神经元,同时发出侧支兴奋一个抑制性神经元,转而抑制屈肌的 α 运动神经元,导致伸肌收缩而屈肌舒张。这种抑制不是脊髓独有的,脑内也存在。这种抑制能使不同中枢之间的活动协调起来。

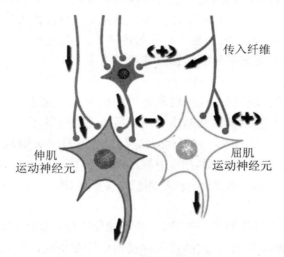

图 10.12　传入侧支性抑制示意图

(2) 回返性抑制　是指某一中枢的神经元兴奋时,其传出冲动沿轴突外传,同时又经轴突侧支去兴奋另一抑制性中间神经元,该抑制性神经元兴奋后,其活动经轴突反过来作用于同一中枢的神经元,抑制原先发动兴奋的神经元及同一中枢的其他神经元,这种现象称为**回返性抑制**(recurrent inhibition)(图 10.13)。脊髓前角运动神经元与闰绍细胞之间的联系,就是这种抑制的典型。前角运动神经元发出轴突支配外周的骨骼肌,同时也在脊髓内发出侧支兴奋闰绍细胞;闰绍细胞是抑制性神经元,其活动经轴突回返作用于脊髓前角运动神经元,抑制原先发动兴奋的神经元和其他神经元。这种形式的抑制在海马和丘脑内也明显存在。这种抑制是一种负反馈控制形式,它能使神经元的活动及时终止,也促使同一中枢内许多神经元之间的活动能步调一致。闰绍细胞轴突末梢释放的递质是甘氨酸,其作用能被士的宁和破伤风毒素所破坏;在闰绍细胞功能存在后,将出现强烈的痉挛。

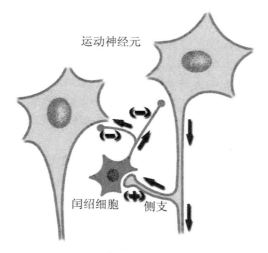

图 10.13　回返性抑制示意图

2. 突触前抑制

纤维末梢 A 与运动神经元 C 构成轴突-胞体型突触,能兴奋该运动神经元;纤维传入经过多突触接替后,末梢 B 与 A 纤维末梢构成轴突-轴突型突触,不能直接影响该运动神经元活动。当 A 纤维兴奋传入冲动抵达末梢时,可引致运动神经元 C 出现 EPSP(图 10.14(a));当仅有 B 纤维兴奋冲动传入时,则看不到该运动神经元有反应(图 10.14(b))。如果先使 B 纤维兴奋,一定时间间隔后再使 A 纤维兴奋,则 A 纤维兴奋所引起的 EPSP 明显减小(图 10.14(c)),说明 B 纤维的活动能抑制 A 纤维的兴奋作用。

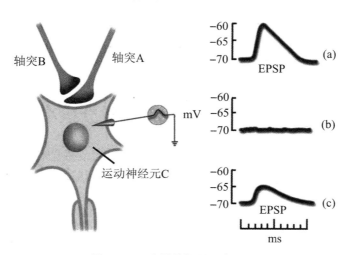

图 10.14　突触前抑制示意图

抵达末梢部位的动作电位是触发神经递质释放的因素,如动作电位大则递质释放量大,运动电位小则递质释放量小;而动作电位的大小又受到轴突末梢跨膜静息电位的影响,跨膜静息电位大则动作电位大,跨膜静息电位小则动作电位也小。由此认为,突触前抑制产生的机制是:B 纤维传入经多突触接替后,兴奋抵达末梢处释放递质→递质作用于 A 纤维末梢使其去极化,从而使末梢跨膜静息电位变小(去极化)→A 纤维末梢 Na^+ 通道部分失活→A 纤维兴奋时其末梢的动作电位变小→进入 A 纤维末梢内的 Ca^{2+} 减少→A 纤维释放的递质量减少→运动神经元的 EPSP 减小。因此,B 纤维的抑制作用是通过使 A 纤维释放的兴奋性递质减小而实现的。由于这种抑制是通过改变了突触前膜的活动而实现的,因此称为突触前抑制。

突触前抑制产生的其他机制

GABA 还可能作用于某些神经末梢(如图中的末梢 A)上的 $GABA_B$ 受体,通过 G 蛋白耦联信号传导途径,使膜上的 K^+ 通道开放,K^+ 外流增强,使膜复极化加快,动作电位时程缩短,从而使进入末梢 A 的 Ca^{2+} 减少,导致递质释放量下降,产生突触前抑制。此外,某些因素可直接抑制 Ca^{2+} 内流或 A 纤维的递质释放,也可引起突触前抑制。

突触前抑制在中枢神经系统内广泛存在,尤其多见于脊髓背角的感觉传入途径,对调节感觉传入活动有重要作用,其递质为 γ-氨基丁酸。但突触前抑制产生的潜伏期较长,一般约在刺激传入神经后 20 ms 左右发展到高峰,而后其抑制作用逐渐减弱,整个抑制过程可持续 100～200 ms。突触前抑制的作用在于:① 当机体同时受到不同刺激时,通过它抑制掉那些次要的神经元的活动,以突出对机体最有意义的神经元的活动;② 大脑皮质、脑干、小脑等发出的后行纤维通过脑干和脊髓,也可分出侧支对感觉传入冲动发生突触前抑制,这可能是高级中枢控制感觉信息的传入,产生清晰感觉和"注意力"集中的原理之一。

(四) 中枢易化

中枢易化(central facilitation)也可分为突触后易化和突触前易化。**突触后易化**(postsynaptic facilitation)表现为 EPSP 的总和。由于突触后膜的去极化,使膜电位靠近阈电位水平,如果在此基础上再出现一个刺激,就较容易达到阀电位而爆发动作电位。**突触前易化**(presynaptic facilitation)与突触前抑制具有同样的结构基础。在图 10.14 中,如果到达末梢 A 的动作电位时程延长,则 Ca^{2+} 通道开放的时间延长,因此进入末梢 A 的 Ca^{2+} 数量增多,末梢 A 释放的递质增多,最终使运动神经元的 EPSP 增大,即产生突触前易化。至于末梢 A 的动作电位时程延长,可能是由于轴突-轴突式突触末梢释放某种递质(如 5-羟色胺),从而引起细胞内 cAMP 水平升高,使 K^+ 通道发生磷酸化而关闭,继而延缓动作电位的复极化过程。

第二节　神经系统的感觉分析功能

感觉是神经系统的一项重要生理功能,它依赖于感受器或感觉器官、感觉传入通路以及感觉中枢几个部分共同协调的活动。中枢神经系统从低级部位的脊髓一直到最高级部位的大脑皮层,对传入的感觉信息都有一定的整合作用,它们在感觉的产生中发挥不同的作用。

一、躯体感觉的中枢分析

(一) 脊髓的感觉传导功能

通过脊髓上传到大脑皮层的躯体感觉传导路径可分为两大类:一类为浅感觉传导路径,另一类为深感觉传导路径。浅感觉传导路径传导痛觉、温度觉和粗略触-压觉;其传入纤维由脊髓后根的外侧部进入脊髓,在脊髓后角换元后,再发出纤维在中央管前交叉到对侧,分别经脊髓丘脑侧束(痛觉、温度觉)和脊髓丘脑前束(粗略触-压觉)上行抵达丘脑。深感觉传导路径传导肌肉本体感觉和精细触-压觉,其传入纤维由后根的内侧部进入脊髓,在同侧后索上行,抵达延髓下部薄束核和楔束核后更换神经元,由此发出纤维交叉到对侧,经内侧丘系至丘脑。因此,浅感觉传导路径是先交叉后上行,而深感觉传导路径是先上行后交叉;在脊髓半离断的情况下,浅感觉的障碍发生在离断的对侧,而深感觉的障碍则发生在离断的同侧。

　　来自头面部的痛觉、温度觉冲动主要由三叉神经脊髓核中继,其传入纤维在三叉神经节内更换神经元,经三叉神经脊束核再次更换神经元后,并由此发出纤维交叉到对侧,经三叉丘系至丘脑。而触-压觉与本体感觉的第二级神经元则主要由三叉神经主核和中脑核中继。

(二) 丘脑

1. 丘脑核团及其感觉功能

　　丘脑是大量神经元组成的核团群。各种感觉通路(除嗅觉)都在此交换神经元,然后再向大脑皮层投射。因此,它是感觉的中继站,同时也能对感觉进行粗略的分析与综合。我国神经生理学家张香桐将丘脑的核团划分为三类(图 10.15)。

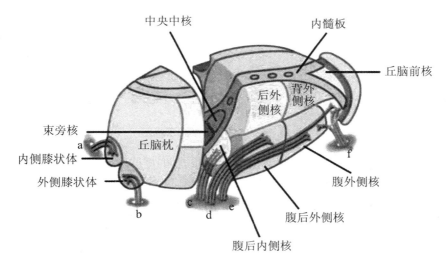

图 10.15　丘脑的核团示意图

a:听觉传来的纤维;b:视觉传来的纤维;c:来自头面部的感觉纤维;
d:来自躯干四肢的感觉纤维;e:来自小脑的纤维;f:来自苍白球的纤维

　　(1)特异感觉接替核　接受感觉的投射纤维,经过换元进一步投射到大脑皮层感觉区的特定区域。主要有腹后核的外侧(接受来自躯干四肢部位的传入纤维)与内侧(接受来自头面部的传入纤维)部分、内侧膝状体(听觉传导通路的中继站)、外侧膝状体(视觉传导通路的中继站)等,这些核团是所有特定感觉冲动(除嗅觉外)传向大脑皮层的换元接替站。

　　(2)联络核　接受丘脑感觉接替核和其他皮层下中枢来的纤维(但不直接接受感觉的投射纤维),经过换元,发出纤维投射到大脑皮层的某一特定区域。主要有丘脑前核(接受来自下丘脑乳头体的纤维,参与内脏活动的调节)、外侧腹核(接受来自小脑、苍白球和腹后核的纤维,参与运动调节)、丘脑枕(接受内、外侧膝状体的纤维,参与各种感觉的联系)等。它们是各种感觉通向大脑皮层的联系与协调部位。

（3）髓板内核群　这些核团没有直接投射到大脑皮层的纤维,而是通过多突触接替换元后,再弥散地投射到整个大脑皮层。主要有中央中核、束旁核、中央外侧核等。它们对维持大脑皮层兴奋状态起重要作用。

2. 感觉投射系统

由丘脑投射到大脑皮层的**感觉投射系统**（sensory projection system）,根据其投射特征的不同分成两大系统:特异投射系统和非特异投射系统（图 10.16）。

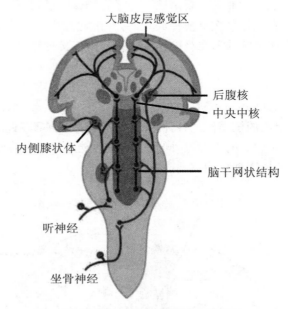

大脑皮层感觉区

后腹核

中央中核

内侧膝状体

脑干网状结构

听神经

坐骨神经

图 10.16　感觉投射系统示意图

（1）特异投射系统　一般认为,经典的感觉传导道,如皮肤浅感觉、深感觉、听觉、视觉、味觉（嗅觉除外）的传导路径,经脊髓、脑干上升到丘脑感觉接替核换元后到大脑皮层的特定感觉区,主要终止于皮层的第四层细胞。每一种感觉的传导投射路径都是专一的,具有点对点的投射关系,故称为**特异投射系统**（specific projection system,SPS）。其主要功能是引起特定的感觉,并激发大脑皮层发出神经冲动。丘脑的联络核在结构上也与大脑皮层有特定的投射关系,所以也属于特异投射系统,但它不引起特定的感觉,主要起联络和协调的作用。

（2）非特异投射系统　由丘脑的髓板内核群发出的纤维弥散地投射到大脑皮层的广泛区域,不具有点对点的投射关系。前述的经典感觉传导的纤维经过脑干时,发出许多侧支,与脑干网状结构的神经元发生突触联系,经多次换元,抵达丘脑的髓板内核群,由此再发出纤维,弥散地投射到大脑皮层的广泛区域。这一投射途径是不同感觉的共同上传途径,故称为**非特异投射系统**（nonspecific projection system,nSPS）。其纤维进入大脑皮层后反复分支,广泛终止于各层细胞。其作用是改变大脑皮层兴奋性,维持觉醒状态。

实验中发现,脑干网状结构内存在有上行唤醒作用的功能系统。如刺激该区,可唤醒动物。因此将这一系统称为脑干网状结构上行激动系统。这种上行激动作用主要是通过丘脑非特异投射系统来实现的。当这一系统的上行冲动减少时,大脑皮层就由兴奋状态转入抑制状态,这时动物表现为安静或睡眠;如果这一系统受损伤,可发生昏睡。上行激动系统是一个多突触接替的系统,因此易于受药物的影响而发生传导阻滞。巴比妥类催眠药作用可能就是由于阻断了上行激动系统的兴奋传导而发挥麻醉作用的。

（三）大脑皮层的感觉分析功能

人类大脑皮层内神经元的数量极大,其类型也很多,神经元之间具有复杂的联系。但是,各种各样的神经元在皮层中的分布不是杂乱的,而具有严格的层次。对大脑体表感觉区皮层的结构和功能的研究表明,皮层细胞的纵向柱状排列构成大脑皮层的最基本功能电位,称为感觉柱。同一柱状结构内的神经元都具有同一种功能,例如都对同一感受野的同一类型感觉刺激起反应。一个柱状结构是一个传入-传出信息整合处理单位。

中央后回是全身体表感觉的投射区域,称为第一体表感觉区(图 10.17)。中央后回的感觉投射规律如下:① 躯体感觉传入冲动向皮层投射具有交叉的性质,即一侧传入冲动向对侧皮层投射,但头面部感觉的投射是双侧性的;② 投射区域的空间排列是倒置的,下肢代表区在顶部(膝部以下的代表区在皮层内侧面),上肢代表区在中间部,头面部代表区在底部,然而头面部内部是正立的;③ 投射区域的大小与不同体表部位的感觉分辨精细程度有关,分辨愈精细的部位在中央后回的代表区也愈大,例如,感觉灵敏度高的大拇指、食指和唇的代表区较大,而感觉迟钝的背部代表区较小。

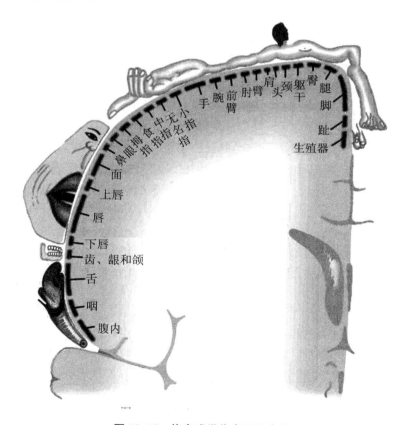

图 10.17　体表感觉代表区示意图

本体感觉的投射区在中央前回。本体感觉是指肌肉、关节等的位置觉与运动觉。它们接受来自肌肉、肌腱和关节处的感觉信息,以感知身体在空间的位置、姿势以及身体各部分在运动中的状态。目前认为,中央前回既是运动区,也是本体感觉的投射区(图 10.18)。

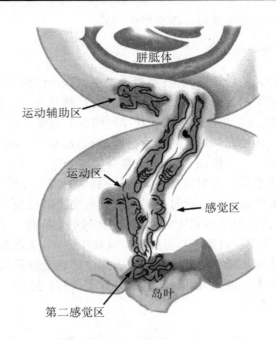

图 10.18　本体感觉代表区示意图

内脏感觉的投射区混杂于体表感觉区、运动辅助区和边缘系统等皮层部位,但投射区小,且不集中。内脏感觉通常有性质模糊、定位不准确的特点。

视觉投射区在皮层内侧面的枕叶距状裂上下两缘。听觉皮层代表区位于颞横回和颞上回。

嗅觉在大脑皮层的投射区随着进化而愈益缩小,在高等动物只有边缘叶的前底部(包括梨状区皮层的前部、杏仁核的一部分等)。味觉投射区在中央后回头面部感觉投射区之下侧。

二、痛觉

机体受到伤害性刺激时,往往产生痛觉,并伴有不愉快的情绪活动和防卫反应,这对于保护机体是很重要的。疼痛又常是许多疾病的一种症状,因此在临床工作中疼痛也是一个很重要的信息。

(一) 皮肤痛觉

伤害性刺激作用于皮肤时,可先后出现两种性质不同的痛觉,即快痛和慢痛。快痛是一种尖锐而定位清楚的“刺痛”,它在刺激时很快发生,撤除刺激后很快消失。慢痛是一种定位不明确的“烧灼痛”,痛感强烈而难以忍受,撤除刺激后还持续几秒钟,并伴有情绪反应及内脏等方面的变化。

痛觉的感受器是游离神经末梢。任何形式的刺激只要达到一定强度刺激痛感受器时,都能引起痛觉,但其机制还不清楚。有人认为,游离神经末梢是一种化学感受器,各种伤害性刺激首先引致组织内释放某些引起致痛的物质(例如 K^+、H^+ 组胺、5 -羟色胺、缓激肽、前列腺素等),然后作用于游离神经末梢产生痛觉传入冲动,进入中枢引起痛觉。

皮肤疼痛由两类不同传导速度的神经纤维传递。实验证明,传导快痛的外周神经纤维主要是有髓鞘的 A_δ 类纤维,传导慢痛的外周神经纤维主要是无髓鞘的 C 类纤维。

(二)内脏痛

1. 内脏痛的特征

内脏痛与皮肤痛相比较有不同的特征:① 缓慢、持续、定位不清楚和对刺激的分辨能力差。例如,腹痛时常不易明确分清疼痛发生的部位。② 能使皮肤致痛的刺激(切割、烧灼等),作用于内脏一般不产生疼痛;而机械性牵拉、缺血、痉挛和炎症等刺激作用于内脏,则能产生疼痛。例如,内脏器官发生管道梗阻而出现异常运动、循环障碍、炎症时,往往引起剧烈的疼痛。

2. 牵涉痛

内脏疾病往往引起身体的某些体表部位发生疼痛或痛觉过敏,这种现象称为**牵涉痛**(referred pain)。例如,心肌缺血时,可发生心前区、左肩和左上臂的疼痛;胆囊病变时,右肩区会出现疼痛;阑尾炎时,常感上腹部或脐区有疼痛(表 10.3)。发生牵涉痛的部位与真正发生痛觉的患病内脏部位有一定的关系,了解牵涉痛的部位,对诊断某些内脏疾病有一定的参考价值。

表 10.3 常见疾病与体表部位的对应关系

患病器官	心(绞痛)	胃(溃疡)胰(腺炎)	肝(病)胆囊(炎)	肾(结石)	阑尾(炎)
体表疼痛部位	心前区、左臂尺侧	左上腹、肩胛间	右肩胛	腹股沟区	上腹部或脐区

牵涉痛发生的机制尚不清楚。目前通常用**会聚学说**(convergence theory)和**易化学说**(facilitation theory)对牵涉痛的产生机制加以解释。会聚学说认为由于内脏和体表的痛觉传入纤维在脊髓同一水平的同一个神经元会聚后再上传至大脑皮质,由于平时疼痛刺激多来源于体表,因此大脑依旧习惯地将内脏痛误以为是体表痛,于是发生牵涉痛(图 10.19(a))。易化学说认为内脏传入纤维的侧支在脊髓与接受体表痛觉传入的同一后角神经元构成突触联系,从患病内脏来的冲动可提高该神经元的兴奋性,从而对体表传入冲动产生易化作用,使微弱的体表刺激成为致痛刺激产生牵涉痛(图 10.19(b))。目前倾向于认为上述两种机制可能都起作用。

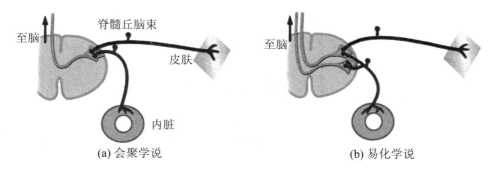

图 10.19 牵涉痛的会聚学说和易化学说示意图

第三节 神经系统对躯体运动的调节

神经系统对躯体运动的调节包括调节随意运动、调节姿势和协调肌群间的运动三个方面。躯体的各种姿势及其在此基础上产生的肌肉运动都是在神经系统的控制下完成的。神经系统对姿势和运动的调节是复杂的反射活动,需要大脑皮层、皮层下核团、脑干下行系统及脊髓共同配合完成。

一、脊髓的躯体运动调节

(一) 脊髓运动神经元

脊髓是调节躯体运动的最基本的中枢部位。在脊髓前角存在大量的 α 和 γ 运动神经元,它们的轴突离开脊髓后,直达所支配的骨骼肌。由一个 α 运动神经元及其所支配的全部肌纤维组成的功能单位称为**运动单位**(motor unit)(图 10.20)。α 运动神经元一方面接受来自皮肤、肌肉和关节等外周传入的信息,另一方面接受从脑干到大脑皮层各级高级中枢下传的信息,产生一定的反射传出冲动,支配骨骼肌的活动。因此它是躯体运动反射的最后公路。γ 运动神经元支配骨骼肌的梭内肌纤维,主要功能是调节肌梭对牵张刺激的敏感性。

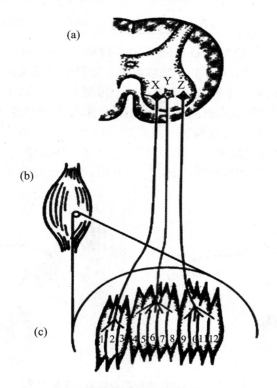

图 10.20 运动单位示意图

(a) 脊髓;(b) 肌肉;(c) 肌纤维;X、Y 和 Z 代表 α 运动神经元分支数目不同所支配的肌纤维数目不同

此外,脑干的绝大多数脑神经核(除第Ⅰ、Ⅱ、Ⅷ对脑神经核外),也存在各种运动神经元,它们和脊髓运动神经元均接受来自高位中枢和外周的各种神经冲动并进行整合,并最终支配效应器,从而起以下作用:① 引发随意运动;② 调节姿势;③ 协调不同肌群的活动,使运动得以平衡和精确地进行。

(二) 脊髓的调节功能

脊髓对躯体运动的调节主要是通过反射来实现的,脊髓的典型反射活动有牵张反射和对侧伸肌反射等。

1. 脊髓的反射

(1) 牵张反射　有神经支配的骨骼肌在受到牵拉时,能反射性地引起受牵拉肌肉的收缩反应,称为**牵张反射**(stretch reflex)。牵张反射分为腱反射和肌紧张两种类型。

① 腱反射。**腱反射**(tendon reflex)是指快速牵拉肌腱时引发的牵张反射。表现为被牵拉的肌肉迅速而明显地缩短。例如膝反射,当叩击髌骨下方的股四头肌肌腱时,股四头肌因牵拉而发生快速的反射性收缩。此外,属于腱反射的还有跟腱反射和肘反射等。腱反射是单突触反射。正常情况下腱反射受高位脑的下行控制。临床上,常通过腱反射的检查,了解神经系统的某种功能状态。

② 肌紧张。**肌紧张**(muscle tonus)是指缓慢持续牵拉肌腱时引发的牵张反射,是多突触反射。表现为受牵拉的肌肉发生微弱而持久的紧张性收缩,阻止被拉长。肌紧张是维持躯体姿势最基本的反射活动,是姿势反射的基础。在机体中肌紧张的发生一般表现在伸肌或抗重力肌。肌紧张反射弧的任一部分被破坏,都会引起肌张力减弱或消失,表现为肌肉松弛,身体无法维持正常的姿势。

(2) 牵张反射的反射弧　牵张反射的感受器是肌肉中的肌梭。肌梭的外层为一层结缔组织囊,囊内所含的肌纤维称为梭内肌纤维,囊外的一般肌纤维称为梭外肌纤维。肌梭与梭外肌纤维呈并联关系。梭内肌纤维的收缩成分位于纤维两端,感受装置位于中间,两者呈串联关系。梭内肌纤维分**核袋纤维**(nuclear bag fiber)和**核链纤维**(nuclear chain fiber)两类(图 10.21)。肌梭的传入纤维有Ⅰa和Ⅱ两类,前者的末梢呈螺旋形缠绕于核袋纤维和核链纤维的感受装置部位;后者的末梢呈花枝状,主要分布于核链纤维的感受装置部位。γ运动神经元的末梢有两种:一种为板状末梢,支配核袋纤维;另一种为蔓状末梢,支配核链纤维(图 10.22)。

肌梭主要感受肌肉长度、位置和收缩速度变化。牵张反射的中枢主要在脊髓,传入和传出神经都包含在支配该肌的神经中,效应器是该肌肉的梭外肌纤维。当肌肉受外力牵拉时,梭内肌感受装置被拉长,使螺旋形末梢发生变形而导致Ⅰa类纤维的传入冲动增加,神经冲动传至脊髓,引起支配同一肌肉的α运动神经元兴奋,使该神经支配的梭外肌收缩,从而产生一次牵张反射。与此同时,肌梭传入神经冲动也可使同块肌肉中的γ运动神经元兴奋,使梭内肌两端的肌细胞收缩,从而提高肌梭的敏感性(图 10.23)。

由此可见,肌梭是一种长度感受器,其传入冲动对同一肌肉的α运动神经元起兴奋作用,而腱器官则是一种张力感受器,其传入冲动对同一肌肉的α运动神经元起抑制作用。肌肉受牵拉时,肌梭首先兴奋,引起受牵拉肌肉的收缩。

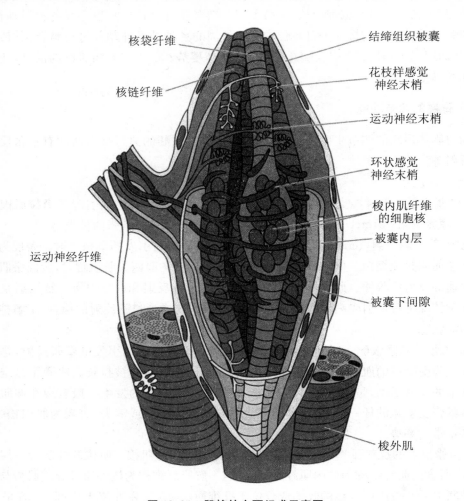

图 10.21　肌梭的主要组成示意图

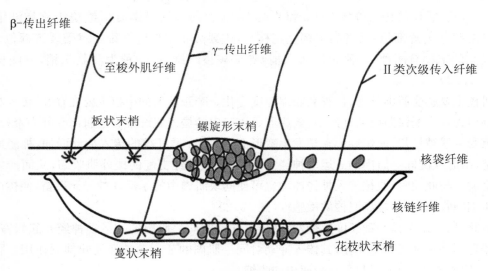

图 10.22　梭内肌纤维示意图

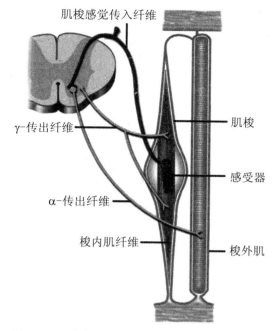

肌梭感觉传入纤维

γ-传出纤维

α-传出纤维

梭内肌纤维

肌梭

感受器

梭外肌

图 10.23 牵张反射的感受器及其反射弧示意图

核袋纤维和核链纤维二者在梭内肌被牵拉时的反应形式不同。核袋纤维上的螺旋形末梢的神经反应表现为**动态反应**(dynamic response),即在肌肉长度不断增加的过程中,表现为放电频率也显著增加。若被拉长的肌肉保持在新的长度不变时,其放电频率增加的幅度不再显著。核链纤维上螺旋形末梢的神经反应则表现为**静态反应**(static response),即其放电频率在受牵拉刺激后增加,并在肌肉长度维持在被拉长的新长度时一直维持在该放电频率水平(图 10.24)。

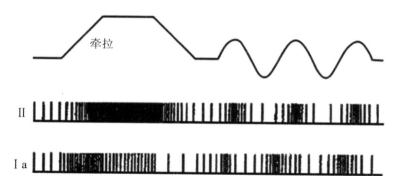

牵拉

II

Ia

图 10.24 不同类型肌梭对牵张刺激的不同反应形式

此外,在肌腱胶原纤维之间还存在另一种牵张感受装置,称为**腱器官**(tendon organ)。其与梭外肌纤维呈串联关系,其传入神经是 Ib 类纤维。腱器官是一种张力感受器,其传入冲动对同一肌肉的 α 运动神经元起抑制作用。当肌肉受到牵拉时,肌梭首先兴奋而引起牵张反射,导致受牵拉的肌肉收缩;当牵拉进一步加大时,兴奋腱器官,使牵张反射受到抑制,这样可避免牵拉的肌肉受到损伤。

(3)屈肌反射和对侧伸肌反射 脊动物在肢体皮肤受到伤害性刺激时,受刺激一侧肢体关节的屈肌收缩而伸肌弛缓,肢体屈曲,称为**屈肌反射**(flexor reflex)。屈肌反射可使肌体避开伤害性刺激,具有保护性意义,但它不属于**姿势反射**(postural reflex)。若刺激强度加大,则可在同侧肢体发生屈肌反射的基础上出现对侧肢体伸直的反射活动,称为**对侧伸肌反射**(crossed extensor reflex)。对侧伸肌反射是一种姿势反射,对保持身体的平衡具有重要意义。

2. 脊休克

脊髓与高位中枢离断的脊动物,横断面以下所有反射活动暂时丧失,处于无反应状态,称为**脊休克**(spinal shock)。脊休克期间,动物腱反射、肌紧张、屈肌反射与对侧伸肌反射、血管反射、发汗反射、排尿、排便反射均消失,这是由于横断面以下的脊髓失去了高位中枢的运动调节作用所致。脊髓断面以下的感觉功能永久消失。但是一段时间后,脊休克所致的运动反射可不同程度的恢复,进入恢复期。脊休克恢复期,屈肌反射、发汗反射比正常时加强,而伸肌反射等往往减弱,说明正常状态下,高位中枢对脊髓具有控制作用,这种控制作用,既有易化作用,也有抑制作用。脊休克的产生和恢复现象,说明通常脊髓是在高位脑中枢的调控下,完成对运动的调节功能的,同时,也表明脊髓本身在脱离高位中枢的控制作用后,可以依靠完整的初级反射弧实现对运动的调节。

二、脑干的躯体运动调节功能

(一) 脑干对肌紧张的调节

脑干对肌紧张的调节主要是通过网状结构的易化区和抑制区的活动来实现的。网状结构中存在抑制和加强肌紧张及肌运动的区域。对肌紧张和肌运动有加强作用的部位称为**易化区**(facilitatory area),分布于延髓网状结构的背外侧部分、脑桥被盖、中脑中央灰质及被盖,也存在于脑干以外的下丘脑和丘脑中线核群等部位。位于延髓网状结构腹内侧部分的抑制肌紧张和肌运动的部位称为**抑制区**(inhibitory area)。小脑前叶两侧部和前庭核可通过易化区使肌紧张加强;大脑皮层运动区、纹状体和小脑前叶蚓部可通过抑制区使肌紧张减弱(图 10.25)。

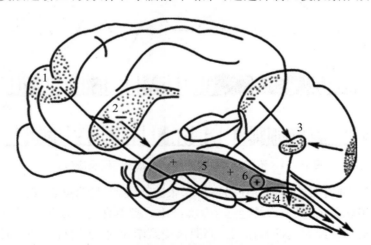

图 10.25　脑干网状结构易化区和抑制区示意图

下行抑制作用(一)路径:4 为网状结构抑制区,发放下行冲动抑制脊髓牵张反射,这一区接受大脑皮层(1)、尾核(2)和小脑(3)传来的冲动;下行易化作用(+)路径:5 为网状结构易化区,发放下行冲动加强脊髓牵张反射;6 为延髓前庭核,有加强脊髓牵张反射的作用

在中脑四叠体上下丘之间切断动物低位脑干与皮层之间的联系,动物出现四肢伸直,坚硬如柱、头尾昂起,脊柱挺硬等角弓反张现象,称为**去大脑僵直**(decerebrate rigidity)(图10.26)。去大脑僵直是一种增强的牵张反射,它的产生是由于切断了大脑皮层运动区、纹状体等与网状结构抑制区的功能联系,从而使易化区活动相对增强,以至肌紧张增强,出现去大脑僵直。

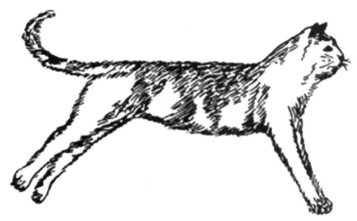

图10.26 去大脑僵直示意图

临床上患者如果出现去大脑僵直,表明病变已严重侵犯中脑水平,表现为头后仰,上下肢僵硬伸直,上臂内旋,手指屈曲(图10.27)。当蝶鞍上囊肿引起皮层与皮层下失去联系的时候,病人可出现**去皮层僵直**(decorticate rigidity),表现为下肢伸肌僵直,上肢半屈状态。这也是抗重力肌肌紧张增强的结果。

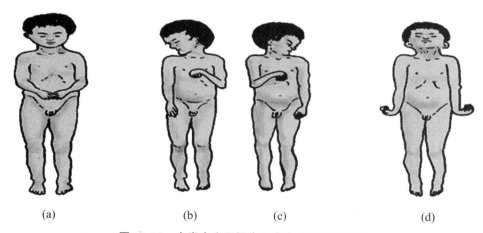

(a)   (b)   (c)   (d)

图10.27 人类去皮层僵直及去大脑僵直示意图

(a)、(b)、(c):去皮层僵直,(a):仰卧,头部姿势正常时,上肢半屈;

(b)和(c):转动头部时的上肢姿势;(d):去大脑僵直,上下肢均僵直

去大脑僵直产生的机制有两种:α僵直和γ僵直。前者是由于高位中枢的下行性作用直接或间接通过脊髓中间神经元提高α运动神经元的活动而出现的僵直;而后者是高位中枢的下行性作用首先提高γ运动神经元的活动,使肌梭的传入冲动增多,转而增强α运动神经元的活动而出现的僵直(图10.28)。

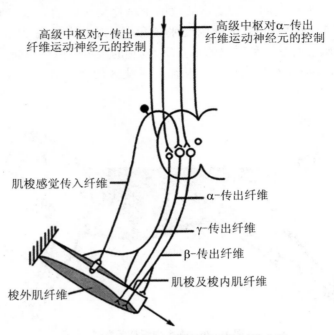

高级中枢对γ-传出
纤维运动神经元的控制

高级中枢对α-传出
纤维运动神经元的控制

肌梭感觉传入纤维

α-传出纤维

γ-传出纤维

β-传出纤维

肌梭及梭内肌纤维

梭外肌纤维

图 10.28　高级中枢对骨骼肌运动控制模式图

实验证明,在猫中脑上下丘之间切断造成大脑僵直时,如切断动物腰骶部后根以消除肌梭传入的影响,则可使后肢僵直消失,说明经典的去大脑强僵主要属于γ僵直。如果进一步切除小脑前叶,可使僵直再次出现,这种僵直属于α僵直,因为此时后根已切断,γ僵直不可能发生。如果再切断第8对脑神经,以消除由内耳半规管和前庭传到前庭核的冲动,则僵直再次消失,说明α僵直主要是通过前庭脊髓束实现的。已证实γ僵直主要是通过网状脊髓束的下行活动实现的,因为当刺激完整动物的网状结构易化区时,肌梭传入冲动增加,由于肌梭传入冲动的增加可以反映梭内肌纤维的收缩加强,因此当网状结构易化区活动增强时,下行冲动首先增强γ运动神经元的活动,使肌梭的敏感性增高,从而导致肌梭传入冲动增加。

(二) 脑干的反射

由脑干整合而完成的反射有状态反射、翻正反射、直线和旋转加速度反射等。

1. 状态反射

当头部在空间的位置以及头部与躯干的相对位置发生改变时,改变躯体肌肉的紧张性,这一反射活动称为**状态反射**(attitudinal reflex)。包括**迷路紧张反射**(tonic labyrinthine reflex)和**颈紧张反射**(tonic neck reflex)。正常情况下,状态反射因受高级中枢的抑制而不易表现出来。当出现去皮层僵直时,可表现出颈紧张反射。

迷路紧张反射是内耳迷路的椭圆囊和球囊的传入冲动对躯体伸肌紧张性的反射性调节,其反射的主要中枢是前庭核。当去大脑动物仰卧,使耳石感受细胞受刺激最大时,则伸肌紧张性最高;当动物俯卧,使耳石感受细胞受刺激最小时,则伸肌紧张性最低。这是由于头部不同位置引起内耳迷路不同的刺激结果所引起的。颈紧张反射是颈部扭曲时颈部脊椎关节韧带和肌肉本体感受器的传入冲动对四肢肌肉紧张性的反射性调节。其反射中枢位于颈部脊髓。当头向一侧扭转时,下颌所指一侧的伸肌紧张性加强;如头后仰,则前肢伸肌紧张性加强,而后肢伸肌紧张性降低;如头前俯时,则前肢紧张性降低,而后肢伸肌紧张性加强。

2. 翻正反射

正常动物可保持站立姿势,如将其推倒则可翻正过来,这种反射活动称为**翻正反射**(righting reflex)。这一反射包括一系列的反射活动,最先是头部位置的不正常,刺激视觉与内耳迷路,从而引起头部的位置翻正;头部翻正后,头与躯干的位置不正常,刺激颈部关节韧带及肌肉,从而使躯干的位置也翻正。

三、小脑的功能

小脑有大量的传入、传出纤维与大脑皮层、丘脑、脑干网状结构、红核、脊髓等处发生广泛的联系。依据小脑的传出、传入纤维联系,可将小脑分为前庭小脑、脊髓小脑和皮层小脑三个功能部分,它们在躯体运动的调节中具有重要作用(图10.29)。

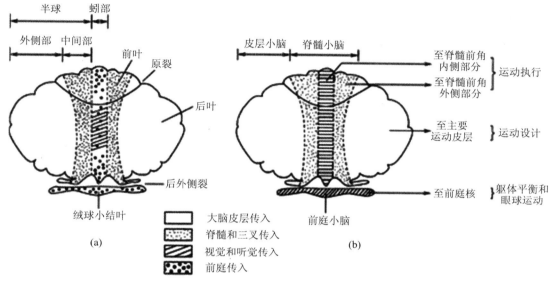

图 10.29　小脑结构及其功能联系示意图

(一) 前庭小脑

前庭小脑(vestibulocerebellum)主要由绒球小结叶构成。前庭小脑主要接受前庭器官的传入,其中部分纤维直接从两侧囊斑和半规管传入,部分纤维由前庭核中继后到达小脑。传出纤维均在前庭核换元,再经前庭脊髓束抵达脊髓前角内侧部分的运动神经元。

前庭小脑的主要功能是控制躯体的平衡和眼球运动。由于前庭小脑主要接受前庭器官传入的有关头部位置改变和直线或旋转加速运动情况的平衡感觉信息,而传出冲动主要影响躯干和四肢近端肌肉的活动,因而具有维持身体姿势平衡的作用。实验及临床观察发现,切除绒球小结叶的猴,或第四脑室附近肿瘤而压迫绒球小结叶的病人,都有步基宽(站立时两脚之间的距离增宽)、站立不稳、步态蹒跚、容易跌倒等症状,但在得到扶持时,随意运动仍能协调进行。此外前庭小脑也接受经脑桥核中转的来自外侧膝状体、上丘和视皮层等处的视觉传入,并通过对眼外肌的调节而控制眼球运动,从而协调头部运动时眼的凝视运动。切除绒球小结叶的猫,可出现**位置性眼震颤**(positional nystagmus),即当头部固定于某一特定位置时出现眼震颤。这种小脑性眼震颤常发生在眼凝视头部一侧的某一场景时。

（二）脊髓小脑

脊髓小脑（spinocerebellum）由小脑蚓部和半球中间部组成，脊髓小脑主要接受脊髓小脑束和三叉小脑束传入纤维的投射，也接受视觉和听觉的传入，还接受桥脑纤维的投射。蚓部的传出纤维主要向小脑顶核投射，经前庭核和脑干网状结构下行至脊髓前角内侧部分，也经丘脑外侧腹核上行至运动皮层的躯体近端代表区；半球中间部的传出纤维向小脑的间置核投射，经中脑红核大细胞部，下行至脊髓前角外侧部分，还有一些纤维经丘脑腹外侧核上行至大脑皮层的躯体远端运动区。

脊髓小脑的主要功能是调节正在进行过程中的运动，协助大脑皮层对随意运动进行适时的控制。目前认为，脊髓小脑将来自肌肉与关节等处的本体感觉以及视、听等感觉传入的反馈信息加以比较和整合，观察运动执行情况和运动指令之间的误差，修正运动皮层的活动，纠正运动的偏差，使运动按运动皮层预定的目标和轨迹准确进行。脊髓小脑受损后，因为不能有效利用来自大脑皮层和外周感觉的反馈信息来协调运动，而使运动变得笨拙、不准确，出现**小脑性共济失调**（cerebellar ataxia），表现为随意运动的力量、方向及限度协调障碍。患者不能完成精巧的动作，在动作进行过程中肌肉发生抖动而把握不住方向，特别在精细动作的终末出现**意向性震颤**（intention tremor）。

另外，脊髓小脑还有调节肌紧张的功能。小脑前叶通过脑干网状结构抑制区和易化区对肌紧张具有调节作用，小脑前叶蚓部可抑制肌紧张，小脑前叶两侧部可加强肌紧张，在进化过程中，小脑抑制肌紧张的作用逐渐减弱，而易化作用逐渐增强。故脊髓小脑受损后可出现肌张力减弱、四肢乏力等情况。

（三）皮层小脑

皮层小脑（corticocerebellum）是指小脑半球外侧部，其与大脑皮层有双向性联系，它不接受外周感觉的传入，而主要与大脑皮层感觉区、运动区和联络区构成回路。大脑皮层的一部分传出纤维在脑桥核换元后，投射到对侧皮层小脑；后者发出的传出纤维则在齿状核换元后，直接投射到丘脑腹外侧部分或经红核换元后再投射到丘脑腹外侧部分，转而投射到大脑皮层，形成大脑-小脑之间的反馈联系。另有一类纤维投射到红核小细胞部，经换元后发出纤维投射到下橄榄核的主核和脑干网状结构。投射到下橄榄核主核的纤维，换元后经橄榄小脑束返回皮层小脑，形成小脑皮层自身回路；而投射到脑干网状结构的纤维，换元后经网状脊髓束下行至脊髓（图10.30）。

皮层小脑主要参与随意运动的设计和编程。一个随意运动的产生包括运动的设计和执行两个阶段，皮层小脑和基底神经节参与随意运动的设计过程，脊髓小脑则参与运动的执行过程。当大脑皮层发动精巧动作时，首先通过大脑-小脑回路从皮层小脑提取程序，并将它回输到运动皮层，再通过皮层脊髓束发动运动。在此过程中，皮层小脑参与了运动计划的形成和运动程序的编制。小脑外侧部受损的患者可出现运动起始延缓和已形成的快速而熟练动作缺失等表现。

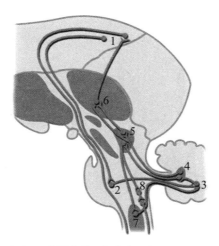

图 10.30　皮层小脑-大脑皮层纤维联系示意图

1. 大脑皮层运动区；2. 脑桥核；3. 新小脑皮层；4. 齿状核；

5. 红核；6. 丘脑外侧腹核；7. 下橄榄主核；8. 脑干网状结构

四、基底神经节的运动调节功能

基底神经节(basal ganglia)是皮层下一些核团的总称，主要包括纹状体、丘脑底核和黑质。纹状体又包括尾核、壳核和苍白球，按系统发生的先后，将尾核和壳核称新纹状体，苍白球称旧纹状体。黑质可分为致密斑和网状部两部分。

（一）基底神经节与大脑皮层之间的纤维联系

基底神经节接受大脑皮层的兴奋性纤维投射，其递质是谷氨酸；基底神经节的传出纤维经丘脑前腹核和外侧腹核接替后又回到大脑皮层。从丘脑前腹核和外侧腹核到大脑皮层的通路也是兴奋性的，但从基底神经节到丘脑前腹核和外侧腹核的通路较为复杂。

基底神经节的传出部分是苍白球内侧部（和黑质网织部），苍白球内侧部的传出纤维可紧张性地抑制丘脑前腹核和外侧腹核的活动，其递质是 GABA。从新纹状体到苍白球内侧部的投射途径有两条，即直接通路和间接通路。**直接通路**(direct pathway)是指新纹状体直接向苍白球内侧部投射的路径，其递质是 GABA；**间接通路**(indirect pathway)则为先后经过苍白球外侧部和丘脑底核两次中继后到达苍白球内侧部的多突出路径。从新纹状体到苍白球外侧部，以及从苍白球外侧部再到丘脑底核的纤维递质也都是 GABA，而由丘脑底核到达苍白球内侧部的投射纤维则是兴奋性的，递质为谷氨酸(图 10.31)。

苍白球内侧部具有较高的紧张性活动。当直接通路被激活时，苍白球内侧部的紧张性活动受到抑制，此时它对丘脑前腹核和外侧腹核的紧张性抑制作用减弱，结果使丘脑的活动增强，这种现象称**去抑制**(disinhibition)。由于丘脑-皮层投射系统是兴奋性的，因此，直接通路的活动能易化大脑皮层发动运动。相反，当间接通路被激活时，由于新纹状体-苍白球外侧部-丘脑底核通路中也存在去抑制现象，因而丘脑底核的活动增强，继而进一步加大苍白球内侧部对丘脑-皮层投射系统的紧张性抑制。可见，间接通路的活动具有抑制皮层发动运动的作用。两条通路中平时以直接通路活动为主；而当间接通路活动时，则可部分抵消直接通路对大脑皮层的易化作用。

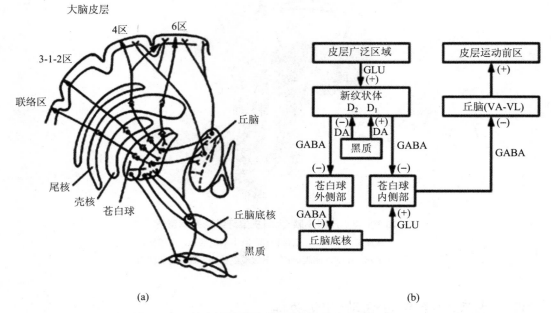

图 10.31 基底神经节与大脑皮层之间神经回路模式图

(a) 联结基底神经节与大脑皮层的神经回路;(b) 直接通路和间接通路:黑质多巴胺投射系统可
作用于新纹状体的 D_1 受体而增强直接通路的活动,也可作用于其 D_2 受体而抑制间接通路的活动

(二)黑质-纹状体投射系统

黑质-纹状体多巴胺能投射系统由黑质致密部发出。新纹状体由投射神经元和中间神经元两类细胞组成。纹状体中的**中型多棘神经元**(medium spiny neuron,MSN)属于投射神经元,其一方面接受黑质-纹状体多巴胺能纤维投射,另一方面接受大脑皮层的谷氨酸能纤维投射,此外,还接受新纹状体内 GABA 能和胆碱能中间神经元的纤维投射(图 10.32)。中型多棘神经元可能存在两种类型,其细胞膜上分别含 D_1 和 D_2 受体,其传出纤维分别组成直接通路和间接通路。来自黑质的多巴胺能纤维末梢释放的多巴胺递质,通过激活 D_1 受体可增强直接通路的活动,而通过激活 D_2 受体则抑制间接通路的活动。两种受体作用的综合结果均能使丘脑-皮层投射系统活动加强,从而易化大脑皮层发动运动。

(三)基底神经节的功能

基底神经节参与随意运动程序的设计和编制,调节随意运动和肌紧张。此外,还参与本体感觉传入信息的处理。

(四)与基底神经节损害有关的疾病

基底神经节受损后的临床表现可分为两大类,一类是运动过少而肌紧张增强,例如**帕金森病**(Parkinson desease),又称震颤麻痹(paralysis agitans);另一类是运动过多而肌紧张降低,如**舞蹈病**(chorea),又称**亨廷顿病**(Huntington disease),以及**手足徐动症**(athetosis)等。

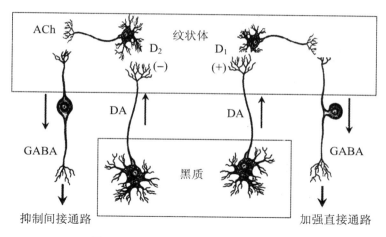

图 10.32 黑质-纹状体投射系统示意图

1. 震颤麻痹（帕金森病）

主要症状是全身肌张力增高、肌肉强直、随意运动减少、动作缓慢、面部表情呆板（面具脸），常伴有静止性震颤（多见于上肢，尤其是手部），动作症状主要出现在动作的准备阶段，动作一旦发起，则可以继续进行。

现已明确，此病发生的原因是双侧黑质病变，多巴胺能神经元受损变性。由于黑质-纹状体多巴胺递质系统可通过 D_1 受体增强直接通路的活动，亦可通过 D_2 受体抑制间接通路的活动。当黑质多巴胺能神经元损伤时，可使直接通路活动减弱，间接通路活动增强，导致皮层发动的随意运动减弱。此外，黑质-纹状体的多巴胺递质系统通常抑制纹状体内乙酰胆碱递质系统的功能。黑质细胞受损，多巴胺含量减少，无法抑制乙酰胆碱递质系统的活动，导致纹状体内乙酰胆碱递质系统功能亢进，也是形成上述症状的原因之一。因此，临床上常给予多巴胺的前体左旋多巴（L-Dopa）以增加多巴胺的合成，改善肌肉强直和动作缓慢症状。另外，给予 M 受体拮抗剂东莨菪碱或安坦等也有一定的治疗作用。

2. 舞蹈病（亨廷顿病）

主要表现为不自主的上肢和头部的舞蹈样动作，伴有肌张力降低等，其主要病变部位在双侧新纹状体。新纹状体的病变致使纹状体内胆碱能神经元和 γ-氨基丁酸能神经元的功能明显减退，引起间接通路活动减弱，直接通路活动增强，使皮层发动的运动增加，从而出现运动过多的症状。用利血平耗竭多巴胺可缓解其症状。

五、大脑皮层的运动调节功能

大脑皮层是调节躯体运动的最高级中枢，其重要的作用是可以发动随意运动。神经生理学家 Kornhuber 提出，随意运动的设想起源于**皮层联络区**（certical association ared），后者与小脑和基底神经节一起，参与运动的设计和程序的编制，设计和编制好的运动信息输送至皮层躯体运动区，即中央前回和运动前区，然后通过皮质-脊髓束和皮质-脑干束发动随意运动。

（一）大脑皮层运动区

大脑皮层对运动的发动起重要作用。人和灵长类动物的大脑皮层发达，包括中央前回

（4区）、运动前区（6区）、运动辅助区等区域（图10.33）。

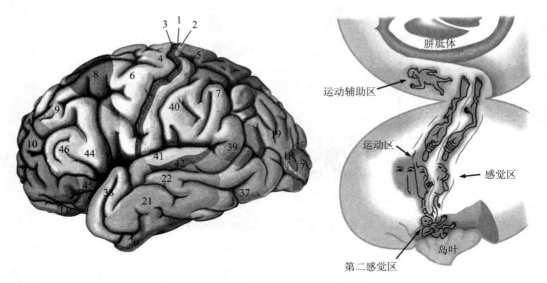

图 10.33　人大脑皮层运动区示意图

大脑皮层的躯体运动区，即中央前回（4区）和运动前区（6区），是控制躯体运动最重要的区域。它有以下功能特点：① 对躯体运动的调节为交叉性支配，即一侧皮层支配对侧躯体的肌肉。但在头面部，下部面肌和舌肌主要受对侧支配，其余部分均为双侧支配。故一侧内囊受损后除对侧下部面肌及舌肌麻痹外，头面部多数肌肉活动仍基本正常。② 运动区定位自上而下的安排是倒置的，即下肢肌肉的代表区在皮层的顶端，膝关节以下肌肉的代表区在半球内侧面；上肢肌肉的代表区在中间部；头面部肌肉的代表区在底部。但头面部代表区在皮层的安排仍是正立的。③ 具有精确的功能定位，皮层代表区域的大小与该部位肌肉运动的精细和复杂程度呈正相关。如躯干所占的面积较小，而手和五指及发声部位所占的面积很大。

（二）皮层下行传导系统及其功能

大脑皮层通过一定的路径将兴奋传到骨骼肌，发动复杂的动作。运动传导通路分为皮层脊髓束（支配脑运动神经元的称为皮质脑干束）和皮层脊髓束侧支下行通路。皮层脊髓束是由皮层出发，经内囊、脑干下行达脊髓前角运动神经元的传导束。在皮层脊髓束中，约80％的纤维在延髓锥体跨过中线到达对侧，在脊髓外侧前索下行，纵贯脊髓全长，为皮层脊髓侧束，这些神经元控制四肢远端的肌肉，与精细的、技巧性的运动有关，其余约20％的纤维不跨越中线，在脊髓同侧前索下行，为皮层脊髓前束，一般只下降到胸部，大部分经白质前联合交叉，终止于对侧的前角运动神经元，这部分神经元控制躯干和四肢近端的肌肉，尤其是屈肌，与姿势的维持和粗大的运动动作有关。

皮层脊髓束侧支下行纤维，与脑干一些核团发生联系，形成网状脊髓束、顶盖脊髓束、前庭脊髓束和红核脊髓束，参与四肢近端肌肉运动和姿势的调节。

在人类，皮层脊髓前束损伤后，由于近端肌肉失去神经控制，躯体平衡的维持、行走和攀登等发生困难。这种因运动传导通路损伤而引起的运动能力减弱，称为**不全性麻痹**（paresis），受累肌肉的肌张力常下降。而皮层脊髓侧束损伤后将出**巴宾斯基征**（Babinski sign）阳性体征，即以钝物划足跖外侧时，出现拇趾背屈和其他四趾外展呈扇形散开的体征，即划足底反射，属于屈肌反射。平时脊髓在高位中枢控制下，这一原始反射被抑制不表现出来。成人在深睡或麻醉状态下，以及婴儿在皮层脊髓束发育完全之前，都可出现巴宾斯基征阳性。

锥体系和锥体外系

锥体系（pyramidal system）是指由皮层发出并经延髓锥体抵达对侧脊髓前角的皮层脊髓束和抵达脑神经运动核的皮层脑干束。锥体系主要由中央前回的锥体细胞的轴突所组成。这些纤维下行经内囊、大脑脚底、脑桥基底、延髓锥体等结构，其中中途终于脑干者称为皮质脑干束，继续下行进入脊髓者称为皮质脊髓束。在锥体束中位于大脑皮层中央前回的神经元，称为上运动神经元。位于脊髓前角和脑神经运动核的神经元，称为下运动神经元。锥体系的皮层起源主要是大脑皮层 4 区，10%～20%的纤维与脊髓运动神经元形成单突触联系。锥体系对躯体运动的调节作用是发动随意运动，调节精细动作，保持运动的协调性。

锥体外系（extrapyramidal system）是指锥体系以外的一切调节躯体运动的下行传导系。锥体外系结构较复杂，涉及脑内许多结构，包括大脑皮质、纹状体、背侧丘脑、底丘脑、中脑顶盖、红核、黑质、脑桥核、前庭核、小脑和脑干网状结构等，通过复杂的环路对躯体运动进行调节，确保锥体系进行精细的随意运动。锥体外系的主要作用是调节肌紧张，配合锥体系协调随意运动，维持机体姿势平衡。

临床上把涉及锥体束损害的一系列表现称为锥体束综合征（上运动神经元麻痹）。它包括随意运动的丧失、肌紧张加强、腱反射亢进以致出现阵挛、巴宾斯基征阳性、部分浅反射减退或消失等。所谓锥体束综合征实际上是锥体系和锥体外系合并损伤的结果，而不是严格的单纯锥体束传导中断的表现。由于锥体系和锥体外系这两个系统在功能上和在损伤后功能缺损上无法完全区分，为此，有些人反对采用传统的锥体系和锥体外系概念。

软瘫和硬瘫

软瘫又称柔软性麻痹（flaccid paralysis），指随意运动丧失并伴有牵张反射减退或消失。硬瘫又称痉挛性麻痹（spastic paralysis），指随意运动丧失并伴有牵张反射亢进。严格的 4 区损伤或单纯损伤皮质脊髓束和脑干束时出现肢体远端肌肉麻痹，并不产生痉挛，一般是柔软性麻痹；损伤 6 区后则肢体近端肌肉麻痹并伴有痉挛；若整个中央前回运动区损伤，则肢体全部肌肉麻痹并伴有痉挛，出现痉挛性麻痹。

第四节　神经系统对内脏活动的调节

人体内脏器官的活动，主要受自主神经系统的调节。事实上，自主神经系统应包含传入神经和传出神经两部分，但习惯上仅指支配内脏器官的传出神经。自主神经的活动也受中枢神经系统的控制。

一、自主神经及其功能

（一）自主神经的结构特征

自主神经系统也称内脏神经系统或植物性神经系统，按其结构和功能的不同，分为交感神经和副交感神经两部分。交感神经起源于脊髓腰胸段（胸1～腰3）灰质侧角；副交感神经起源于脑干内副交感神经核和脊髓骶段第2～4节灰质相当于侧角的部位。它们广泛分布于内脏、心血管和腺体，并调节这些器官的功能（图10.34）。自主神经由节前和节后两类神经元组成。节前神经元的胞体位于中枢，其轴突组成节前纤维，从中枢发出后与外周神经节内的节后神经元发生突触联系。节后神经元的轴突组成节后纤维，支配相应的效应器官。但肾上腺髓质则直接接受交感神经节前纤维的支配。交感神经节离效应器官较远，故其节前纤维短，节后纤维长；副交感神经节离效应器官较近，因而其节前纤维长，而节后纤维短。一根交感神经节前纤维可与多个节后纤维联系,因而刺激交感神经节前纤维引起的反应较弥散;而副交感神经节前纤维联系的节后纤维较少,故刺激副交感神经节前纤维所引起的反应则比较局限。

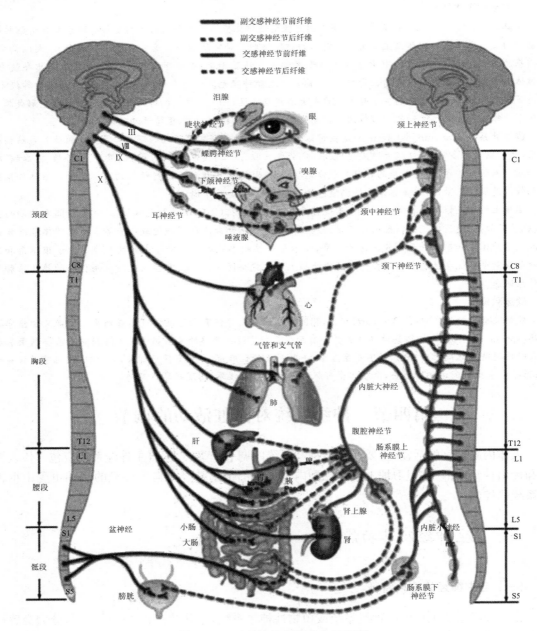

图 10.34 人体自主神经分布示意图

(二)自主神经系统的主要功能

自主神经的功能主要是调节心脏、平滑肌和腺体(消化腺、汗腺、部分内分泌腺)的活动,是通过不同的递质和受体系统完成的。交感神经和副交感神经的主要递质是乙酰胆碱和去甲肾上腺素及其相应的受体。自主神经系统胆碱能和肾上腺素能受体的分布及其主要生理功能见

表 10.4。

表 10.4　自主神经系统胆碱能和肾上腺能受体分布及其生理功能

效应器	胆碱能系统		肾上腺素能系统	
	受体	效应	受体	效应
心脏				
窦房结	M	心率减慢	β_1	心率加快
房室传导系统	M	传导减慢	β_1	传导加快
心肌	M	收缩力减弱	β_1	收缩力增强
血管				
冠状血管	M	舒张	α_1	收缩
			β_2	舒张（为主）
皮肤黏膜血管	M	舒张	α_1	收缩
骨骼肌血管	M	舒张 [1]	α_1	收缩
			β_2	舒张（为主）
脑血管	M	舒张	α_1	收缩
腹腔内脏血管	M	舒张	α_1	收缩（为主）
			β_2	舒张
唾液腺血管	M	舒张	α_1	收缩
支气管				
平滑肌	M	收缩	β_2	舒张
腺体	M	促进分泌	α_1	抑制分泌
			β_2	促进分泌
胃肠				
胃平滑肌	M	收缩	β_2	舒张
小肠平滑肌	M	收缩	α_2	舒张 [2]
			β_2	舒张
括约肌	M	舒张	α_1	收缩
腺体	M	促进分泌	α_2	抑制分泌
胆囊和胆道	M	收缩	β_2	舒张
膀胱				
逼尿肌	M	收缩	β_2	舒张
三角区和括约肌	M	舒张	α_1	收缩
输尿管平滑肌	M	收缩（?）	α_1	收缩
子宫平滑肌	M	可变 [3]	α_1	收缩（有孕）
			β_2	舒张（无孕）

续表

效应器	胆碱能系统		肾上腺素能系统	
	受体	效应	受体	效应
皮肤				
汗腺	M	促进温热性发汗 (1)	α_1	促进精神性发汗
立毛肌			α_1	收缩
唾液腺	M	分泌大量、稀薄唾液	α_1	分泌少量、黏稠唾液
代谢				
糖酵解			β_2	加强
脂肪分解			β_3	加强

注：(1)为交感节后胆碱能纤维支配；(2)可能是胆碱能纤维的突触前受体调质乙酰胆碱的释放所致；
(3)因月经周期,循环血中雌、孕激素水平,妊娠以及其他因素而发生变动。

（三）自主神经系统的功能特征

1. 双重支配

许多组织器官都有交感与副交感神经的双重支配,且两者的作用往往是相互拮抗的。例如,心交感神经能加强心脏的活动,而心迷走神经则起相反作用;迷走神经可促进胃肠运动,而交感神经则减弱胃肠运动。

2. 紧张性支配

在安静状态下,自主神经纤维经常由低频的传出冲动传到效应器,起着轻微的经常刺激作用。例如,切断支配心脏的迷走或交感神经,可分别使心搏加快或减慢,这说明未切断前迷走神经使心搏减慢,交感神经使心搏加速。一般认为,自主神经的紧张性来源于中枢,而中枢的紧张性则来源于神经反射和体液因素等多种原因。例如,压力感受器的传入冲动对维持心交感神经和心迷走神经的紧张性起重要作用;而中枢组织内 CO_2 的浓度对维持交感缩血管中枢的紧张性也有重要作用。

3. 受效应器功能状态影响

例如,刺激交感神经可引起未孕动物的子宫运动抑制,而对有孕子宫却可加强其运动。其原因是未孕子宫与有孕子宫上表达的受体不同。

此外,环境聚变可使交感神经动员机体许多器官的潜在能力。如剧烈运动、失血、酷寒时,交感-肾上腺活动加强,包括心率加速、皮肤及内脏血管广泛收缩、支气管扩张、肝糖原分解加速等,其生理意义在于动员机体各种潜在力量以适应环境的剧变。而副交感神经的活动相对局限。其整个系统的生理意义主要在于保护机体、休整恢复、促进消化、积蓄能量以及加强排泄和生殖功能等方面。

二、内脏活动的中枢调节

（一）脊髓对内脏活动的调节

脊髓是调节内脏活动的低级中枢,可以完成基本的血管张力反射、发汗反射、排尿反射、排便反射及勃起反射等活动的调节,但脊髓的这些反射调节功能是初级的、不完善的,平时均受高位中枢的控制。

(二) 低位脑干对内脏活动的调节

延髓可以初步完成如循环、呼吸等基本生命反射的调节,有"生命中枢"之称。脑干网状结构中存在许多与内脏活动调节有关的神经元,其下行纤维支配脊髓,调节脊髓的自主神经功能。此外,中脑是瞳孔对光反射的中枢部位。

(三) 下丘脑对内脏活动的调节

下丘脑不仅是内脏活动调节的较高级中枢,而且能将内脏活动与内分泌活动、躯体活动联系起来,"全方位"调节机体的体温、摄食、水平衡、内分泌和情绪反应等许多重要的生理功能,是内脏活动调节的较高级中枢。

1. 体温调节

体温调节的基本中枢在下丘脑,通过视前区-下丘脑前部的温度敏感神经元调节机体的产热和散热活动,保持体温的相对恒定。

2. 对摄食行为的调节

实验证实,用电刺激下丘脑外侧区,可引起动物大量进食,毁坏该区,动物拒绝进食,因此,认为下丘脑外侧区存在一个摄食中枢;电刺激下丘脑腹内侧核,动物停止进食,毁坏该区,则引起动物大量进食,逐渐肥胖。因此,认为下丘脑腹内侧核存在一个饱中枢。摄食中枢和饱中枢之间具有交互抑制关系。下丘脑通过这两个中枢调节人的摄食行为。

3. 水平衡调节

捣毁动物的下丘脑可引起烦渴与多尿,说明下丘脑能调节水的摄入与排出,维持机体的水平衡。饮水是一种本能行为,是通过渴觉引起的。下丘脑内控制摄水的区域位于下丘脑的外侧区,与摄食中枢不重叠,刺激此部位可引起动物饮水增多,破坏此区饮水减少。此外,下丘脑还可通过改变抗利尿激素的分泌,控制水的排出,调节水平衡。

4. 对腺垂体和神经垂体分泌的调节

下丘脑内的神经分泌小细胞能合成多种调节腺垂体激素的肽类物质,称为调节性多肽,调节腺垂体激素的分泌。此外,下丘脑视上核和室旁核的神经大细胞能合成血管升压素和催产素,经下丘脑-垂体束运至神经垂体贮存(见第十一章)。

5. 生物节律控制

生物节律(biorhythm)是指机体的许多活动按一定的时间顺序发生的周期性变化。人体最重要的生物节律是日周期,如体温、血细胞数、促肾上腺皮质激素分泌等都有日周期的变化。日周期控制的关键部位可能在下丘脑的**视交叉上核**(suprachiasmatic nucleus)。损毁动物双侧视交叉上核,动物正常的昼夜节律就消失。

6. 其他功能

下丘脑能产生渴觉、性欲等行为的欲望,并能调节相应的本能行为,同时,下丘脑还参与睡眠、情绪生理反应等的调节。

(四) 大脑皮层对内脏活动的调节

大脑皮层的边缘叶是指大脑半球内侧面皮层与脑干连接部和胼胝体旁的环周结构。边缘叶连同其密切联系的岛叶、颞极、眶回等皮层,以及杏仁核、隔区、下丘脑、丘脑前核等皮层下结构,统称为边缘系统(limbic system),它是调节内脏活动的重要中枢。刺激边缘系统的不同部位,可引起瞳孔、呼吸、胃肠运动和膀胱收缩等不同的功能反应。另外,边缘系统还与记忆、食欲、生殖、防御及情绪反应等活动密切相关。电刺激动物的新皮层,除引起躯体运动外,也能引起内脏活动,如呼吸运动、血管收缩、汗腺分泌、直肠和膀胱活动等的改变。

三、本能行为和情绪的中枢调节

本能行为(instinctual behavior)是指动物进化过程中形成并经遗传固定下来的,对个体和种族生存具有重要意义的行为。如摄食、饮水和性行为等。**情绪**(emotion)是指人和动物对刺激所表达的一种特殊的心理体验和某种固定形式的行为表现。情绪有多种表现形式,如恐惧、焦虑、发怒、平静、愉快、痛苦、悲哀和惊讶等。本能行为和情绪主要受下丘脑和边缘系统的调节。

(一) 本能行为的调节

1. 摄食行为的调节

主要通过下丘脑摄食中枢和饱中枢的活动调节摄食行为。此外,边缘前脑的杏仁核、隔区也参与了摄食行为的调节。破坏杏仁核,动物可饮食过多而肥胖;杏仁核基底外侧核群能易化下丘脑饱中枢并抑制摄食中枢的活动。刺激隔区也可易化饱中枢和抑制摄食中枢的活动。

2. 饮水行为的调节

人类和高等动物的饮水行为是通过渴觉引起的。引起渴觉的主要因素是血浆晶体渗透压升高和细胞外液量明显减少。前者通过刺激下丘脑前部的脑渗透压感受器而起作用;后者则主要通过肾素-血管紧张素系统介导。饮水常常是人的一个习惯性行为,不一定由渴觉引起。

3. 性行为的调节

性行为是动物维持种系生存的基本活动。性行为受神经系统多个部位的调节。如刺激大鼠、猫、猴等动物的下丘脑内侧视前区,雄性或雌性动物均出现性行为表现;破坏该部位则出现对异性的冷漠和性行为丧失。此外,杏仁核的活动也与性行为有密切关系。杏仁外侧核以及基底外侧核具有抑制性行为的作用,而杏仁皮层内侧区则具有兴奋性行为的作用。

(二) 情绪的调节

1. 恐惧和发怒

动物在**恐惧**(fear)时表现为出汗、瞳孔扩大、蜷缩、后退、左右探头企图寻机逃跑等;而**发怒**(rage)时则表现为攻击行为,如竖毛、张牙舞爪、发出咆哮声等。恐惧和发怒是一种本能的**防御反应**(defense reaction)。下丘脑存在**防御反应区**(defense zone),主要位于近中线的腹内侧区,电刺激该部位可引起清醒动物产生防御性行为。此外,电刺激下丘脑外侧区也可引起动物的攻击行为,而刺激下丘脑背侧区则出现逃避行为。与情绪调节有关的脑区还包括边缘系统(杏仁核外侧部、内侧部和尾侧部)和中脑(中央灰质背侧部)等部位。

2. 愉快和痛苦

愉快(pleasure)是一种积极的情绪,通常由那些能够满足机体需要的刺激所引起,如在饥饿时得到美味的食物;而**痛苦**(agony)则是一种消极的情绪,一般由那些伤害躯体和精神的刺激或因渴望得到的需求不能得到满足而产生,如严重创伤、饥饿和寒冷等。脑内存在**奖赏系统**(reward system)或**趋向系统**(approach system),包括中脑被盖腹侧区、内侧前脑束、伏隔核和额叶皮层等,刺激这些区域能引起动物的自我满足和愉快。此外,脑内也存在**惩罚系统**(punishment system)或**回避系统**(avoidance system),包括下丘脑后部的外侧部分、中脑背侧和内嗅皮层等部位,刺激这些部位可使动物感到嫌恶和痛苦。

(三) 情绪生理反应

情绪生理反应(emotional physiological reaction)是指在情绪活动过程中伴随发生的一系列生理变化,主要包括自主神经系统和内分泌系统功能活动的变化。

1. 自主神经系统功能活动的改变

在多数情况下,情绪生理反应表现为交感神经系统活动的相对亢进。例如,在动物发动防御反应时,可出现瞳孔扩大、出汗、心率加快、血压升高、骨骼肌血管舒张、皮肤和小肠血管收缩等交感活动的改变,其意义在于重新分配各器官的血流量,使骨骼肌在格斗或逃跑时获得充足的血液供应。而在某些情况下,也可表现为副交感神经系统活动的相对亢进,如食物性刺激可增强消化液分泌和胃肠道运动;性兴奋时生殖器官血管舒张;悲伤时则表现为流泪等。

2. 内分泌系统功能活动的改变

情绪生理反应常引起多种激素分泌改变。例如,在创伤、疼痛等原因引起应激而出现痛苦、恐惧和焦虑等的情绪反应中,血中促肾上腺皮质激素和肾上腺糖皮质激素浓度明显升高,肾上腺素、去甲肾上腺素、甲状腺激素、生长激素和催乳素等浓度也升高;情绪波动时往往出现性激素分泌紊乱,并引起育龄期女性月经失调和性周期紊乱。

(四) 动机和成瘾

(1) 动机 动机(motivation)是指激发人们产生某种行为的意念。人类和动物的行为不是偶然发生的,本能行为也都是在一定的欲望驱使下产生的,如摄食、饮水、性行为分别由食欲、渴觉和性欲所驱使。脑内奖赏系统和惩罚系统在行为的激发(动机的产生)和抑制方面具有重要意义,几乎所有的行为都在某种程度上与奖赏或惩罚有一定的关系。一定的行为通常是通过减弱或阻止不愉快的情绪,并且通过奖赏的作用而激励的。例如,实验中动物学习走迷宫可能就是通过刺激奖赏系统产生有效的动机而进行的。

(2) 成瘾 常见的是药物成瘾(addiction),又称药物依赖,泛指不能自制并不顾其消极后果地反复将某种毒(药)品摄入体内。药物成瘾实质上是一种反复多次使用毒(药)品所造成的慢性脑病。目前被视为具有成瘾性的毒品主要有吗啡、海洛因、可卡因、安非他明(苯丙胺)和大麻等。这些物品虽然对脑的影响途径各不相同,但都与中脑腹侧被盖、伏隔核、前额皮层、杏仁核、海马等中枢奖赏系统神经元的属性改变有关。研究发现,毒品进入人体后,可导致中脑腹侧被盖投射至伏隔核的多巴胺能神经元释放多巴胺递质,后者作用于伏隔核 D_2、D_3 受体,使人产生欣快感。反复吸入这些毒品将会产生耐受性和依赖性,即需要加大剂量才能达到初期使用效果,一旦停止使用便会产生戒断症状,如出现烦躁不安、失眠、疼痛加剧、肌肉震颤、呕吐、腹痛腹泻、瞳孔散大、流泪流涕、出汗等。

第五节 脑电活动、觉醒与睡眠

人的大脑除了能产生感觉、调控躯体运动和调节内脏活动外,还有更复杂的高级功能,诸如产生脑电、觉醒与睡眠、学习和记忆、语言和认知等功能。其中觉醒与睡眠是脑的重要功能活动之一。大脑皮层产生功能活动时常伴有生物电的变化,这些与皮层功能活动密切相关。

一、皮层电活动

利用电生理学技术在大脑皮层可记录到两种形式的电活动变化,一种是无需刺激情况下,大脑皮层能自发地产生一种节律性的电变化,称为自发脑电活动,临床上用脑电图机在头皮表面用电极记录,所描绘出的自发性电位变化波形,即为脑电图。另一种是感觉传入系统或脑的某一部位受到刺激时,在皮层某一区域引出的较局限的电位变化,称为皮层诱发电位。

(一) 自发脑电

1. 脑电图的波形

根据自发脑电活动的频率、振幅和生理特征,将脑电波分为 α、β、θ、δ 四种基本波形(表 10.5)。各波形在不同条件下和在不同脑区的表现可有显著差别。

表 10.5 正常脑电波的特征、常见部位和出现条件 *

脑电波	频率(Hz)	幅度(μV)	常见部位	出现条件
α	8～13	20～100	枕叶	成人安静、闭眼、清醒时
β	14～30	5～20	额叶、顶叶	成人活动时
θ	4～7	100～150	颞叶、顶叶	少年正常脑电或成人困倦时
δ	0.5～3	20～200	颞叶、枕叶	婴幼儿正常脑电或成人熟睡时

* 在表中所列各波的频带范围内,有时(如睡眠时)还可出现另一些波形较为特殊的正常波,如驼峰波、σ 波、λ 波、κ-复合波、μ 波等。

α 波是成年人安静时的主要脑电波,在枕叶皮层最为显著,常表现为波幅由小变大,再由大变小反复变化的梭形波。α 波在清醒、安静、闭目时出现,睁开眼睛或接受其他刺激时,立即消失而呈现快波(β 波),这一现象称为 **α 波阻断**(α block)。β 波在额叶和顶叶较显著,在睁眼视物,或思考问题时出现,为新皮层兴奋活动时的脑电波。θ 波常见于成人困倦时。δ 波则常见于成年人睡眠、极度疲劳或麻醉状态时(图 10.35)。

从脑电频率上看,皮层兴奋状态下 β 波频率较高,约为 14～30 Hz,表明皮层处在兴奋状态,神经细胞呈现去同步化放电。α 波频率为 8～13 Hz,θ 波频率为 4～7 Hz,δ 波频率为 0.5～30 Hz,呈现出频率依次递减,皮层由安静状态逐步演化为抑制状态的变化,表明皮层神经细胞放电呈现同步化趋势。与此相反,各脑电波幅度与频率之间成反向关系。

人类安静时的脑电波可随年龄增长而发生变化。儿童的脑电波一般频率较低,在幼儿常见到 θ 样波形,青春期开始时才出现成人型 α 波。临床上,癫痫或皮层有占位性病变(如肿瘤等)的病人,脑电波也会改变。如癫痫患者常出现异常的高频高幅脑电波,或在高频高幅波后跟随一个慢波的综合波形(图 10.36)。因此,利用脑电波改变的特点,结合临床资料,可诊断癫痫或探索肿瘤发生部位。

2. 脑电波形成的机制

皮层表面的电位变化是由大量神经元同步发生的突触后电位总和而成的。大量的皮层神经元的同步电活动依赖于皮层与丘脑之间的交互作用。一定的同步节律的非特异性投射系统的活动,可促进皮层电活动的同步化。

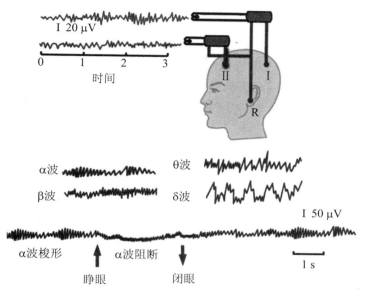

图 10.35 自发性脑电正常波型示意图

I、Ⅱ:引导电极放置位置(分别为枕叶和额叶);R:无关电极放置位置(耳廓)

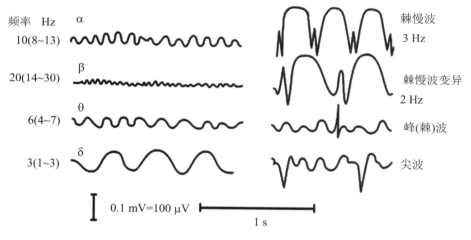

图 10.36 正常人与癫痫病人脑电波的比较

(二) 皮层诱发电位

皮层诱发电位(evoked cortical potential)是指感觉传入系统或脑的某一部位受刺激时,在皮层某一局限区域引出的电位变化。皮层诱发电位可通过刺激感受器、感觉神经或感觉传导通路的任何一点而引出。常见的皮层诱发电位有**躯体感觉诱发电位**(somatosensory evoked potential,SEP)、**听觉诱发电位**(auditory evoked potential,AEP)和**视觉诱发电位**(visual evoked potential,VEP)等。

各种诱发电位均有其一定的反应形式。躯体感觉诱发电位一般可区分为主反应(primary evoked potential)、次反应(diffuse secondary response)和后发放三种成分(图 10.37)。主反应为一先正后负的电位变化,在大脑皮层的投射有特定的中心区。主反应出现在一定的潜伏期之后,即与刺激有锁时关系。潜伏期的长短决定于刺激部位离皮层的距离、神经纤维的传导速度和所经过的突触数目等因素。次反应是跟随主反应之后的扩散性续发反应,可见于皮层的广泛区域,即在大脑皮层无中心区,与刺激亦无锁时关系。后发放则为主、次反应之后的一系列正相周期性电位波动。利用记录诱发电位的方法,可了解各种感觉在皮层的投射定位。临床上测定诱发电位对中枢损伤部位的诊断具有一定的价值。

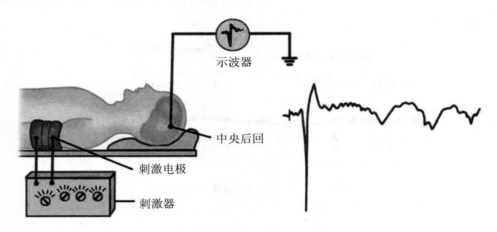

图 10.37　躯体感觉诱发电位示意图

二、觉醒和睡眠

觉醒(wakefulness)和**睡眠**(sleep)是人体所处的两种不同状态,两者昼夜交替,是人类生存的必要条件。觉醒时,脑电波一般呈去同步化快波,闭目安静时,枕叶可出现 α 波,抗重力肌保持一定的张力,维持一定的姿势或进行运动,眼球可产生追踪外界物体移动的快速运动。睡眠时,脑电波一般呈同步化慢波,机体的视、听、嗅、触等感觉功能暂时减退,骨骼肌反射和肌紧张减弱,自主神经功能可出现一系列改变,如瞳孔缩小、呼吸及心率减慢、血压下降、尿量减少、代谢降低、体温下降、发汗增强、胃液分泌增多而唾液分泌减少等。觉醒状态可使机体迅速适应环境变化,因而能进行各种体力和脑力劳动;睡眠可促进精力和体力的恢复,利于保持良好的觉醒状态。如果睡眠障碍,可导致大脑皮层的活动失常,出现幻觉、记忆力下降等表现。

(一) 觉醒状态的维持

觉醒状态的维持与感觉传入直接有关。躯体感觉传入通路中第二级神经元的上行纤维进入脑干后,发出侧支与网状结构内的神经元发生突触联系。刺激动物中脑网状结构能唤醒动物,脑电波呈现去同步化快波。而在中脑头端切断网状结构后,动物则出现昏睡现象,且脑电波呈同步化慢波(图 10.38)。这说明脑干网状结构具有上行唤醒作用,因此称为**网状结构上行激动系统**(ascending reticular activating system)。上行激动系统主要通过感觉的非特异性投射系统到达大脑皮层。巴比妥类药物可阻断上行激动系统的活动而起催眠作用。此外大脑皮层的感觉运动区、额叶、眶回、扣带回、颞上回、海马、杏仁核、下丘脑等脑区也可通过下行纤维兴奋网状结构。

　　觉醒有行为觉醒和脑电觉醒之分,前者表现为对新异刺激有探究行为;后者则不一定有探究行为,但脑电呈现去同步化快波。觉醒的维持可能与黑质多巴胺能系统的功能有关。而脑电觉醒的维持与蓝斑上部去甲肾上腺素能系统和脑干网状结构胆碱能系统的作用都有关。

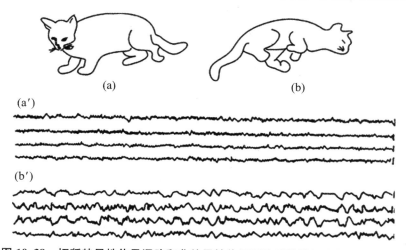

图 10.38　切断特异性传导通路和非特异性传导通路后猫的行为与脑电图变化
(a) 切断特异性传导通路而不损伤非特异性传导通路的猫,处于觉醒状态,(a′)为其脑电图;
(b) 切断非特异性传导通路的猫,处于昏睡状态,(b′)为其脑电图

（二）睡眠时相和产生的机制

　　睡眠有**慢波睡眠**(slow wave sleep,SWS)和**异相睡眠**(paradoxical sleep,PS)两种时相。异相睡眠又称为**快波睡眠**(fast wave sleep,FWS)或**快速眼球运动睡眠**(rapid eye movement sleep,REM sleep)。睡眠过程中两个时相相互交替。成人进入睡眠后,首先是慢波睡眠,持续 80～120 分钟后转入异相睡眠,持续 20～30 分钟后,又转入慢波睡眠。整个睡眠过程约有 4～5 次交替,越近睡眠的后期,异相睡眠持续时间越长。在觉醒状态下,一般只能进入慢波睡眠,不能直接进入异相睡眠,但两种睡眠时相状态均可以直接转入清醒状态(图 10.39)。

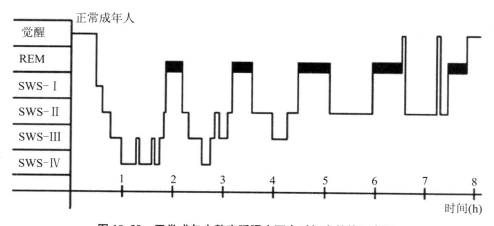

图 10.39　正常成年人整夜睡眠中两个时相交替的示意图

1. 慢波睡眠

根据脑电波的特点,可将慢波睡眠分为Ⅰ～Ⅳ期四个时相。① 入睡期(Ⅰ期):α波逐渐减少,呈现若干 θ 波,脑电波趋于平坦;② 浅睡期(Ⅱ期):在 θ 波的背景上呈现睡眠梭形波(即 σ 波,是 α 波的变异,频率稍快,为 13～15 Hz,幅度稍低,为 20～40 μV)和若干 κ-复合波(是 δ 波和 σ 波的复合);③ 中度睡眠期(Ⅲ期):出现高幅 δ 波(>75 μV),占 20%～50%;④ 深度睡眠期(Ⅳ期):出现连续的高幅 δ 波,数量超过 50%(图 10.40)。

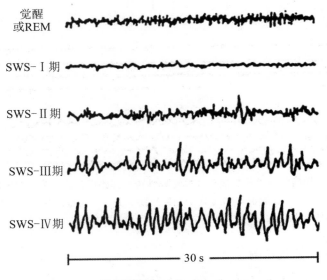

图 10.40　正常成年人慢波睡眠各时相示意图

慢波睡眠过程中,骨骼肌反射活动及肌紧张减弱;视、听、嗅、触等感觉功能暂时减弱;伴有一系列自主神经功能改变,如瞳孔缩小、呼吸及心率减慢、血压下降、尿量减少、代谢降低、体温下降、发汗增强、胃液分泌增多而唾液分泌减少等;机体耗氧量下降,但脑耗氧量不变;腺垂体分泌生长激素明显增多。因此慢波睡眠有利于促进生长和体力恢复。

2. 异相睡眠

异相睡眠不分期,主要表现为:① 脑电波呈现不规则的 β 波,为去同步化快波;② 骨骼肌反射活动及肌紧张进一步减弱,肌肉几乎完全松弛;③ 各种感觉进一步减退;④ 自主神经活动不稳定,可出现间断的阵发性表现,如快速眼球运动、部分肢体抽动、心率加快、血压升高、呼吸加快而不规则等。此外,做梦是异相睡眠期间的特征之一。

异相睡眠也为正常人所必需的。异相睡眠中,生长激素分泌减少,而脑的耗氧量增加、血流量增多,脑内蛋白质合成加快。可能有利于建立新的突触联系,促进学习记忆和精力恢复。但异相睡眠期间会出现间断的阵发性表现,可能与某些疾病易于在夜间发作有关。例如,夜间发作心绞痛的病人,发作前常先做梦,梦中情绪激动,伴有呼吸、心率加快,血压升高,继而引起心绞痛发作而觉醒。再如哮喘、阻塞性肺气肿的缺氧发作等也可以在异相睡眠期间突然发生。

3. 关于睡眠产生的机制

目前多认为,睡眠不是脑活动的简单抑制,而是一个主动的生理过程。中枢神经系统内有产生睡眠的中枢,存在于脑干网状结构尾端,可引起睡眠和脑电波同步化。由这一中枢发放的冲动向上传至大脑皮层,与上行激动系统引起的觉醒作用相对抗,从而调节睡眠与觉醒的相互转化。

与慢波睡眠有关的脑区包括:① 间脑的下丘脑后部、丘脑随板内核群临旁区和丘脑前核;② 脑干尾端网状结构,或称为**上行抑制系统**(ascending inhibitory system);③ 基底前脑的视前区和 Broca 斜带区。低频刺激前两个脑区可引起慢波睡眠,高频电刺激可引起觉醒;低频或高频刺激第三个脑区均可引起慢波睡眠。

异相睡眠的产生可能与脑桥被盖外侧区胆碱能神经元的活动有关。这些神经元称为**异相睡眠启动**(paradoxical sleep on,PS-ON)**神经元**。这些神经元可引起脑电发生去同步化快波,并能激发脑桥网状结构、外侧膝状体和视皮层的脑电波出现一种称为 **PGO 锋电位**(ponto-geniculo-occipital spike)的棘波。PGO 锋电位与快速眼球运动几乎同时出现,在异相睡眠中显著增强,是异相睡眠的启动因素。此外,脑桥被盖、蓝斑和中脑中缝核还存在**异相睡眠关闭**(paradoxical sleep off,PS-OFF)**神经元**,为去甲肾上腺素能(蓝斑)和 5-羟色胺能(中缝核)神经元,慢波睡眠时放电明显减少,异相睡眠时则处于静止状态,可能通过引起觉醒而对异相睡眠起终止作用。

研究证明,睡眠的发生与中枢内不同递质系统的功能活动也有关,慢波睡眠主要与脑内的腺苷、前列腺素 D_2(PGD$_2$)和 5-羟色胺递质系统有关,前两者可促进睡眠,而后者则可抑制睡眠;异相睡眠主要与脑干内 5-羟色胺和去甲肾上腺素递质系统有关。

第六节　脑的高级功能

人类的大脑得到高度的发展,除了感觉和运动功能外,还能完成一些更为复杂的高级功能活动,如学习和记忆、思维和判断、语言和其他认知活动等。

一、学习和记忆

学习和记忆是两个相联系的神经活动过程。**学习**(learning)是指人和动物依赖于经验来改变自身行为以适应环境的神经活动过程。**记忆**(memory)则是学习到的信息贮存和"读出"的神经活动过程。

(一) 学习和记忆的形式

1. 学习的形式

学习可分为**非联合型学习**(nonassociative learning)和**联合型学习**(associative learning)两种形式。非联合型学习不需要在刺激和反应之间形成某种明确的联系,如习惯化和敏感化属于这种类型的学习(见本章第一节)。习惯化是指当一个不产生伤害性效应的刺激重复作用时,机体对该刺激的反射反应逐渐减弱的过程,例如,人们对有规律而重复出现的强噪音逐渐不再对它产生反应。敏感化是指反射反应加强的过程,例如,一个弱伤害性刺激只能引起弱的反应,但在强伤害性刺激作用后弱刺激的反应就明显加强。在这里,强刺激与弱刺激之间并不需要建立什么联系。联合型学习是在时间上很接近的两个事情重复地发生,最后在脑内逐渐形成联系,如条件反射的建立和消退。经典条件反射和操作式条件反射均属于联合型学习。

(1) 经典条件反射　在动物实验中,给狗吃食物会引起唾液分泌,这是非条件反射。食物就是**非条件刺激**(unconditioned stimulus)。给狗以铃声则不会引起唾液分泌,因为铃声与食物无关,这种情况下铃声成为无关刺激。但是,如果每次给狗吃食前先出现一次铃声,再给以食物,多次结合以后,当铃声一出现,动物就会出现唾液分泌,此时,铃声具有了引起唾液分泌的作用,即铃声已成为进食(非条件刺激)的信号。所以这时就把铃声称为信号刺激或**条件刺激**(conditioned stimulus),这样的反射就称为条件反射。可见,条件反射是在后天生活中形成的。条件反射就是由无关刺激与非条件刺激在时间上的结合,这个过程称为**强化**(reinforce-

ment)。任何无关刺激与非条件刺激结合应用,都可以形成条件反射。在上述经典条件反射建立后,如果多次只给予条件刺激(铃声)而不用非条件刺激(食物)强化,条件反射(唾液分泌)就会减弱,并最终消失,这称为条件反射的**消退**(extinction)。其产生的原因是中枢把原先引起兴奋性效应的信号转变为产生抑制性效应的信号。

(2) 操作式条件反射　操作式条件反射比较复杂,它要求动物完成一定的操作。例如,将大鼠放入实验箱内,当它在走动中偶然踩在杠杆上时,即喂食以强化这一操作;如此重复多次,大鼠即学会了自动踩杠杆而得食。然后,在此基础上进一步训练动物只有当再现某一特定的信号(如灯光)后踩杠杆,才能得到食物的强化。在训练完成后,动物见到特定的信号,就去踩杠杆而得食。这类条件反射的特点是,动物必须通过自己完成某种运动或操作后才能得到强化,所以称为**操作式条件反射**(operant conditioning)。得到食物是一种奖赏性刺激,因此这种操作式条件反射是一种**趋向性条件反射**(conditioned approach reflex)。如果预先在食物中注入一种不影响食物的色香味,但动物进食后会发生呕吐或其他不适的药物,则动物在多次强化训练后,再见到信号就不再踩动杠杆。这种由于得到惩罚而产生的抑制性条件反射,称为**回避性条件反射**(conditioned avoidance reflex)。

对于人类,同样可以用光、声、嗅、味、触等感觉刺激作为信号来形成条件反射;这种信号直接作用于眼、耳、鼻、舌、身等感受装置,都是现实具体的信号,称为第一信号。此外,抽象的语词也可以代替具体的信号而引起条件反射反应,称为第二信号。因此,在人类中有两种性质完全不同的信号,第一信号是具体的信号,第二信号(语词)是抽象的信号。与此相对应,对第一信号发生反应的大脑皮层功能系统称为**第一信号系统**(first signal system),而对第二信号发生反应的大脑皮层功能系统,称为**第二信号系统**(second signal system)。动物只有一个信号系统,相当于人的第一信号系统;而只有人类才具有两个信号系统,这是人类区别于动物的主要特征。人类可借助于语词来表达其思维,并进行抽象的思维。

2. 记忆的形式

按储存和回忆方式,记忆可分为**陈述式记忆**(declarative memory)和**非陈述式记忆**(nondeclarative memory)两类。陈述式记忆与知觉或意识有关,依赖于记忆在海马、内侧颞叶及其他脑区内的滞留时间。陈述式记忆又可分为**情景式记忆**(episodic memory)和**语义式记忆**(semantic memory)。前者是对一件具体事物或一个场面的记忆;而后者则是对文字和语言的记忆。非陈述式记忆与知觉或意识无关,也不涉及记忆在海马的滞留时间。陈述式和非陈述式记忆可以相互转化。

按保留时间的长短,记忆可分为**短时程记忆**(short-time memory)、**中时程记忆**(intermediate memory)和**长时程记忆**(long-time memory)三类。短时程记忆的保留时间为几秒钟到几分钟,其长短仅能满足于完成某项极为简单的工作,如拨电话号码。中时程记忆的保留时间为几分钟到几天,记忆在海马和其他脑区内进行处理,并能转换为长时程记忆。长时程记忆的信息量相当大,保留时间为几天到数年,有些可保持终生,如亲人的有关信息。

(二) 人类记忆的过程和遗忘

1. 人类记忆的过程

外界通过感觉器官进入大脑的信息量是很大的,但估计仅有1％的信息能被较长期地贮存记忆,而大部分被遗忘。能被长期贮存的信息都是对个体具有重要意义的,而且是反复作用的信息。因此,在信息贮存的过程中必然包含着对信息的选择和遗忘两个因素。人类的记忆过程可以细分成四个阶段(图 10.41),即感觉性记忆、第一级记忆、第二级记忆和第三级记忆;前两个阶段相当于上述的短时性记忆,后两个阶段相当于长时性记忆。感觉性记忆是指通过感觉系统获得信息后,首先在脑的感觉区内贮存的阶段。这阶段贮存的时间很短,一般不超过 1 秒钟,如果没有经过注意和处理就会很快消失。如果在这阶段经过加工处理,把那些引起不持续的、先后进来的信息整合成新的连续的印象,就可以从短暂的感觉性记忆转入第一级记忆。这种转移一般通过两种途径来实现,一种是通过把感觉性记忆的资料变成口头表达性的符号(如语言符号)而转移到第一级记忆,这是最常见的;另一种是非口头表达性的途径,这在目前还了解得不多,但它必然是幼儿学习所必须采取的途径。但是,信息在第一级记忆中停留的时间仍然很短暂,平均约几秒钟,通过反复运用学习,信息便在第一级记忆中循环,从而延长了信息在第一级记忆中停留的时间,这样就使信息容易转入第二级记忆之中。第二级记忆是一个大而持久的贮存系统。发生在第二级记忆内的遗忘,似乎是由于先前或后来的信息的干扰所造成的;这种干扰分别称为前活动性干扰和后活动性干扰。有些记忆的痕迹,如自己的名字和每天都在进行操作的手艺等,通过长年累月的运动,是不易遗忘的,这一类记忆是贮存在第三级记忆中的。

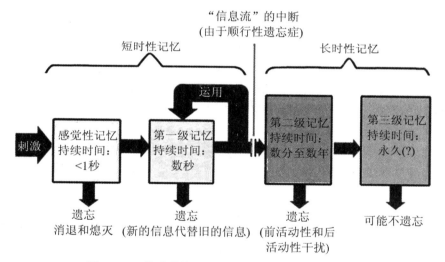

图 10.41 从感觉性记忆至第三级记忆的信息流图解

2. 遗忘

遗忘(loss of memory)是指部分或完全失去回忆和再认的能力,是一种正常的生理现象。产生遗忘的原因与条件刺激久不强化所引起的消退抑制和后来信息的干扰等因素有关。

临床上把疾病情况下发生的遗忘分为两类,即**顺行性遗忘症**(anterograde amnesia)和**逆行性遗忘症**(retrograde amnesia)。凡不能保留新近获得信息的称为顺行性遗忘症。患者易忘近事,而远的记忆仍存在。本症多见于慢性酒精中毒者。发生本症的机制,可能是由于信息不能从第一级记忆转入第二级记忆。一般认为,这种障碍与海马的功能损坏有关。凡正常脑功能发生障碍之前的一段时间内的记忆均已丧失的,称为逆行性遗忘症,患者不能回忆起紧接着本症发生前一段时间的经历。一些非特异性脑疾患(脑震荡、电击等)和麻醉均可引起本症。发生本症的机制可能是第二级记忆发生了紊乱,而第三级记忆却不受影响。

(三) 学习和记忆的机制

感觉性记忆和第一级记忆主要是神经元生理活动的功能表现。感觉性记忆的机制可能与神经元活动具有一定的后作用有关;而第一级记忆的机制可能与神经元之间形成的许多环路联系的连续活动有关。

较长时性的记忆可能与脑内的物质代谢有关,尤其是与脑内蛋白质的合成有关。在逆行性遗忘症中,可能就是由于脑内蛋白质合成代谢受到了破坏,以致前一段时间的记忆丧失。临床研究发现,老年人血液中垂体后叶激素含量减少,用加压素喷鼻可使记忆效率提高;用加压素治疗遗忘症亦收到满意效果。

持久性记忆可能与新的突触联系的建立有关。生活在复杂环境中的大鼠,其大脑皮层的厚度大,而生活在简单环境中的大鼠,其大脑皮层的厚度小。说明学习记忆活动多的大鼠,其大脑皮层发达,突触的联系多。人类的第三级记忆的机制可能属于这一类。

二、大脑皮层的一侧优势和语言中枢

(一) 大脑皮层功能的一侧优势

人类两侧大脑半球的功能是不对等的。在以右手劳动为主的成年人中,其语言功能主要由左侧大脑皮层管理,而与右侧皮层无明显关系。左侧皮层在语词活动功能上占优势,故称为优势半球。这种**一侧优势**(laterality cerebral dominance)的现象仅在人类中出现。

左侧半球在语言功能上占优势,为优势半球,而右侧半球则在非语词性认识功能上占优势,如对空间的辨认、深度知觉、触-压觉认识、图像视觉认识、音乐欣赏分辨等。但这种优势并不是绝对的,因为左侧半球也有一定的非语词性认识功能,右侧半球也有一定的简单的语词活动功能。

上述两侧大脑半球对不同认识功能的优势现象,还可通过裂脑(split brain)实验研究加以证实。在患有顽固性癫痫发作的病人中,为了控制癫痫在两半球之间传布发作,常将患者的连合纤维(胼胝体)切断;手术后患者对出现在左侧视野中的物体(视觉投射到右侧半球)不能用语词说出物体的名称,而对出现在右侧视野中的物体(视觉投射到左侧半球)就能说出物体的名称,说明语言活动中枢在左侧半球,但是,患者右侧半球的视觉认识功能是良好的。在正常人中,虽然语言活动中枢在左侧半球,但能对左侧视野中的物体说出其名称,这是胼胝体的功能,因为胼胝体使左右两侧半球的功能发生了联系。

(二) 大脑皮层的语言中枢

人类大脑皮层一定区域的损伤,可以引致特有的各种语言活动功能障碍(图 10.42)。临床发现,损伤 Wernicke 区会导致**流畅失语症**(fluent aphasia)。有两种表现形式:一种是病人说话正常,有时说话过度,但所说的话中充满了杂乱语和自创词,病人也不能理解别人说话和书写的含义;另一种流畅失语症是有条件的,病人说话相当好,也能很好地理解别人的话,但对部分词不能很好地组织或想不起来,这种失语症称为**传导失语症**(conduction aphasia)。损伤布洛卡(Broca)三角区(44 区,在中央前回底部之前),会引致**运动失语症**(motor aphasia)。病人可以看懂文字与听懂别人谈话,但自己却不会讲话,不能用语词来口头表达;然而,其与发音有关的肌肉并不麻痹,就是不能用"词"来表达自己的意思。损伤额中回后部接近中央前回手部代表区的部位,则病人可以听懂别人的谈话,看懂文字,自己也会讲话,但不会书写;然而,其手部的其他运动并不受影响,这种情况称为**失写症**(agraphia)。颞上回后部的损伤,会引致**感**

觉失语症(sensory aphasia),病人可以讲话及书写,也能看懂文字,但听不懂别人的谈话;事实上,病人能听到别人的发音,就是不懂其含义,但其视觉却是良好的,其他的语言活动功能仍健全,这种情况称为**失读症**(alexia)。因此,语言活动的完整功能是与广大皮层区域的活动有关的,各区域的功能是密切相关的。严重的失语症可同时出现上述四种语言活动功能的障碍。此外还发现,如局限于左颞极的损害,病人不能回想起某些地名和人名,而回想起动词和形容词的能力却都正常,这种语言活动功能障碍称为**命名性失语症**(anomic aphasia)。

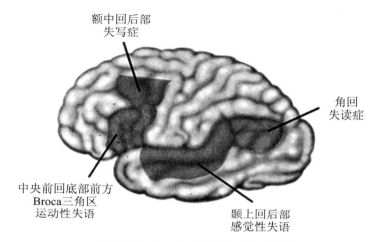

图 10.42　人大脑皮层语言功能的区域

(三)大脑皮层的其他认知功能

除语言功能外,大脑皮层还有许多其他认知功能。如前额叶皮层可能参与短时程情景式记忆和情绪活动,颞叶联络皮层可能参与听、视觉记忆,而顶叶联络皮层则可能参与精细体感觉和空间深度感觉的学习等。右侧大脑皮层顶叶损伤的病人,由于非语词性认识能力的障碍,常再现**穿衣失用症**(apraxia),如衬衣前后穿倒等。右侧大脑皮层顶叶、枕叶、颞叶结合处损伤的病人,常分不清左右侧,穿衣困难,不能绘制图表。右侧大脑半球后部的病变,常发生**面容失认证**(prosopagnosia),患者不能辨认别人的面部,甚至不能认识镜子里自己的面部,还伴有对颜色、物体、地方的认识障碍等症状。此外,还发现额顶部损伤可引起**失算症**(acalculia),病人表现为数学计算能力的损害。

(四)两侧大脑皮层功能的相关

两侧大脑皮层之间有许多连合纤维,在哺乳类动物中最大的连合纤维结构是胼胝体,进化愈高等则胼胝体愈发达,人类的胼胝体估计含有100万根纤维。在人类,两侧大脑皮层的功能是相关的,两半球之间的连合纤维对完成双侧的运动、一般感觉和视觉的功调功能有重要作用。例如,右手学会了一种技巧运动,左手虽然没有经过训练,但在一定程度上也会完成这种技巧运动,说明一侧皮层的学习活动可以通过连合纤维向另一侧转送。

参 考 文 献

[1]　朱大年. 生理学[M]. 7 版. 北京:人民卫生出版社,2008.

［2］　Guyton A C，Hall J E. Guyton and Hall Textbook of Medical Physiology［M］. 12th ed. Oxford：Elsevier Health Sciences，2010.

［3］　汪光宣. 生理学［M］. 2 版. 南京：东南大学出版社，2011.

［4］　姚泰. 人体生理学［M］. 3 版. 北京：人民卫生出版社，2001.

［5］　张之南，杨天楹，郝玉书. 血液病学［M］. 北京：人民卫生出版社，2003.

［6］　刘太逢. 心肌细胞电生理-离子通道、离子载体和离子流［M］. 北京：人民卫生出版社，2005.

［7］　孙秀泓，罗自强. 肺的非呼吸功能基础与临床［M］. 北京：人民卫生出版社，2003.

［8］　周吕. 胃肠生理学［M］. 北京：科学出版社，2000.

［9］　林茂樟. 临床肾脏生理学［M］. 北京：人民军医出版社，2004.

［10］　刘晓玲. 视觉生理学［M］. 北京：人民卫生出版社，2005.

（姜玉新）

第十一章 内 分 泌

内分泌系统是机体的另一调节系统,其通过分泌各种激素对机体进行体液性调节,用以维持组织细胞的新陈代谢,调节生长发育以及生殖等过程。其与神经系统的功能活动相辅相成,共同维持内环境稳态。

第一节 概 述

一、内分泌和内分泌系统

内分泌(endocrine)是指**内分泌细胞**(endocrine cells)分泌激素到体液中,并作用于靶细胞产生生物学效应的一种分泌形式。内分泌系统是由内分泌腺和散在分布于各组织器官中的内分泌细胞组成的一个体内信息传递系统。人体内主要的内分泌腺有垂体、甲状腺、甲状旁腺、肾上腺、胰岛、性腺、松果体和胸腺。此外,各组织器官中散在的分布着一些内分泌细胞,如消化道黏膜、心、肾、肺、皮肤、胎盘等部位均存在各种各样的内分泌细胞。内分泌腺或散在的内分泌细胞可分泌**激素**(hormone),后者是细胞与细胞之间传递信息的高效能生物活性物质。

大多数激素经血液循环运输到较远的靶组织或靶细胞而发挥作用,这种方式称为**远距分泌**(telecrine);某些激素可不经血液运输,而在组织液内靠扩散方式作用于邻近细胞而发挥作用,这种方式称为**旁分泌**(paracrine)。一些内分泌细胞分泌的激素,反过来作用自身受体发挥作用,称为**自分泌**(autocrine)。此外,下丘脑等处有许多神经细胞,它们既能产生和传导冲动,又能合成和释放激素,称为**神经内分泌细胞**(neurocrine cells),其产生的激素称为**神经激素**(neurohormone),后者可沿轴突借轴浆流动运送到末梢而释放,这种方式称为**神经分泌**(neurocrine)(图 11.1)。此外,还存在内在分泌和腔分泌等方式。

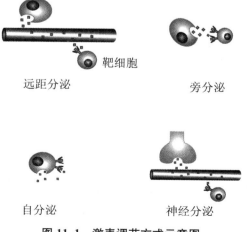

远距分泌   靶细胞   旁分泌

自分泌   神经分泌

图 11.1 激素调节方式示意图

　　内分泌系统通过激素发挥调节作用。激素对机体整体功能的调节作用大致可分为以下几方面：① 整合机体稳态。激素参与水盐代谢、酸碱平衡、体温、血压等调节，还参与应激反应等。与神经系统、免疫系统协同调节，使机体更好地适应环境。② 调节新陈代谢。多数激素参与三大物质的代谢，维持机体的营养、能量平衡，从而为机体的各种生命活动奠定基础。③ 维持生长发育。促进组织细胞的生长、增殖、分化和成熟，参与细胞凋亡过程等，维持各系统器官的正常功能活动。④ 维持生殖过程。维持生殖器官的正常发育成熟和生殖过程，维持生殖细胞的生成、妊娠以及哺乳过程，保证个体生命的绵延和种系的繁衍。

二、激素作用的一般特性

　　激素虽然种类很多，作用复杂，但它们在对靶组织发挥调节作用的过程中，具有某些共同的特点。

（一）激素的信息传递作用

　　内分泌系统与神经系统一样，是机体的生物信息传递系统。不论是哪种激素，它只能对靶细胞的生理生化过程起加强或减弱的作用，调节其功能活动。例如，生长素促进生长发育，甲状腺激素增强代谢过程，胰岛素降低血糖等。在这些作用中，激素既不能添加成分，也不能提供能量，仅仅起着"信使"的作用，将生物信息传递给靶组织，发挥增强或减弱靶细胞内原有的生理生化进程的作用。

（二）激素作用的相对特异性

　　激素释放进入血液被运送到全身各个部位，虽然它们与各处的组织、细胞有广泛接触，但有些激素只作用于某些器官、组织和细胞，这称为激素作用的特异性。被激素选择作用的器官、组织和细胞，分别称为靶器官、靶组织和靶细胞。有些激素专一地选择作用于某一内分泌腺体，称为激素的靶腺。激素作用的特异性与靶细胞上存在能与该激素发生特异性结合的受体有关。

　　激素作用的膜受体蛋白包括胞外域、跨膜区和胞内域三部分。胞外域含多种糖基结构，是识别和结合激素的位点。激素与受体的结合力称为亲和力（affinity），通常受体对激素的亲和力与激素的生物学作用相一致。亲和力可随生理条件的变化而改变，如动物性周期的不同阶段，卵巢颗粒细胞上的卵泡刺激素（FSH）受体的亲和力是可变的。同时，激素与受体结合也可导致其临近受体的亲和力增加或降低。此外，激素还可调节受体的数量。当激素分泌不足时，受体的数量将逐渐增加，亲和力也逐渐升高，称为受体的上调（up regulation），反之，当激素分泌过多时，则受体的数量和亲和力均下降，称为受体的下调（down regulation）。但若长期使用大剂量胰岛素可导致胰岛素受体数量下降，亲和力亦下降；而减量使用胰岛素后，受体数量和亲和力又可恢复。激素对靶细胞受体数量的调节，可维持靶细胞对激素的敏感性和反应强度的稳态。

（三）激素的高效能生物放大作用

　　激素在血液中的浓度都很低，虽然激素的含量甚微，但其作用显著，如 1 mg 的甲状腺激素可使机体增加产热量约 4200 kJ。激素与受体结合后，在细胞内发生一系列酶促反应，逐级放大效果（图 11.2）。所以体液中激素浓度维持相对稳定，对发挥激素的正常调节作用极为重要。

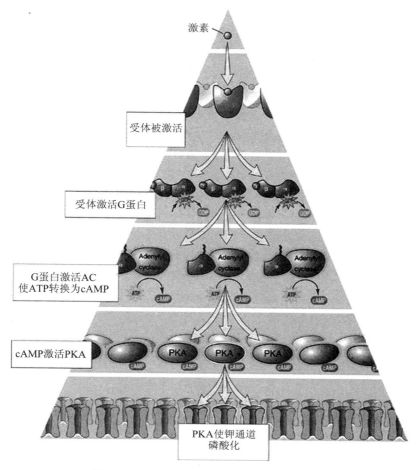

图 11.2　激素的高效能生物放大作用示意图

（四）激素间的相互作用

当多种激素共同参与某一生理活动的调节时,激素与激素之间往往存在着协同作用或拮抗作用。例如,生长素、肾上腺素、糖皮质激素及胰高血糖素,虽然作用的环节不同,但均能提高血糖,在升糖效应上有协同作用;相反,胰岛素则降低血糖,与上述激素的升糖效应有拮抗作用。甲状旁腺激素与 $1,25$ -二羟维生素 D_3 对血钙的调节是相辅相成的,而降钙素则有拮抗作用。另外,有的激素本身并不能直接对某些器官、组织或细胞产生生理效应,然而在它存在的条件下,可使另一种激素的作用明显增强,即对另一种激素起支持作用,这种现象称为**允许作用**(permissive action)。糖皮质激素的允许作用是最明显的,有糖皮质激素存在,儿茶酚胺才能很好地发挥对心血管的调节作用(图 11.3)。

三、激素的分类

激素的种类繁多,来源复杂,按其化学性质可分为两大类:含氮类激素和类固醇(甾体)激素。

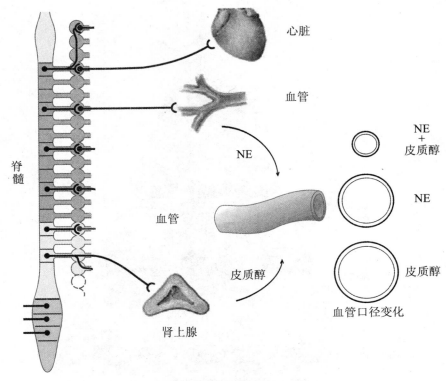

图 11.3　激素调节的允许作用示意图

(一) 含氮激素

1. 肽类和蛋白质激素

主要有下丘脑调节肽、神经垂体激素、腺垂体激素、胰岛素、甲状旁腺激素、降钙素以及胃肠激素等。

2. 胺类激素

包括肾上腺素、去甲肾上腺素和甲状腺激素。

这类激素主要与靶细胞的膜受体结合,通过启动胞内信号转导系统发挥生物学作用。

(二) 类固醇(甾体)激素

类固醇激素是由肾上腺皮质和性腺分泌的激素,如皮质醇、醛固酮、雌激素、孕激素以及雄激素等。另外,胆固醇的衍生物 $1,25$-二羟维生素 D_3 也被作为激素看待。这类激素主要通过直接穿过细胞膜,与位于胞质或核内受体结合而发挥生物学作用。

此外,由花生四烯酸转化而成的前列腺素族、血栓素类和白细胞三烯类等,主要在组织局部释放,可对局部功能活动进行调节,因此可看作局部激素。这类物质既可通过膜受体也可通过胞内受体发挥生理学作用。

四、激素的作用机制

激素按其化学性质分为含氮激素和类固醇激素,这两类激素化学性质不同,作用机制也完全不同。

（一）含氮激素的作用机制——第二信使学说

第二信使学说是 Sutherland 等于 1965 年提出来的。含氮类激素主要是通过膜受体发挥作用,其主要过程是:激素作为第一信使,它可与靶细胞膜上具有立体构型的专一性受体结合,激素与受体结合后,激活膜上一种兴奋性的鸟苷酸结合蛋白(Gs),后者进一步激活膜上的效应酶,如**腺苷酸环化酶**(adenylate cyclase,AC),促使 ATP 转变为 cAMP。cAMP 作为第二信使,它将膜上的信息传至胞内,使无活性的蛋白激酶激活,如**蛋白激酶 A**(protein kinase A,PKA)被激活后,可催化细胞内多种蛋白质发生磷酸化,从而引起靶细胞产生相应的生理效应和功能(图 11.4)。

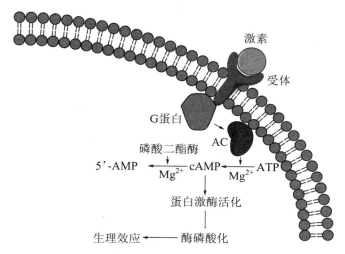

图 11.4　第二信使学说信号转导过程示意图

近年来的研究资料表明,cAMP 并不是唯一的第二信使,可能作为第二信使的化学物质还有 cGMP、三磷酸肌醇(IP_3)、二酰甘油(DG)、Ca^{2+} 等。

膜受体及其转导效应

上述作用机制的膜受体是一类跨膜蛋白质分子,主要有 G 蛋白耦联受体、酪氨酸激酶受体、酪氨酸激酶结合型受体和鸟苷酸环化酶受体等。激素与 G 蛋白耦联受体结合后可产生核内效应和核外效应。核内效应主要为调节基因转录,生成新的功能蛋白质;核外效应则激活或抑制系列酶系,调节特定代谢过程,如糖原分解、脂肪合成等。激素与酪氨酸激酶受体结合产生信息传递的级联反应,从而调节物质代谢、细胞生长增殖和分化等过程。激素与鸟苷酸环化酶结合可导致 cGMP 的浓度改变而发挥调节效应。

（二）类固醇激素作用机制——基因表达学说

类固醇激素属于脂溶性激素,因此可透过细胞膜进入细胞,影响基因表达而产生生理效应,故把此种作用机制称为基因表达学说。

基因表达学说认为激素进入细胞内,首先与胞浆受体结合,形成激素-胞浆受体复合物,使胞浆受体蛋白发生构型变化,从而获得进入核内的能力,该复合物由胞浆转移至核内并与核受体(主要是Ⅰ型核受体)内激素反应元件结合,调控 DNA 及其转录过程,合成功能性蛋白质。

核受体在与激素结合之前,必须在一种称为**分子伴侣**(molecular chaperones)蛋白质的作用下被活化,才能形成激素-受体复合物,随后在其 DNA 结合域中一种称为"锌指"(zinc finger)样结构的介导下,与 DNA 特定部位结合。

近年的研究表明,含氮激素可作用于转录与翻译阶段而影响蛋白质的合成,反过来,类固醇激素也可以作用于细胞膜受体和通道受体产生快速调节反应。如甲状腺激素虽属含氮激素,但其作用机制却与类固醇激素相似,它可进入细胞内,但不与胞浆受体结合即进入核内,与 Ⅱ 型核受体结合调节基因表达。孕激素属于类固醇激素,该激素可与细胞膜上的 GABA$_A$ 受体结合,调节 Cl$^-$ 电导。

激素与核受体的结合

核受体属于一类转录因子超家族,种类繁多。核受体多为单肽链结构,含有激素结合域(C 末端)、DNA 结合域和转录激活结合域(N 末端)等功能区。其中 DNA 结合域存在"锌指"结构,可与 DNA 双螺旋的大沟结合,从而介导激素-受体复合物与 DNA 特定部位的结合。核受体与激素结合之前,锌指结构被遮盖,此时核受体与 DNA 的亲和力低。

核受体与激素结合之前必须被活化,参与活化的一种蛋白质称为分子伴侣,其对核受体进行活化的过程包括多肽链的蜷曲、折叠并形成正确的构象。同时分子伴侣能使核受体锚定在胞浆中,并遮盖已与核受体结合的激素或 DNA 结合域,使两者不能产生效应。

在人类中,核受体超家族包含约 48 个成员,如 PPAR、FXR、LXR、VDR、RXR 等。近年来,核受体家族在代谢性疾病领域备受关注,已有研究证明,它们与糖尿病、脂肪肝等疾病的发生发展密切相关,也被称为代谢性核受体。其中,过氧化物酶体增殖物激活受体(peroxisome proliferator-activated receptor gamma,PPARγ)的激动剂噻唑烷二酮类(TZD)药物如罗格列酮能够显著改善 Ⅱ 型糖尿病人的胰岛素敏感性。

锌指和分子伴侣

锌指结构指的是在某些蛋白中存在的一类具有指状结构的结构域,这些具有锌指结构的蛋白大多都是与基因表达有关的功能性调控蛋白。锌指是 DNA 结合蛋白中的一种结构基元,由一个含有大约 30 个氨基酸的环组成,其中 2 个 Cys(或 4 个 Cys)或 2 个 His 与 Zn^{2+} 构成配位体,形成手指状的结构(图 11.5)。目前已清楚锌指结构是识别特定碱基序列的一种普遍性的转录因子结构,但大多数含有锌指结构蛋白质的确切功能以及它们是否具有其他方面的功能尚不清楚。

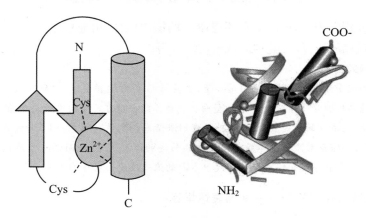

图 11.5　锌指结构示意图

1987 年,Lasky 首先提出了**分子伴侣**(molecular chaperones)的概念,他将细胞核内能与组蛋白结合并能介导核小体有序组装的核质素(nucleoplasmin)称为分子伴侣。目前,分子伴侣的概念已延伸为"一类在序列上没有相关性但有共同功能的蛋白质,它们在细胞内帮助其他含多肽的结构完成正确的组装,且在组装完毕后随即与之分离,不构成这些蛋白质结构执行功能时的组分"。热休克蛋白(heat shock protein, HSP)就是一大类分子伴侣,如 HSP90、HSP70 等。1987 年,Ikemura 发现枯草杆菌素(subtilisin)的折叠需要前肽(propeptide)的帮助。这类前肽常位于信号肽与成熟多肽之间,在蛋白质合成过程中与其介导的蛋白质多肽链是一前一后合成出来的,并以共价键相连接,是成熟多肽正确折叠所必需的,成熟多肽完成折叠后即通过水解作用与前肽脱离。Shinde 和 Inouye 将这类前肽称为分子内伴侣(intramolecular chaperones)。

第二节 下丘脑-垂体的内分泌功能

下丘脑与垂体在结构和功能上的联系非常密切,可看做下丘脑-垂体功能单位,包括**下丘脑-神经垂体系统**(hypothalamo-neurohypophysis system)和**下丘脑-腺垂体系统**(hypothalamo-adenohypophysis system)(图 11.6)。位于下丘脑视上核和室旁核的大细胞肽能神经元合成**血管升压素**(vasopressin,VP)和**催产素**(oxytocin,OXT),经下丘脑垂体束的轴浆运输到达神经垂体并储存,构成下丘脑-神经垂体系统。而下丘脑与腺垂体无直接的神经联系,但存在独特的血管网络,即**垂体门脉系统**(hypophyseal portal system)。下丘脑内侧基底部存在**"促垂体区"**(hypophysiotrophic area),主要包括正中隆起、弓状核、腹内侧核、视交叉上核和室周核以及室旁核内侧等。促垂体区的小细胞神经元合成和分泌下丘脑调节肽,可直接释放到垂体门脉系统血液中,构成下丘脑-腺垂体系统。

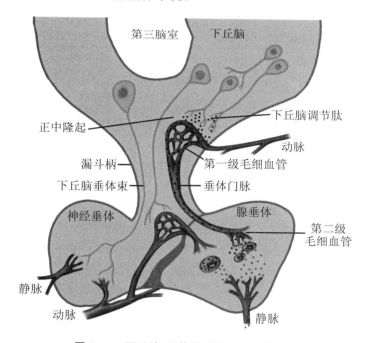

图 11.6 下丘脑-垂体的功能联系示意图

一、下丘脑激素

(一) 下丘脑调节肽

下丘脑促垂体区肽能神经元分泌的肽类激素,主要作用是调节腺垂体激素的分泌,因此称为**下丘脑调节肽**(hypothalamic regulatory peptides,HRP)。到目前为止,已发现有促甲状腺激素释放激素(TRH),促肾上腺皮质激素释放激素(CRH),促性腺激素释放激素(GnRH),生长激素释放激素(GHRH),生长激素释放抑制激素(GHRIH),并确定了其化学结构。此外,还有四种对腺垂体催乳素和促黑激素的分泌起促进或抑制作用的激素,因尚未弄清其化学结构,所以暂称因子。因此,目前已发现的下丘脑调节肽共9种(表11.1)。

表 11.1　下丘脑调节肽及主要功能

激　素	主要功能
促甲状腺激素释放激素(TRH)	促进腺垂体分泌促甲状腺激素(TSH)
促肾上腺皮质激素释放激素(CRH)	促进腺垂体分泌促肾上腺皮质激素(ACTH)
促性腺激素释放激素(GnRH)	促进腺垂体分泌卵泡刺激素与黄体生成素
生长激素释放激素(GHRH)	促进腺垂体分泌生长激素(GH)
生长激素释放抑制激素(GHRIH)	抑制腺垂体分泌生长激素
催乳素释放因子(PRF)	促进腺垂体分泌催乳素(PRL)
催乳素释放抑制因子(PIF)	抑制腺垂体分泌催乳素
促黑(素细胞)激素释放因子(MRF)	促进腺垂体分泌黑色素细胞刺激素
促黑(素细胞)激素释放抑制因子(MIF)	抑制腺垂体分泌黑色素细胞刺激素

(二) 神经垂体激素

垂体(hypophysis)按其胚胎发育和功能、形态的不同,分为**神经垂体**(neurohypophysis)和**腺垂体**(adenohypophysis)两部分。神经垂体不含腺体细胞,不能合成激素。所谓的神经垂体激素是指在下丘脑**视上核**(supraoptic nucleus,SON)、**室旁核**(paraventricular nucleus)产生而贮存于神经垂体的血管升压素(抗利尿激素)与催产素,在适宜的刺激作用下,这两种激素由神经垂体释放进入血液循环。

1. 血管升压素(抗利尿激素)

血浆中血管升压素浓度为 $1.0 \sim 4.0$ ng/L。在正常饮水情况下,血浆中血管升压素的浓度很低,几乎没有收缩血管引起血压升高的作用。但在机体脱水或失血等病理情况下,释放的血管升压素较多,可使血管广泛收缩,特别是内脏血管,对维持血压起一定作用。生理剂量的血管升压素主要是促进肾远曲小管和集合管对水的重吸收,即发挥抗利尿的作用。

血管升压素受体有 V_1R 和 V_2R 两种类型。V_1R 主要分布在血管平滑肌和肝细胞,经 IP_3 和 Ca^{2+} 第二信使分子介导,使血管平滑肌收缩,从而升高血压。而 V_2R 主要分布于肾远曲小管和集合管的上皮细胞管腔膜,经 cAMP 第二信使分子介导,使管腔膜上水孔蛋白的密度增加,增强水的重吸收,产生抗利尿效应。

2. 催产素

催产素的化学结构与血管升压素相似,两者的生理作用有一定的交叉。催产素的主要生理作用是分娩时刺激子宫收缩和哺乳期促进乳汁排出。

(1) 催产素的生理作用

① 对乳腺的作用。哺乳期乳腺不断分泌乳汁,贮存于腺泡中,当腺泡周围具有收缩性的肌上皮细胞收缩时,腺泡压力增高,使乳汁从腺泡经输乳管由乳头射出。母亲见到婴儿或听到其哭声均可引起条件反射。催产素除引起乳汁排出外,还有营养哺乳期乳腺,使其丰满不致萎缩的作用。

② 对子宫的作用。催产素可促进子宫平滑肌收缩,催产素对非孕子宫的作用较弱,而对妊娠子宫的作用较强,雌激素能增加子宫对催产素的敏感性,而孕激素则相反。

催产素可使细胞外 Ca^{2+} 进入子宫平滑肌细胞内,提高肌细胞内的 Ca^{2+} 浓度,可能通过钙调蛋白的作用,并在蛋白激酶的参与下,诱发肌细胞收缩。低剂量的催产素可引起子宫肌有节律地收缩,而高剂量的催产素可导致子宫出现强直收缩。

(2) 催产素分泌的调节

① 射乳反射。下丘脑 GnRH 神经元的活动受多巴胺和 β-内啡肽的影响。婴儿吸吮乳头可使催产素神经元兴奋,并引起射乳反射。同时,还可引起下丘脑多巴胺能神经元兴奋,使 β-内啡肽分泌增多。多巴胺和 β-内啡肽抑制了下丘脑 GnRH 神经元的释放,使腺垂体促性腺激素分泌减少,导致哺乳期月经周期暂停。哺乳活动可反射性地引起催乳素和催产素释放,从而促进乳汁分泌和排出,加速产后子宫复原。

② 性交过程对阴道和子宫的机械刺激也可通过神经反射途径引起催产素分泌和子宫收缩,有利于精子在女性生殖道内的移动。

二、腺垂体激素

腺垂体是体内最重要的内分泌腺,共分泌七种激素:**促甲状腺激素**(thyroid stimulating hormone,TSH)、**促肾上腺皮质激素**(adrenocorticotropic hormone,ACTH)、**卵泡刺激素**(follicle stimulating hormone,FSH)、**黄体生成素**(luteinizing hormone,LH)、**生长激素**(growth hormone,GH)、**催乳素**(prolactin,PRL)、**促黑(素细胞)激素**(melanophore stimulating hormone,MSH)。在腺垂体分泌的激素中,TSH、ACTH、FSH 与 LH 均有各自的靶腺,分别形成:① **下丘脑-腺垂体-甲状腺轴**(hypothalamus-adenohypophysis-thyroid axis);② **下丘脑-腺垂体-肾上腺皮质轴**(hypothalamus-adenohypophysis-adrenocortical axis);③ **下丘脑-腺垂体-性腺轴**(hypothalamus-adenohypophysis-gonadal axis)。其余三种激素无作用靶腺,为广泛作用于全身靶组织或细胞的激素。

(一) 生长激素

生长激素是腺垂体中含量较多的一种激素。人生长激素(human growth hormone,hGH)含 191 个氨基酸,分子量为 22 kD,其化学结构与 PRL 结构类似,因此功能上存在一定的交叉。

在安静、空腹状态下,成人血浆 hGH 的浓度女性(不超过 10 μg/L)高于男性(不超过 5 μg/L);儿童高于成人。血浆 hGH 的浓度还受睡眠、体育运动、血糖、性激素以及年龄等的影响。慢波睡眠时分泌增加,并呈脉冲样释放。青年期(21~31 岁)GH 的分泌量最大,至 60 岁时仅为青年期的一半。

血浆的 GH 存在结合型和游离型两种形式。其中结合型占 40%~45%,与其结合的蛋白质称为生长激素结合蛋白(GH-binding protein,GHBP),分为 GHBP1(高亲和力)和 GHBP2(低亲和力)两种。前者与 GH 的结合量占结合型的 85%,是血浆 GH 的主要存在形式。

1. 生长激素的生理作用

(1) **促进生长作用** GH 可促进机体的生长发育,对各个器官和组织均有影响,特别是对促进骨骼、软骨、肌肉及内脏器官的作用尤为显著,因此,GH 也称为**躯体刺激素**(somatotropin)。GH 促生长的作用主要通过促进骨、软骨、肌肉及其他组织细胞的分裂增殖和蛋白质合成,从而使骨骼和肌肉的生长发育加快。机体生长受多种激素的影响,而 GH 是起关键作用的调节因素。幼年动物摘除垂体后,生长即停止,如及时补充 GH 则可使其生长恢复。

人幼年时期 GH 缺乏,将出现生长停滞,身材矮小,称为**侏儒症**(dwarfism);若 GH 过多则易患**巨人症**(gigantism)。成年后 GH 过多,由于长骨骨骺已经钙化,长骨不再生长,只能使软骨成分较多的手脚肢端短骨、面骨及其软组织生长异常,以致出现手足粗大、鼻大唇厚、下颌突出等症状,称为**肢端肥大症**(acromegaly)。

GH 的促生长作用主要是通过两个途径发挥效应:① 直接与组织细胞膜上的 GH 受体(GHR)结合,经多种途径使 JAK2 蛋白酪氨酸磷酸化,随后进入核内,使转录因子 STAT 活化,加速 DNA 转录和蛋白质的合成。该途径为 JAK-STAT 途径(又称为 Janus 酪氨酸激酶途径)。此外,GH 作用于 GHR 后还可激活蛋白激酶 C(PKC),经 PLC-DG 等跨膜信号转导途径介导,引起靶细胞产生生物学效应。② 诱导靶细胞(如肝细胞等)产生**生长激素介质**(somatomedin,SM),后者化学结构与胰岛素近似,故又称**胰岛素样生长因子**(insulin-like growth factor,IGF)。IGF 的主要作用是促进钙、磷、钠、钾、硫等多种元素进入软骨组织,还促进氨基酸进入软骨细胞,增强 DNA、RNA 和蛋白质的合成,促进软骨组织增殖和骨化,使长骨加长。IGF 的受体为酪氨酸激酶受体。

GHR 是一个含 620 个氨基酸残基的跨膜糖蛋白,分子量为 120 kD。膜外部分(第 273~620 个氨基酸残基)的氨基酸序列及生物活性与 GHBP1 相同。GHR 的分布广泛,如肝、脑、骨骼肌、心肺、脾脏、胃肠、软骨、胰腺、睾丸、前列腺、卵巢、子宫、骨骼等组织以及脂肪细胞、成纤维细胞、淋巴细胞等细胞均有 GHR 分布。因此,GH 是机体生长起关键作用的调节因素。此外,由于胎儿和新生儿各种细胞上的 GHR 分布数量多,因此对 GH 反应十分敏感。

IGF 已分离出 IGF-1 和 IGF-2。IGF-1 介导 GH 的部分促生长作用,缓冲血清 GH 的波动,其通过酪氨酸激酶受体实现跨膜信号转导。IGF-2 对胎儿的生长发育起重要作用。

(2) 调节物质代谢　GH 可促进氨基酸进入细胞,加速蛋白质合成,包括软骨、骨、肌肉、肝、肾、心、肺、肠、脑及皮肤等组织的蛋白质合成增强;GH 促进脂肪分解,增强脂肪酸氧化,抑制外周组织对葡萄糖的摄取与利用,减少葡萄糖的消耗,提高血糖水平。生长素分泌过多,可因血糖升高而引起糖尿,称为垂体性糖尿。

2. 生长激素分泌的调节

(1) 下丘脑对 GH 分泌的调节　GH 的分泌受下丘脑 GHRH 和 GHRIH 的双重调节。前者促进 GH 的分泌,后者抑制 GH 的分泌。在整体条件下,GHRH 对 GH 的分泌起经常性的调节作用,并占有优势。应激等刺激引起 GH 分泌过多时,GHRIH 才对 GH 分泌起抑制作用。因此,GHRH 和 GHRIH 两者相互配合,共同调节 GH 的分泌(图 11.7)。

(2) 反馈调节　血浆 GH 含量增高时,可反馈性抑制下丘脑 GHRH 释放。同时,GHRH 可对其自身释放产生负反馈调节。IGF-1 对生长素的分泌具有负反馈调节作用,IGF-1 可直接抑制 GH 和 GHRH 的释放,并可间接通过刺激下丘脑释放 GHRIH,抑制 GH 的释放。

(3) 其他因素的调节　睡眠:慢波睡眠使 GH 分泌增加,有利于机体的生长发育和体力的恢复。代谢因素:低血糖是刺激 GH 分泌最有效的因素,反之,血糖升高则抑制 GH 分泌;血中氨基酸增多刺激 GH 分泌,而游离脂肪酸增多则抑制 GH 分泌。性别:主要影响 GH 的分泌方式。GH 的分泌呈脉冲式,青春期及后期分泌脉冲平均为 1 次/3h。在人类中,青年女性 GH 的连续分泌比青年男性明显,可能与性激素有关。其他激素:甲状腺激素、雌激素、睾酮及应急刺激均能促进 GH 分泌。

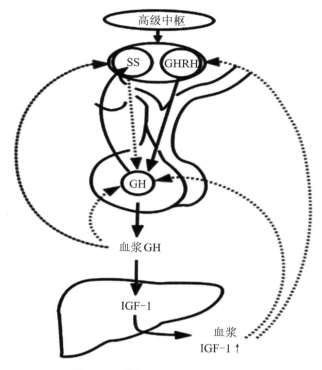

图 11.7 生长激素分泌调节示意图

（二）催乳素

催乳素（PRL）是一个含有 199 个氨基酸残基组成的蛋白质，分子量为 22 kD。其分子结构与 hGH 十分相似，因此两者的生理作用有交叉。

1. PRL 的生理作用

（1）对乳腺的作用 PRL 引起并维持泌乳，故名催乳素。婴儿吸吮乳头反射性引起 PRL 大量分泌。

女性青春期，雌激素、孕激素、生长素、糖皮质激素、甲状腺激素及 PRL 对乳腺发育均起重要作用。妊娠期，随着 PRL、雌激素及孕激素分泌增多，乳腺组织进一步发育，但由于血中雌激素和孕激素水平很高，可抑制 PRL 的泌乳作用，故乳腺不泌乳。分娩后，血中雌激素和孕激素水平明显降低，PRL 才发挥泌乳作用。

（2）对性腺的作用 PRL 与 LH 相互配合，促进黄体的生成并维持孕激素的分泌。PRL 可刺激 LH 受体的生成，促进排卵和黄体生成，使孕激素和雌激素分泌增加。实验表明，小剂量的 PRL 对卵巢雌激素与孕激素的合成有促进作用，而大量的 PRL 则有抑制作用。男性在睾酮存在的条件下，PRL 促进前列腺及精囊腺的生长，还可以增强 LH 对间质细胞的应用，使睾酮的合成增加。

临床上患闭经溢乳综合征的妇女，表现特征为闭经、溢乳与不孕，患者一般都存在无排卵与雌激素水平低落，而血中 PRL 浓度却异常增高的症状。

（3）在应激反应中的作用 应激状态下，血中 PRL、ACTH 和 GH 浓度增加同时出现，是机体应激反应中腺垂体分泌的重要激素之一。

（4）对免疫的调节 许多免疫细胞表明存在 PRL 受体，PRL 可协同一些细胞因子共同促进淋巴细胞的增殖,直接或间接促进 B 细胞分泌 IgM 和 IgG。同时 T 细胞和胸腺淋巴细胞等又可产生 PRL,以旁分泌或自分泌方式发挥作用。

2. PRL 分泌的调节

PRL 的分泌受下丘脑 PRF 和 PIF 的双重调节,前者促进 PRL 分泌,后者抑制其分泌,平时以 PIF 的抑制作用为主。哺乳期婴儿吸吮乳头可反射性地促进 PRL 的分泌。此外,TRH、VIP 和甘丙肽等也可促进 PRL 的分泌,而甲状腺激素则抑制 PRL 的分泌。

(三)促黑(素细胞)激素

促黑(素细胞)激素由垂体中间叶分泌。人的垂体中间叶已退化,分泌促黑(素细胞)激素的细胞分散于腺垂体中。人的腺垂体中主要存在 β-MSH。其主要生理作用是刺激黑色素细胞,使细胞内的酪氨酸转化为黑色素,导致皮肤和毛发颜色加深。此外,MHS 还参与 GH、醛固酮、CRH、胰岛素和 LH 等激素分泌的调节,以及抑制摄食行为等。

第三节　甲状腺内分泌

甲状腺是人体内最大的内分泌腺,其重量约为 20~25 g。甲状腺内含有许多大小不等的圆形或椭圆形腺泡。腺泡是由单层的上皮细胞围成的,腺(滤)泡腔内充满胶质。胶质是腺泡上皮细胞的分泌物,主要成分为甲状腺球蛋白。腺泡上皮细胞是甲状腺激素的合成与释放的部位,而腺泡腔的胶质是激素贮存库。

在甲状腺腺泡之间和腺泡上皮细胞之间有滤泡旁细胞,又称 C 细胞,分泌降钙素。

一、甲状腺激素的合成

甲状腺激素是酪氨酸的碘化物,主要有**三碘甲腺原氨酸**(3,5,3'-triiodothyronine,T_3)、**四碘甲腺原氨酸**(3,5,3',5'-triiodothyronine,T_4)(图 11.8)和逆-三碘甲腺原氨酸(3,3',5'-triiodothyronine,rT_3),分别占分泌总量的 90%、9% 和 1%。其中 T_3 的生物活性是 T_4 的 5 倍,而 rT_3 无活性。

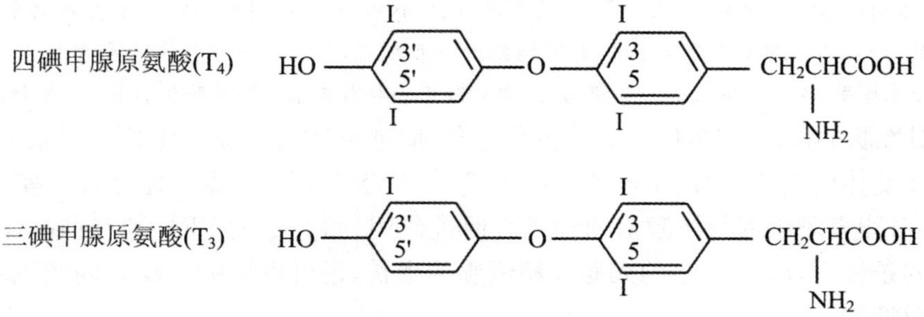

图 11.8　T_3,T_4 分子结构图

甲状腺激素合成的主要原料是碘和甲状腺球蛋白。碘主要来源于食物,人每天从食物中摄取碘 100~200 μg,约 1/3 进入甲状腺。甲状腺球蛋白由腺泡上皮细胞分泌。甲状腺激素的合成有聚碘、活化、碘化和耦联等步骤。

碘与甲状腺疾病关系非常密切,碘缺乏或碘过剩均可导致甲状腺疾患。碘缺乏可引起单纯性甲状腺肿、甲状腺结节、甲状腺肿瘤等;碘过剩则可出现甲状腺炎、诱发 Grave 病、淋巴细胞性甲状腺炎等。

(一)腺泡聚碘

肠道吸收的碘以 I^- 形式存在于血浆中,浓度为 $250\ \mu g/L$。甲状腺含碘总量约为 $8000\ \mu g$,比血浆高 $20\sim25$ 倍,说明甲状腺具有很强的聚碘能力。由于甲状腺上皮细胞的静息电位为 $-50\ mV$,因此,聚碘过程是逆电化学梯度的主动转运过程。

甲状腺腺泡上皮细胞的聚碘可能是由位于腺泡上皮细胞基底面的钠-碘同向转运体(NIS)介导的继发性主动转运。该转运体依赖 $Na^+ - K^+$ 泵的活动提供能量,Na^+ 顺电化学梯度内流时,碘与钠耦联,以 $I^- - 2Na^+$ 同向转运体,即**钠-碘同向转运体**(sodium-iodide symportor,NIS)运输的形式完成 I^- 的继发性主动转运。临床上常用 ^{131}I 示踪法检查和判断甲状腺的聚碘能力及其功能状态。

NIS 异常与某些疾病有关。如 NIS 基因突变引起先天性甲状腺功能减退或先天性甲状腺肿;Graves 病患者甲状腺滤泡 NIS 表达增多,NIS 分布密度增加;弥散性甲状腺肿增生时,NIS 集中在增生的滤泡细胞;甲状腺腺瘤细胞或甲状腺腺癌细胞则很少或缺乏 NIS 表达。

(二)碘的活化

腺泡细胞摄入 I^- 后,迅速在腺泡上皮细胞顶端膜微绒毛与腺泡腔胶质的交界处进行活化。腺泡上皮细胞内的 I^- 在**过氧化酶**(thyroid peroxidase,TPO)的催化下,被活化成 I^0(碘原子)、I_2 或与酶形成复合物。若 TPO 先天不足,I^- 的活化受阻,可导致甲状腺肿大。

TPO 由甲状腺腺泡上皮细胞合成,是一种含铁卟啉的蛋白质,分子量为 $60\sim100$ kD。其在腺泡上皮细胞顶端膜微绒毛处分布最多。硫氧嘧啶与硫脲类药物可抑制 TPO 的活性,从而使甲状腺激素合成减少,故临床上可用于治疗甲状腺功能亢进。

(三)酪氨酸的碘化

I^- 活化成 I^0 后,可取代**甲状腺球蛋白**(thyroglobulin,TG)分子中酪氨酸残基苯环上的氢原子,该过程称为酪氨酸的碘化,并生成**一碘酪氨酸**(monoiodotyrosine,MIT)和**二碘酪氨酸**(diiodotyrosine,DIT)。

TG 是一个由 5496 个氨基酸残基构成、分子量为 660 kD 的同二聚体糖蛋白。含百余个酪氨酸残基,仅有 20 个左右可以被碘化。正常条件下,每分子 TG 含 $3\sim4$ 分子 T_4,约 5 分子 TG 才含 1 分子 T_3。因此,TG 是 T_4 和 T_3 的前体。TG 在甲状腺滤泡细胞内合成并包装存储于囊泡中,以出胞方式释放到滤泡腔成为胶质的基本成分。

(四)碘化酪氨酸的缩合

碘化酪氨酸的**缩合**(condensation)是在 TPO 的催化下,一分子的 MIT 与一分子的 DIT 耦联,生成 T_3;两分子的 DIT 耦联,生成 T_4。此外,还能生成少量的 rT_3(图 11.9)。

二、甲状腺激素的贮存、释放和代谢

1. 贮存

甲状腺球蛋白上的甲状腺激素在腺泡腔内以胶质的形式贮存。其特点是贮存于细胞外

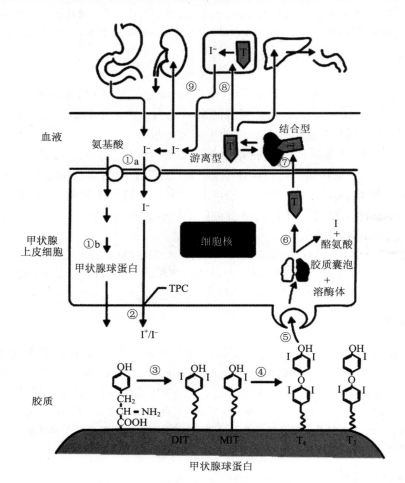

图 11.9 甲状腺激素合成及代谢示意图

（腺泡腔内）且贮存量大,可供机体利用 50～120 天。

2. 释放

在 TSH 的作用下,甲状腺上皮细胞顶端膜的微绒毛伸出伪足,吞饮腺泡中含 T_3、T_4 的 TG 胶质颗粒入胞,形成吞饮小体。后者与溶酶体融合,TG 被水解并释放 T_3、T_4 入血。水解下来的 MIT、DIT 可被腺泡上皮细胞内的脱碘酶迅速脱碘,供重新利用。而 T_3、T_4 对该酶不敏感,可迅速入血。

3. 转运

释放入血的 T_3、T_4,99％以上与**甲状腺激素结合球蛋白**(thyroxine-binding globulin, TBG)、**甲状腺激素结合前白蛋白**(thyroxine-binding prealbumin,TBPA)、白蛋白结合,其余以游离形式存在。结合型和游离型的甲状腺激素可以相互转化,只有游离型的甲状腺激素才有生物学活性。

4. 代谢

血浆中 T_3 的半衰期为 1.5 天,T_4 的半衰期为 6～7 天。甲状腺激素主要在肝、肾、骨骼肌中降解。20％的 T_3、T_4 在肝中降解,经胆汁排出进入小肠。80％的 T_4 在外周组织脱碘酶的作用下脱碘生成 T_3,是血液中 T_3 的主要来源(75％),脱下的碘可由甲状腺重摄取。T_3 进一步脱碘而失活,肾能降解少量的 T_4 和 T_3,产物随尿液排出体外。

三、甲状腺激素的生理作用

甲状腺激素的主要作用是促进物质与能量代谢,促进生长和发育过程。

(一)对代谢的影响

1. 产热效应

甲状腺激素可提高绝大多数组织耗氧量,增加产热量。甲状腺激素的产热作用与 Na^+-K^+-ATP 酶活性明显升高有关。另外,甲状腺激素也能促进脂肪酸氧化,产生大量的热能。

甲状腺功能亢进时,产热量增加,基础代谢率升高,患者喜凉怕热,极易出汗;而甲状腺功能低下时,产热量减少,基础代谢率降低,患者喜热恶寒。

2. 对蛋白质、糖和脂肪代谢的影响

(1)蛋白质代谢 T_4 或 T_3 作用于核受体,刺激 DNA 转录过程,促进 mRNA 形成,加速蛋白质与各种酶的生成。甲状腺分泌过多时,则加速蛋白质分解,特别是促进骨骼蛋白质分解,从而导致血钙升高和骨质疏松,尿钙的排出量增加。甲状腺激素分泌不足时,蛋白质合成减少,肌肉收缩无力,但组织间的黏蛋白增多,可结合大量的正离子和水分子,引起黏液性水肿。

(2)脂肪代谢 甲状腺激素促进脂肪酸氧化,增强儿茶酚胺与胰高血糖素对脂肪的分解作用。T_4 与 T_3 既促进胆固醇的合成,又可通过肝加速胆固醇的降解,而且分解的速度超过合成的速度。所以甲状腺功能亢进患者血中胆固醇含量低于正常人。

(3)糖代谢 甲状腺激素促进小肠黏膜对糖的吸收,增强糖原分解,抑制糖原合成,并能增强肾上腺素、胰高血糖素、皮质醇和生长素的生糖作用,因此,甲状腺激素有升高血糖的趋势,但由于 T_4 与 T_3 还可加强外周组织对糖的利用,也有降低血糖的作用。甲状腺功能亢进时,血糖常升高,有时出现糖尿。

甲状腺功能亢进时,由于蛋白质、糖和脂肪的分解代谢增强,所以患者常感饥饿,食欲旺盛,且有明显消瘦。

(二)对生长与发育的影响

甲状腺激素具有促进组织分化、生长与发育成熟的作用。甲状腺激素是维持正常生长与发育不可缺少的激素,特别是对骨和脑的发育尤为重要。甲状腺功能低下的儿童,表现为以智力迟钝、身材矮小为特征的呆小症(又称克汀病)。值得提出的是,在胚胎期胎儿骨的生长并不必需甲状腺激素,所以患先天性甲状腺发育不全的胎儿,出生后身高可以基本正常,但脑的发育已经受到不同程度的影响。在出生后数周至 3~4 个月后,就会表现出明显的智力迟钝和长骨生长停滞。所以,在缺碘地区预防呆小症的发生,应在妊娠期注意补充碘,治疗呆小症必须抓住时机,应在出生后三个月以前补给甲状腺激素,过迟则难以奏效。

(三)对神经系统的影响

甲状腺激素不但影响中枢神经系统的发育,对已分化成熟的神经系统活动也有作用。甲状腺功能亢进时,中枢神经系统的兴奋性增高,主要表现为注意力不易集中、疑虑、多愁善感、喜怒失常、烦躁不安、失眠、多梦以及肌肉纤颤等。相反,甲状腺功能低下时,中枢神经系统兴奋性降低,出现记忆力减退、说话和行动迟缓、淡漠无情和终日嗜睡等症状。

　　另外,甲状腺激素对心脏的活动有明显影响。T_4 与 T_3 可使心率增快,心肌收缩力增强,心输出量与心做功量增加。甲状腺功能亢进患者可因心动过速,心肌功能过度耗竭而易致心力衰竭。

四、甲状腺功能的调节

　　甲状腺功能活动主要受下丘脑与垂体的调节。下丘脑、垂体和甲状腺三者紧密联系,构成下丘脑-垂体-甲状腺轴及其反馈调节系统。此外,甲状腺还可进行一定程度的自身调节(图 11.10)。

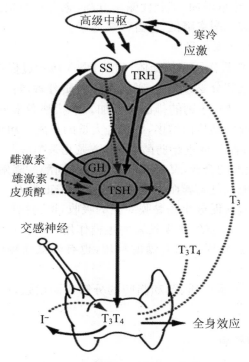

图 11.10　甲状腺激素分泌的调节示意图

(一)下丘脑-腺垂体对甲状腺的调节

　　下丘脑神经元释放的 TRH,经垂体门脉系统作用于腺垂体,TRH 与 TSH 细胞膜上的 TRH 受体结合后,激活 G 蛋白,经磷脂酰肌醇信号转导系统引起 TSH 快速持久地释放。应激状态下,下丘脑可释放较多的 GHRIH,减少或终止 TRH 的合成和分泌,进而使 TSH 释放减少。

　　腺垂体分泌的 TSH 是调节甲状腺功能的主要激素,其作用主要是:① 促进甲状腺腺泡细胞增生,供血量增加,腺体增大,促进甲状腺激素的合成与释放。② 调节甲状腺激素的合成和释放,如促进钠-碘同向转运体,TPO 和 TG 的基因转录、加速聚碘、I^- 活化、酪氨酸碘化和缩合过程。促进甲状腺激素从 TG 分子上水解和释放。

（二）甲状腺激素的反馈调节

血中游离的 T_4 与 T_3 浓度的升降，对下丘脑 TRH 和腺垂体 TSH 的分泌起着经常性负反馈调节作用。当血中游离的 T_4 与 T_3 浓度（T_3 是 TRH 分泌最主要的反馈调节因素）增高时，可直接抑制 TRH 前体基因的转录，进而抑制下丘脑合成 TRH，并通过腺垂体 TSH 细胞产生一种抑制性蛋白，下调细胞膜上 TRH 受体，使 TSH 合成和分泌减少。缺碘所引起的地方性甲状腺肿是由于长期缺碘导致甲状腺聚碘能力下降，血中合成的甲状腺激素减少，上述负反馈效应减弱，使垂体分泌的 TSH 增加，导致腺体肿大。

（三）甲状腺的自身调节

在缺乏 TSH 或 TSH 浓度不变时，甲状腺自身对碘的摄取与合成甲状腺激素进行调节，称为甲状腺的自身调节。当甲状腺摄碘量增加（1 mmol/L）时，可诱导碘的活化和 T_3、T_4 合成增加，但碘量超过一定限度后（>10 mmol/L），甲状腺的摄碘作用减弱，T_3、T_4 的合成速度不但不再增加，反而明显下降。这种过量碘抑制甲状腺激素合成的效应称为**碘阻滞效应**（Wolff-Chaikoff effect）。这是因为过量碘可抑制腺泡细胞内 I^- 的活化和 H_2O_2 的生成，后者为合成甲状腺激素所必需的。临床上可用大剂量碘产生的抗甲状腺效应处理甲状腺危象，以缓解病情。

（四）其他影响

（1）自主神经系统的影响　甲状腺受交感神经和副交感神经双重支配。交感神经兴奋可促进甲状腺激素的合成和分泌；而副交感神经兴奋则抑制其合成和分泌。自主神经对甲状腺血流量的调节也影响其分泌。

（2）免疫系统的影响　B 细胞可合成 TSH 受体抗体，表现为类似 TSH 阻断或激活效应。自身免疫性甲亢 Grave 病患者体内存在激活 TSH 受体的抗体，萎缩性甲状腺炎引起的甲状腺功能低下患者体内存在阻断 TSH 受体的抗体。TSH 受体突变可引起 TSH 受体的自发性激活，从而产生甲亢等症状。

第四节　肾上腺内分泌

肾上腺包括中央部的髓质和周围部的皮质两个部分，两者在发生、结构与功能上均不相同，实际上是两种内分泌腺。肾上腺皮质是腺垂体的重要靶腺，而肾上腺髓质受交感神经节前纤维的直接支配。

一、肾上腺皮质及其激素

肾上腺皮质分泌的激素简称皮质激素，其中肾上腺皮质球状带细胞分泌**盐皮质激素**（mineralocorticoids，MC），主要代表激素是醛固酮；束状带细胞分泌**糖皮质激素**（glucocorticoids，GC），主要是皮质醇；网状带细胞主要分泌**性激素**（gonadal hormones），如脱氢表雄酮和雌二醇，也能分泌少量的糖皮质激素。肾上腺皮质激素属于类固醇（甾体）激素。

胆固醇是合成肾上腺皮质激素的基本原料。肾上腺皮质细胞内的胆固醇酯在胆固醇酯酶的作用下，生成游离的胆固醇，并被固醇转运蛋白转入线粒体。胆固醇在胆固醇侧链裂解酶的作用下，先转变为孕烯醇酮，随后在线粒体和滑面内质网其他酶系的作用下转化为各种皮质激素。

皮质激素进入血液后，90% 为结合型，游离型很少，但只有游离型激素才能发挥生物学效应。结合型与游离型可相互转化,保持动态平衡。血中 75%～80% 的皮质醇与皮质类固醇结合球蛋白(corticosteroid-binding globulin,CBG)即皮质激素运载蛋白(transcortin)结合,15% 与血浆白蛋白结合,仅 5%～10% 呈游离型。CBG 是由肝脏产生的 α_2-球蛋白,分子量为 52 kD,血浆浓度为 30～50 mg/L。CBG 与皮质醇的亲和力较强。皮质醇与蛋白结合对于其运输和贮存有重要意义,并可减少皮质醇从肾脏排出。醛固酮与 CBG 及血浆白蛋白的结合能力较弱,主要以游离状态存在和运输。

(一) 肾上腺皮质激素的生物学作用

动物摘除双侧肾上腺后,如不适当处理,易产生水盐代谢紊乱,应激反应能力降低,一两周内很快衰竭死亡,如仅切除肾上腺髓质,动物可以存活较长时间,说明肾上腺皮质是维持生命所必需的。

1. 糖皮质激素

人体血浆中糖皮质激素主要为皮质醇,其次为皮质酮,皮质酮的含量仅为皮质醇的 1/20～1/10。

(1) 调节物质代谢

① 糖代谢。糖皮质激素可促进糖异生,升高血糖,这是由于它促进蛋白质分解,有较多的氨基酸进入肝,同时增强肝内与糖异生有关酶的活性,致使糖异生过程大大加强所致。此外,糖皮质激素又有抗胰岛素作用,促进血糖升高。如果糖皮质激素分泌过多可引起血糖升高,甚至出现糖尿;相反,肾上腺皮质功能低下患者(如阿狄森病),则可出现低血糖。

② 蛋白质代谢。糖皮质激素促进肝外组织,特别是肌肉组织蛋白质分解,加速氨基酸转移至肝生成肝糖原。糖皮质激素分泌过多时,由于蛋白质分解增强,合成减少,将出现肌肉消瘦、骨质疏松、皮肤变薄、淋巴组织萎缩等。

③ 脂肪代谢。糖皮质激素促进脂肪分解,增强脂肪酸在肝内的氧化过程,有利于糖异生作用。肾上腺皮质功能亢进时,糖皮质激素对身体不同部位的脂肪作用不同,四肢脂肪组织分解增强,而腹、面、肩及背部脂肪合成有所增加,以致呈现"满月脸"、"水牛背"、躯干部发胖而四肢消瘦的"向心性肥胖"等特殊体形。

(2) 对水盐代谢的影响 降低入球小动脉阻力,增加肾小球血浆流量,使 GFR 和尿量增加。临床上糖皮质激素减少患者,易引起"水中毒"。此外,皮质醇有较弱的贮钠排钾作用。

(3) 对血细胞的影响 糖皮质激素可使血中红细胞、血小板和中性粒细胞的数量增加,而使淋巴细胞和嗜酸性粒细胞减少。红细胞和血小板的增加,是因为骨髓造血功能增强;中性粒细胞的增加,可能是由于附着在小血管壁边缘的中性粒细胞进入血液循环增多所致;至于淋巴细胞减少,可能是糖皮质激素使淋巴细胞 DNA 合成减弱,抑制胸腺与淋巴组织的细胞分裂。此外,糖皮质激素还能促进淋巴细胞与嗜酸性粒细胞破坏。

(4) 对循环系统的影响 糖皮质激素能增强血管平滑肌对儿茶酚胺的敏感性(允许作用),抑制具有血管舒张作用的前列腺素合成,增强离体心肌的收缩力,降低毛细血管的通透性,有利于维持血容量。

(5) 在应激反应中的作用 当机体受到各种有害刺激时,如缺氧、创伤、手术、饥饿、疼痛、寒冷、精神紧张和焦虑不安等,血中 GH、PRL、ACTH 等浓度立即增加,糖皮质激素也相应增多,使机体产生一系列非特异性反应,称为**应激反应**(stress reaction)。在应激反应中,下丘脑-腺垂体-肾上腺皮质系统功能增强,以提高机体对有害刺激的抵抗能力。

(6) 其他 可促进胎儿肺表面活性物质的合成;增强骨骼肌的收缩能力;提高胃腺细胞对

迷走神经与胃泌素的反应性,增加胃酸与胃蛋白酶原的分泌;抑制骨的形成而促进其分解等。临床上使用大剂量的糖皮质激素,可用于抗炎、抗毒、抗过敏、强心、利尿和抗休克治疗。

2. 盐皮质激素

主要为醛固酮,对水盐代谢的作用最强。醛固酮是调节机体水盐代谢的重要激素,它促进肾远曲小管及集合管重吸收钠、水和排出钾,即保钠、保水和排钾作用。当醛固酮分泌过多时,将使钠和水潴留,引起高血钠、高血压和血钾降低。相反,醛固酮缺乏时则钠与水的排出过多,血钠减少,血压降低,而尿钾排出减少,血钾升高。关于醛固酮对肾的作用及其机制,可参阅第八章。另外,盐皮质激素与糖皮质激素一样,可以增强血管平滑肌对儿茶酚胺的敏感性,且作用比糖皮质激素更强。

3. 性激素

肾上腺皮质分泌的性激素以雄激素为主,也分泌少量的雌激素。性激素的生物学作用将在下一章详细阐述(见第十二章)。

(二)肾上腺皮质激素分泌的调节

1. 糖皮质激素分泌的调节

(1)下丘脑-垂体-肾上腺皮质轴的调节　　下丘脑促垂体区神经元合成释放的 CRH,通过垂体门脉系统被运送到腺垂体,使 ACTH 分泌增多,进而引起肾上腺皮质合成、释放糖皮质激素增多。各种应激刺激通过多种途径最后汇集于下丘脑 CRH 神经元,促进 CRH 的分泌,引起下丘脑-垂体-肾上腺皮质轴活动增强,产生应激反应。

(2)反馈调节　　当血中糖皮质激素浓度升高时,可反馈性地抑制下丘脑 CRH 神经元和腺垂体 ACTH 神经元,使 CRH 释放减少,ACTH 合成及释放受到抑制,这种反馈称为长反馈。ACTH 还可反馈性地抑制 CRH 神经元的活动,称为短反馈(11.11)。长期大量应用糖皮质激素的病人,外源性药物可通过长反馈抑制 ACTH 的合成与分泌,甚至造成肾上腺皮质萎缩,分

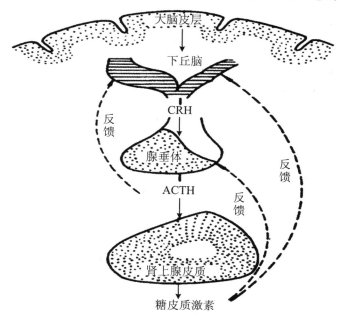

图 11.11　糖皮质激素分泌的调节

泌功能停止。如突然停药,病人可出现肾上腺皮质功能低下,引起急性肾上腺皮质功能减退的危象,甚至危及生命,故应采取逐渐减量停药或间断给予 ACTH 的方法,以防止肾上腺皮质萎缩。

2. 盐皮质激素分泌的调节

(1) 肾素-血管紧张素系统的调节　醛固酮的合成和分泌主要受血管紧张素的调节,特别是血管紧张素Ⅱ(详见第四章、第八章)。血管紧张素可通过 Gq 蛋白耦联受体途径促进球状带细胞生长、提高 P450scc(醛固酮合酶)的活性、促进醛固酮的合成和分泌。

(2) 血 K^+ 的调节　血 K^+ 可直接刺激球状带细胞分泌醛固酮。而血 Na^+ 降低超过 10％时,也可刺激醛固酮分泌。此外,应激状态下,ACTH 对醛固酮的分泌也有一定的作用。

二、肾上腺髓质

肾上腺髓质嗜铬细胞分泌肾上腺素(E)和去甲肾上腺素(NE),属于儿茶酚胺类激素。血中的 NE 除由髓质分泌外,主要来自肾上腺素能纤维,E 则主要来自肾上腺髓质。

(一) 髓质激素的生物学作用

髓质与交感神经系统组成交感-肾上腺髓质系统,或称交感-肾上腺系统,所以,髓质激素的作用与交感神经紧密联系。

1. 调节物质代谢

肾上腺髓质激素主要促进分解代谢。不同类型的肾上腺素能受体对物质代谢的调节各有特点。例如,α_1 受体可增强肝糖异生;α_2 受体可抑制胰岛素分泌;β_2 受体可促进糖原分解,并减少葡萄糖利用等,从而导致血糖升高;β_1 受体促进脂肪分解、酮体生成;β_3 受体则动员脂肪分解,提高基础代谢率。

2. 参与应激整合

肾上腺髓质的内分泌活动与交感神经系统关系密切,但肾上腺髓质主要在机体处于某些特殊紧急状态下或内环境稳态显著失衡时发挥作用,而交感神经系统随时对机体器官系统的功能活动进行微细的调节。在整体功能调节方面,交感神经与肾上腺髓质共同构成**交感-肾上腺髓质系统**(sympathetic adrenomedullary system),协调下丘脑-垂体-肾上腺轴系统,与迷走-胰岛系统作用相抗衡。

应急反应和应激反应

当机体处于紧急情况,受到伤害性刺激等(如畏惧、严重焦虑、剧痛、失血、脱水、暴冷暴热和乏氧窒息)特殊紧急情况时,这些刺激通过中枢神经系统立即调动起交感-肾上腺髓质系统的活动,使机体整体被动员的一种全身性反应,称为应急反应(emergency reaction)。主要表现为中枢神经系统的兴奋性提高,使机体警觉性提高,反应灵敏;呼吸加快加深、每分通气量增多;心率加速、心收缩力加强、心输出量增加、血压升高,从而血液循环加快;而内脏血管收缩、肌肉血管舒张、血液重新分配,使应急时保证重要器官的血液供应;物质代谢也相应发生变化,肝糖原分解加强,脂肪分解加速,血中游离脂肪酸增多,保证机体能量供应;组织耗氧量增加,产热量增多;汗腺分泌增多,散热增加等。此外,儿茶酚胺还能通过对胰岛素 B 细胞上 α 受体的作用,抑制胰岛素分泌,以利血糖升高。

应急反应是以交感-肾上腺髓质系统活动加强为主,使血中肾上腺髓质激素浓度明显升高,从而充分调动人体的储备能力,克服环境变化对人体造成的"困难"。而应激反应是以下丘脑-腺垂体-肾上腺皮质轴活动加强为主,使血液中 ACTH 和糖皮质激素浓度明显升高,以增加人体对伤害性刺激的耐受力,提高生存能力。

因此,机体的"应急"和"应激"既相互区别,又相互联系。因为引起应急反应的各种刺激也能引起应激反应,两种反应同时发生,共同提高机体抵御伤害性刺激的能力。

(二)髓质激素分泌的调节

(1)交感神经　髓质受交感神经胆碱能节前纤维支配,交感神经兴奋时,节前纤维末梢释放乙酰胆碱,作用于髓质嗜铬细胞上的 N 型受体,引起肾上腺素与去甲肾上腺素的释放。若交感神经兴奋时间较长,则合成儿茶酚胺所需要的酪氨酸羟化酶、多巴胺 β-羟化酶以及苯乙醇胺氮位甲基移位酶(PNMT)的活性均增强,从而促进儿茶酚胺的合成。

(2)ACTH 与糖皮质激素　ACTH 有促进髓质合成儿茶酚胺的作用,主要通过糖皮质激素,也可能有直接作用。肾上腺皮质的血液经髓质后才流回循环,这一解剖特点有利于糖皮质激素直接进入髓质,调节儿茶酚胺的合成。

(3)自身反馈调节　去甲肾上腺素或多巴胺在髓质细胞内的量增加到一定数量时,可抑制酪氨酸羟化酶。同样,肾上腺素合成增多时,也能抑制 PNMT 的作用,当肾上腺素与去甲肾上腺素从细胞内释放入血液后,胞浆内含量减少,解除了上述的负反馈抑制,儿茶酚胺的合成随即增加。

第五节　胰　　岛

人胰腺中胰岛细胞按其染色和形态学特点,分为 A 细胞、B 细胞、D 细胞及 PP 细胞。A 细胞约占胰岛细胞的 20%,分泌胰高血糖素;B 细胞占胰岛细胞的 60%～70%,分泌胰岛素;D 细胞占胰岛细胞的 10%,分泌生长抑素;PP 细胞数量很少,分泌胰多肽。

一、胰岛素

胰岛素(insulin)是含有 51 个氨基酸残基的小分子蛋白质,分子量为 6 kD,胰岛素分子含靠两个二硫键结合的 A 链(21 个氨基酸)与 B 链(30 个氨基酸),如果二硫键被打开则失去活性。B 细胞先合成一个大分子的前胰岛素原,以后加工成八十六肽的胰岛素原,再经水解为胰岛素和 C 肽(图 11.12)。正常人空腹状态下血清胰岛素浓度为 35～145 pmol/L。1965 年,我国生化学家首先人工合成了具有高度生物活性的胰岛素,成为人类历史上第一次人工合成生命物质(蛋白质)的创举。

(一)胰岛素的生物学作用

胰岛素是促进合成代谢、调节血糖稳定的主要激素(图 11.13)。

1. 对糖代谢的调节

胰岛素促进组织、细胞对葡萄糖的摄取和利用,加速葡萄糖合成为糖原,贮存于肝和肌肉中,并抑制糖异生,促进葡萄糖转变为脂肪酸,贮存于脂肪组织,导致血糖水平下降。

胰岛素缺乏时,血糖浓度升高,如超过肾糖阈,尿中将出现糖,引起糖尿病。

2. 对脂肪代谢的调节

胰岛素促进肝合成脂肪酸,然后转运到脂肪细胞贮存。在胰岛素的作用下,脂肪细胞也能合成少量的脂肪酸。胰岛素还促进葡萄糖进入脂肪细胞,除了用于合成脂肪酸外,还可转化为 α-磷酸甘油,脂肪酸与 α-磷酸甘油形成甘油三酯,贮存于脂肪细胞中,同时,胰岛素还能抑制脂肪酶的活性,减少脂肪的分解。

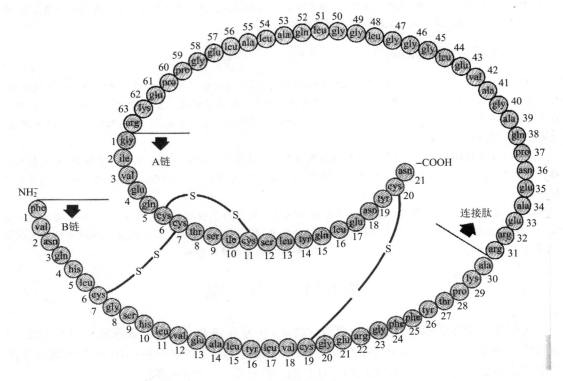

图 11.12　胰岛素分子结构示意图

胰岛素缺乏时,出现脂肪代谢紊乱,脂肪分解增强,血脂升高,加速脂肪酸在肝内氧化,生成大量酮体,易引起酮血症与酸中毒。

3. 对蛋白质代谢的调节

胰岛素促进蛋白质合成过程,其作用可在蛋白质合成的各个环节上:① 促进氨基酸通过膜转运进入细胞;② 可使细胞核的复制和转录过程加快,增加 DNA 和 RNA 的生成;③ 作用于核糖体,加速翻译过程,促进蛋白质合成。另外,胰岛素还可抑制蛋白质分解和肝糖异生。

由于胰岛素能增强蛋白质的合成过程,所以,它对机体的生长也有促进作用,但胰岛素单独作用时,对生长的促进作用并不很强,只有与生长素共同作用时,才能发挥明显的效应。

胰岛素受体

几乎体内所有细胞的膜上都有胰岛素受体。胰岛素受体已纯化成功,并阐明了其化学结构。胰岛素受体是由两个 α 亚单位和两个 β 亚单位构成的四聚体,α 亚单位由 719 个氨基酸组成,完全裸露在细胞膜外,是受体结合胰岛素的主要部位。β 亚单位由 620 个氨基酸残基组成,分为三个结构域:N 端 194 个氨基酸残基伸出膜外;中间是含有 23 个氨基酸残基的跨膜结构域;C 端伸向膜内侧为蛋白激酶结构域(图 11.14)。胰岛素受体本身具有酪氨酸蛋白激酶活性,胰岛素与受体结合可激活该酶,使受体内的酪氨酸残基发生磷酸化,后者进一步激活胰岛素受体底物(IRSs),使其磷酸化成为蛋白激酶,促进生理效应的产生。

(二) 胰岛素分泌的调节

1. 血糖的作用

血糖浓度是调节胰岛素分泌的最重要的因素,当血糖浓度升高时,胰岛素分泌明显增加,从而促进血糖降低。当血糖浓度下降至正常水平时,胰岛素分泌也迅速恢复到基础水平。

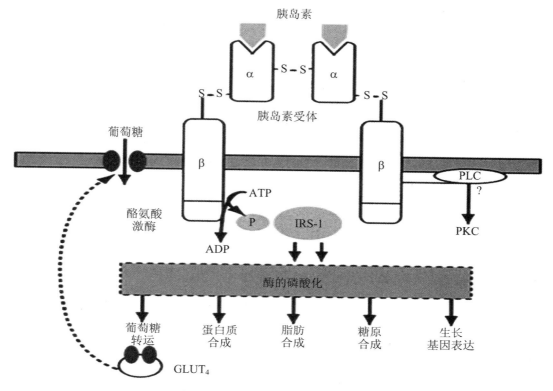

图 11.13　胰岛素生物学作用示意图

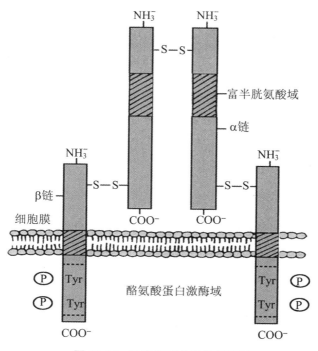

图 11.14　胰岛素受体结构示意图

在持续高血糖的刺激下,胰岛素的分泌可分为三个阶段:血糖升高 5 min 内,胰岛素的分泌可增加约 10 倍,主要来源于 B 细胞贮存的激素释放,因此持续时间不长,5～10 min 后胰岛素的分泌便下降 50%;血糖升高 15 min 后,出现胰岛素分泌的第二次增多,在 2～3 h 达高峰,并持续较长的时间,分泌速率也远大于第一相,这主要是激活了 B 细胞胰岛素合成酶系,促进了合成与释放;倘若高血糖持续一周左右,胰岛素的分泌可进一步增加,这是由于长时间的高血糖刺激 B 细胞增生而引起的。

2. 氨基酸和脂肪酸的作用

许多氨基酸都有刺激胰岛素分泌的作用,其中以精氨酸和赖氨酸的作用最强。在血糖浓度正常时,血中氨基酸含量增加,只能对胰岛素的分泌有轻微的刺激作用,但如果在血糖升高的情况下,过量的氨基酸则可使血糖引起的胰岛素分泌加倍增多。

长时间的高血糖、高氨基酸和高脂血症可持续刺激胰岛素的分泌致使胰岛 B 细胞衰竭而引起糖尿病。临床上常用口服氨基酸后血中胰岛素水平的改变作为判断胰岛 B 细胞功能的检测手段。

脂肪对胰岛素分泌的刺激作用较弱,可间接通过抑胃肽(GIP)实现。饥饿时,酮体增加可刺激胰岛素分泌;游离脂肪酸特别是长链饱和脂肪酸可增强 B 细胞对葡萄糖的反应性分泌。但脂肪酸也刺激 B 细胞的凋亡。

3. 激素的作用

影响胰岛素分泌的激素主要有:① 胃肠激素,如胃泌素、促胰液素、胆囊收缩素和抑胃肽都有促进胰岛素分泌的作用;② 生长素、皮质醇、甲状腺激素以及胰高血糖素可通过升高血糖浓度间接刺激胰岛素分泌,长期大剂量应用这些激素,有可能使 B 细胞衰竭而导致糖尿病;③ 胰岛 D 细胞分泌的生长抑素可通过旁分泌作用,抑制胰岛素和胰高血糖素的分泌,而胰高血糖素也可直接刺激 B 细胞分泌胰岛素。

4. 神经调节

胰岛受迷走神经与交感神经支配。刺激迷走神经,可通过乙酰胆碱作用于 M 受体,直接促进胰岛素的分泌;迷走神经还可通过刺激胃肠激素的释放,间接促进胰岛素的分泌。交感神经兴奋时,则通过去甲肾上腺素作用于 α_2 受体,抑制胰岛素的分泌。

二、胰高血糖素

人胰高血糖是由 29 个氨基酸组成的直链多肽,分子量为 3485,它也是由一个大分子的前体裂解而来的。胰高血糖素在血清中的浓度为 50～100 ng/L,在血浆中的半衰期为 5～10 min,主要在肝灭活,肾也有降解作用。

(一) 胰高血糖素的主要作用

与胰岛素的作用相反,胰高血糖素是一种促进分解代谢的激素。胰高血糖素具有很强的促进糖原分解和糖异生作用,使血糖明显升高,1 mol/L 的激素可使 3×10^6 mol/L 的葡萄糖迅速从糖原分解出来。胰高血糖素通过 cAMP - PK 系统,激活肝细胞的磷酸化酶,加速糖原分解。糖异生增强是因为激素加速氨基酸进入肝细胞,并激活糖异生过程有关的酶系。胰高血糖素还可激活脂肪酶,促进脂肪分解,同时又能加强脂肪酸氧化,使酮体生成增多。胰高血糖素产生上述代谢效应的靶器官是肝,切除肝或阻断肝血流,这些作用便消失。

另外,胰高血糖素可促进胰岛素和胰岛生长抑素的分泌。药理剂量的胰高血糖素可使心肌细胞内 cAMP 含量增加,心肌收缩增强。

（二）胰高血糖素分泌的调节

影响胰高血糖素分泌的因素很多,血糖浓度是重要的因素。血糖降低时,胰高血糖素分泌增加;血糖升高时,则胰高血糖素分泌减少。氨基酸的作用与葡萄糖相反,能促进胰高血糖素的分泌。蛋白餐或静脉注入各种氨基酸均可使胰高血糖素分泌增多。血中氨基酸增多一方面促进胰岛素释放,可使血糖降低,另一方面还能同时刺激胰高血糖素分泌,这对防止低血糖有一定的生理意义。胰岛素可通过降低血糖间接刺激胰高血糖素的分泌。

第六节　甲状旁腺、甲状腺 C 细胞内分泌和维生素 D_3

甲状旁腺一般有上下两对,位于甲状腺左右叶的背面,是较小的内分泌腺,呈圆形或椭圆形,长约 3～8 mm、宽约 2～5 mm、厚约 0.5～2 mm,有时藏于甲状腺实质内。成人甲状旁腺呈棕黄色的扁椭圆形,总重约 120 mg。

甲状旁腺分泌的甲状旁腺激素(parathyroid hormone,PTH)与甲状腺 C 细胞分泌的降钙素(calcitonin,CT)以及 1,25 -二羟维生素 D_3 共同调节钙磷代谢,控制血浆中钙和磷的水平。

一、甲状旁腺激素

（一）甲状旁腺激素的生物学作用

PTH 是调节血钙水平的最重要激素,它有升高血钙和降低血磷含量的作用。将动物的甲状旁腺摘除后,血钙浓度逐渐降低,而血磷含量则逐渐升高,直至动物死亡。在人类中,由于外科切除甲状腺时不慎,误将甲状旁腺摘除,可引起严重的低血钙。钙离子对维持神经和肌肉组织正常兴奋性起重要作用,血钙浓度降低时,神经和肌肉的兴奋性异常增高,可发生低血钙性手足搐搦,严重时可引起呼吸肌痉挛而造成窒息。

甲状腺激素 PTH 是甲状旁腺主细胞分泌的含有 84 个氨基酸的单链肽,分子量为 9 kD,其生物活性决定于 N 端的第 1～27 个氨基酸残基。在甲状旁腺主细胞内先合成一个含有 115 个氨基酸的前甲状旁腺激素原(prepro-PTH),以后脱掉 N 端 25 个氨基酸残基,生成 90 个氨基酸残基的甲状旁腺激素原(pro-PTH),再脱去 6 个氨基酸残基,变成 PTH。

在甲状旁腺主细胞内,部分 PTH 分子可以在第 33 位与第 40 位氨基酸残基之间裂解,形成两个片断,可与 PTH 一同进入血中。正常人血浆 PTH 浓度为 10～50 ng/L,半衰期为 20～30 min。PTH 主要在肝水解灭活,代谢产物经肾排出体外。近年从鳞状上皮癌伴发高血钙的患者癌组织中,分离出一种在化学结构上类似 PTH 的肽,称为甲状旁腺激素相关肽(parathyroid hormone related peptide,PTHrp),并进一步发现正常组织如皮肤、乳腺以及胎儿甲状旁腺中也存在这种肽。PTHrp 与 PTH 从来源上是同族的,尤其两者的 N 端 1～13 位氨基酸残基完全相同,PTHrp 也具有 PTH 活性。

1. 对骨的作用

骨是体内最大的钙贮存库,PTH 动员骨钙入血,使血钙浓度升高,其作用包括快速效应与延缓效应两个时相。

（1）快速效应　在 PTH 作用后数分钟即可发生,是将位于骨和骨细胞之间的骨液中的钙转运至血液中。在骨膜与骨质间含有少量骨液,骨液中含有 Ca^{2+}（只有细胞外液的 1/3）。PTH 能迅速提高骨细胞膜对 Ca^{2+} 的通透性,使骨液中的钙进入细胞,进而使骨细胞膜上的钙泵活动增强,将 Ca^{2+} 转运到细胞外液,使血钙升高。

(2) 延缓效应　在 PTH 作用后 2～14 h 出现,通常在几天甚至几周后达高峰,这一效应是通过刺激破骨细胞活动增强,使骨组织溶解,钙与磷大量入血,使血钙浓度长时间升高。PTH 既加强已有的破骨细胞的溶骨活动,又促进破骨细胞的生成。因此,PTH 分泌过多,可增强溶骨过程,导致骨质疏松;而分泌不足时,可引起血钙下降,出现手足搐搦症。

PTH 的两个效应相互配合,不但能对血钙急切需要做出迅速应答,而且能使血钙长时间维持在一定水平。

2. 对肾的作用

PTH 促进远球小管对钙的重吸收,使尿钙减少,血钙升高,同时还抑制近小管对磷的重吸收,增加尿磷酸盐的排出,使血磷降低。

此外,PTH 对肾的另一重要作用是激活 α-羟化酶,使 25-羟维生素 D_3（25-OH-D_3）转变为有活性的 1,25-二羟维生素 D_3（1,25-$(OH)_2$-D_3）。1,25-$(OH)_2$-D_3 可促进小肠和肾小管上皮细胞对钙和磷的吸收。

(二) 甲状旁腺激素分泌的调节

1. 血钙水平的调节

PTH 的分泌主要受血浆钙浓度变化的调节。血浆钙浓度轻微下降时,就可使甲状旁腺分泌 PTH 迅速增加,血钙浓度降低可直接刺激甲状旁腺细胞释放 PTH,PTH 动员骨钙入血,增强肾小管重吸收钙,使血钙回升。相反,血钙浓度升高时,PTH 分泌减少。长时间的高血钙,可使甲状旁腺发生萎缩,而长时间的低血钙,则可使甲状旁腺增生。因此,血钙水平是调节甲状旁腺激素分泌最主要的因素。

2. 其他因素的调节

PTH 的分泌还受其他一些因素的影响,如血磷升高可使血钙降低而刺激 PTH 的分泌。血 Mg^{2+} 浓度很低时,可使 PTH 分泌减少。此外,儿茶酚胺、组织胺可促进 PTH 分泌;而 α 受体激动剂、PGEs、生长抑素则抑制 PTH 的分泌。

二、降钙素

降钙素（calcitonin,CT）是由甲状腺 C 细胞分泌的肽类激素。C 细胞又称滤泡旁细胞。CT 是含一个二硫键的 32 肽,分子量为 3.4 kD。正常人的血清 CT 浓度为 10～20 ng/L。半衰期小于 1 h,主要在肾降解并排出。降钙素整个分子皆为激素活性所必需。

(一) 降钙素的生物学作用

降钙素的主要作用是降低血钙和血磷,其主要靶器官是骨,对肾也有一定的作用。

1. 对骨的作用

降钙素抑制破骨细胞活动,减弱溶骨过程,增强成骨过程,使骨组织释放的钙、磷减少,钙、磷沉积增加,因而血钙与血磷含量下降。

这一反应发生很快,大剂量的降钙素在 15 min 内便可使破骨细胞活动减弱 70%。在给降钙素 1 h 左右,出现成骨细胞活动增强,持续几天之久。

成人降钙素对血钙的调节作用较小,因为降钙素引起的血钙浓度下降,可强烈地刺激 PTH。PTH 的作用完全可以超过降钙素的效应。另外,成人的破骨细胞每天只能向细胞外液提供 0.8 g 钙,因此,抑制破骨细胞的活动对血钙的影响是很小的。然而,儿童骨的更新速度很快,破骨细胞活动每天可向细胞外液提供 5 g以上的钙,相当于细胞外液总钙量的 5～10 倍,因此,降钙素对儿童血钙的调节十分明显。

2. 对肾的作用

降钙素能抑制肾小管对钙、磷、钠及氯的重吸收,使这些离子从尿中排出增多。

(二)降钙素分泌的调节

1. 血钙水平的调节

降钙素的分泌主要受血钙浓度的调节。当血钙浓度升高时,降钙素的分泌亦随之增加,降钙素与 PTH 对血钙的作用相反,共同调节血钙浓度的相对稳定。

比较降钙素与 PTH 对血钙的调节作用,二者的差别在于:① 降钙素分泌启动较快,在 1 h 内即可达到高峰,而 PTH 分泌则需几个小时;② 降钙素只对血钙水平产生短期调节作用,其作用很快被有力的 PTH 作用所克服,后者对血钙浓度发挥长期调节作用。由于降钙素的作用快速而短暂,所以,对高钙饮食引起的血钙升高回复到正常水平起着重要作用。

2. 其他调节机制

进食可刺激降钙素的分泌。这可能与几种胃肠激素如胃泌素、促胰液素以及胰高血糖素的分泌有关,它们都有促进降钙素分泌的作用,其中以胃泌素的作用最强。

三、1,25 -二羟维生素 D_3

(一)1,25 -$(OH)_2$-VD_3的生成

体内的维生素 D_3(VD_3)是胆固醇的衍生物,可由含量丰富的肝、乳、鱼肝油等食物提供。体内的 VD_3 主要由皮肤中的 7 -脱氢胆固醇经日光中的紫外线照射转化成 VD_3 原(provitamin D_3),然后再转化成 VD_3。VD_3 无生物活性,它首先需在肝内羟化酶的作用下羟化成 25 - OH -VD_3,而后在肾进一步转化成 1,25 -$(OH)_2$-VD_3。此外,胎盘和巨噬细胞等组织细胞也可合成 1,25 -$(OH)_2$-VD_3。血中 1,25 -$(OH)_2$-VD_3 的含量为 100 pmol/L,半衰期为 12～15 h。

(二)1,25 -$(OH)_2$-VD_3的生物学作用

1. 对小肠的作用

促进小肠黏膜上皮细胞对钙的吸收,这是由于 1,25 -$(OH)_2$-VD_3进入小肠黏膜细胞内,与胞浆受体结合后进入细胞核,促进**钙结合蛋白**(calcium-binding protein,CaBP)转录,CaBP与钙有很高的亲和力,从而参与钙的转运而促进钙的吸收。1,25 -$(OH)_2$-VD_3 在增强小肠黏膜上皮细胞对钙吸收的同时也促进磷的吸收。

2. 对骨的作用

对骨钙动员和骨盐沉积均有作用,一方面促进钙、磷的吸收,增加血钙、血磷含量,刺激成骨细胞的活动,从而促进骨盐沉积和骨的形成。另一方面,当血钙浓度降低时,又能提高破骨细胞的活性,动员骨钙入血,使血钙浓度升高。另外,1,25 -$(OH)_2$-VD_3能增强 PTH 对骨的作用,在缺乏 1,25 -$(OH)_2$-VD_3时,PTH 的作用明显减弱。

参 考 文 献

［1］ 朱大年. 生理学［M］. 7 版. 北京：人民卫生出版社，2008.

［2］ Guyton A C，Hall J E. Guyton and Hall Textbook of Medical Physiology［M］. 12th ed. Oxford：Elsevier Health Sciences，2010.

［3］ 汪光宣. 生理学［M］. 2 版. 南京：东南大学出版社，2011.

［4］ 姚泰. 人体生理学［M］. 3 版. 北京：人民卫生出版社，2001.

［5］ 张之南，杨天楹，郝玉书. 血液病学［M］. 北京：人民卫生出版社，2003.

［6］ 刘太逢. 心肌细胞电生理-离子通道、离子载体和离子流［M］. 北京：人民卫生出版社，2005.

［7］ 孙秀泓，罗自强. 肺的非呼吸功能基础与临床［M］. 北京：人民卫生出版社，2003.

［8］ 周吕. 胃肠生理学［M］. 北京：科学出版社，2000.

［9］ 林茂樟. 临床肾脏生理学［M］. 北京：人民军医出版社，2004.

［10］ 刘晓玲. 视觉生理学［M］. 北京：人民卫生出版社，2005.

（姜玉新）

第十二章 生 殖

生物体生长发育到一定阶段后,能够产生与自己相似的子代个体,这种功能称为**生殖**(reproduction)。高等动物的生殖过程是通过两性生殖器官的共同活动实现的,包括生殖细胞(精子和卵子)的生成和发育、妊娠和分娩等环节。

第一节 男性生殖功能与调节

睾丸(testis)是男性的主性器官,附性器官包括附睾、输精管、精囊腺、前列腺、尿道球腺和阴茎等。睾丸由曲细精管与间质细胞组成,前者是生成精子的部位,后者具有内分泌功能,分泌雄性激素。睾丸的功能受下丘脑-腺垂体-睾丸轴活动的调节。

一、睾丸的功能

(一)睾丸的生精作用

精子(spermatozoa, sperm)是在睾丸的精曲小管中生成的。精曲小管上皮由生精细胞和支持构成。青春期,紧贴于精曲小管基膜上的原始生精细胞(精原细胞)依次经历初级精母细胞、次级精母细胞、精子细胞,最终发育为精子,这一过程称为睾丸的生精过程。精原细胞发育成精子约需两个半月。一个精原细胞经过大约 7 次分裂可产生近百个精子,每天 1 克成人睾丸组织可生成上千万个精子。在精子生成的过程中,各级生精细胞周围的支持细胞构成特殊的"微环境",为各级生殖细胞提供营养,并起着保持与支持作用。支持细胞形成的血睾屏障防止生精细胞的抗原物质进入血液循环而引起免疫反应。此外,支持细胞还可提供多种必要的物质,从而起到重要的支持和营养作用(图 12.1)。

精子的生成需要适宜的温度,阴囊内温度较腹腔内温度低 2 ℃左右,适于精子的生成。在胚胎发育期间,由于某种原因睾丸不降入阴囊而停留在腹腔内或腹股沟内,称隐睾症,则导致曲细精管不能正常发育,也无精子产生。如果对发育成熟的动物睾丸进入加温处理,或施行实验性隐睾术,则可观察到生精细胞退化萎缩。

新生的精子释入精曲小管管腔内,其本身并无运动能力,而是靠小管外周肌样细胞的收缩和管腔液的移动运送至附睾内。在附睾内精子进一步成熟,并获得运动能力。附睾内可贮存少量的精子,大量的精子则贮存于输精管及其壶腹部。而性活动中,通过输精管的蠕动把精子运送至尿道。精子与附睾、精囊腺、前列腺和尿道球腺的分泌物混合形成精液,在性高潮时射出体外。正常男子每次射出精液约 3～6 mL,每毫升精液约含 2000 万到 4 亿个精子,少于2000 万个精子,不易使卵子受精。

(二)睾丸的内分泌作用

睾丸的间质细胞分泌**雄激素**(androgen),支持细胞分泌**抑制素**(inhibin)。

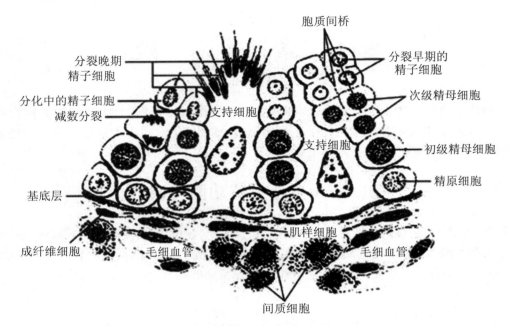

图 12.1 睾丸曲细精小管生精过程示意图

1. 雄激素

睾丸间质细胞分泌雄激素,主要为**睾酮**(testosterone,T)、**双氢睾酮**(dihydrotestoster-ome,DHT)、**脱氢异雄酮**(dehydroisoandrosterone,DHIA)和**雄烯二酮**(androstenedione)几种。各种雄激素中,双氢睾酮的生活物性最强,睾酮次之,其余雄激素的生物活性仅及睾酮的1/5。

(1)睾酮的合成与代谢 睾酮是 C-19 类固醇激素。在间质细胞内,胆固醇经羟化、侧链裂解形成孕烯醇酮,再经 17-羟化并脱去侧链,形成睾酮。睾酮在其靶器官(如附睾和前列腺)内,被 5α-还原酶还原为双氢睾酮,再与靶细胞内的受体结合而发挥作用。睾酮也可以在芳香化酶作用下转变为雌二醇。

正常男性在 20~50 岁时,睾丸每日约分泌 4~9 mg 睾酮,血浆睾酮浓度为(22.7 ± 4.3) nmol/L。50 岁以上随年龄增长,睾酮的分泌量逐渐减少。此外,成年男子血中的睾酮水平还有年节律、日节律及脉冲式分泌的现象,且个体差异较大。

血液中 97%~99%的睾酮与血浆蛋白结合,只有 1%~3%的睾酮是游离的。只有游离的睾酮才具有生物学活性。约 65%的睾酮与血浆中的**性激素结合球蛋白**(sex hormone-binding globulin,SHBG)结合。SHBG 是 β 球蛋白,分子量为 44~80 kD。SHBG 与睾酮有很高的亲和力,SHBG 也可结合雌激素。余下 33%的睾酮与血浆白蛋白结合。睾酮主要在肝中被灭活,以 17-氧类固醇结合型由尿排出,少量经粪便排出。

(2)睾酮的生理作用 主要有以下方面作用:① 维持生精作用,睾酮自间质细胞分泌后,可经支持细胞进入曲细精管,睾酮可直接或先转变为活性更强的双氢睾酮,与生精细胞的雄激素受体结合,促进精子的生成。支持细胞在 FSH 的作用下,可产生一种对睾酮和双氢睾酮亲和性很强的蛋白质,称为**雄激素结合蛋白**(androgen binding protein,ABP),ABP 与睾酮或双氢睾酮结合后,转运至曲线精管,提高雄激素在曲细精管的局部浓度,有利于生精过程。② 刺激生殖器官的生长发育,促进男性副性征出现并维持其正常状态。③ 维持正常的性欲。

④ 促进蛋白质合成,特别是肌肉和生殖器官的蛋白质合成,同时还能促进骨骼生长与钙磷沉积和红细胞生成等。

2. 抑制素

抑制素(inhibin)是睾丸支持细胞分泌的糖蛋白激素,由 α 和 β 两个亚单位组成,分子量为 31~32 kD。抑制素对腺垂体的 FSH 分泌有很强的抑制作用,而同样生理剂量的抑制素对 LH 分泌却无明显影响。此外,性腺中存在与抑制素结构近似、作用相反的**激活素**(activin), 可促进腺垂体 FSH 的分泌。

二、睾丸功能的调节

睾丸曲细精管的生精过程和间质细胞的睾酮分泌均受下丘脑-腺垂体的调节。下丘脑、腺垂体和睾丸在功能上构成下丘脑-腺垂体-睾丸轴。睾丸分泌的激素可对下丘脑-腺垂体进行反馈调节,从而维持生精过程及各种激素的稳定。此外,睾丸还存在复杂的局部调节机制。

(一)下丘脑-腺垂体对睾丸功能的调节

下丘脑分泌的 GnRH 经垂体门脉系统到达腺垂体,促进腺垂体促性腺激素细胞合成和分泌**卵泡细胞刺激素**(follicle-stimulating hormone,FSH)和**黄体生成素**(luteinizing hormone, LH),从而参与对睾丸的生精作用以及对支持细胞和间质细胞的内分泌活动调节。其中 LH 主要作用于间质细胞,而 FSH 主要作用于生精细胞与支持细胞。

睾丸间质细胞膜上存在 LH 受体。LH 与间质细胞膜上的 LH 受体结合,激活腺苷酸环化酶,从而使胆固醇进入线粒体内合成睾酮,所以 LH 又称为**间质细胞刺激素**(interstitial cell stimulating hormone,ICSH)。

(二)睾丸激素对下丘脑-腺垂体的负反馈调节

当血中的睾酮达到一定浓度后,可作用于下丘脑和腺垂体,抑制 GnRH 分泌,进而抑制 LH 的分泌,产生负反馈调节作用,可使血中睾酮浓度稳定在一定水平。LH 与 FSH 对生精过程都有调节作用,LH 的作用是通过睾酮实现的。生精过程受 FSH 与睾酮的双重控制。实验表明,FSH 对生精起始动作用,而睾酮则有维持生精的效应。实验证明,FSH 能刺激支持细胞分泌抑制素,而抑制素对腺垂体的 FSH 分泌有负反馈调节作用。

此外,FSH 还可激活支持细胞内的芳香化酶,促进睾酮转变为雌二醇,雌二醇对睾丸的活动也有调节作用,它可降低腺垂体对 GnRH 的反应性,并可能作用于间质细胞,在局部调节睾酮的分泌。

第二节 女性生殖功能与调节

女性的主要生殖器官是卵巢,此外还有输卵管、子宫、阴道及外阴等附属性器官。卵巢的功能是产生卵子和分泌激素。下丘脑-腺垂体系统可调节卵巢的活动,使之发生周期性变化, 称为**卵巢周期**(ovarian cycle)。

一、卵巢的功能

卵巢的生卵作用是在下丘脑、腺垂体以及卵巢自身分泌的激素作用下进行的。卵子在卵巢内的原始卵泡逐渐发育而成。新生女婴两侧卵巢中约有 200 万个未发育的原始卵泡,到青春期进一步减少到 30~40 万个。正常女性一生中平均约有 400~500 个卵泡可发育成熟并排卵,绝大多数的卵泡在发育的各个阶段自行退化萎缩,形成闭锁卵泡。从青春期开始,在腺垂体促性腺激素的直接调控下,每月约有 15~20 个原始卵泡开始发育,但通常只有 1~2 个可发育成优势卵泡并发育成熟,排出其中的卵细胞。

(一) 卵巢的生卵作用和卵巢周期

卵巢的生卵作用是成熟女性最基本的生殖功能。青春期开始后,卵巢在腺垂体促性腺激素的作用下,生卵功能出现月周期性变化,一般分为三个阶段,即**卵泡期**(follicular phase)或排卵前期、**排卵期**(ovulation phase)和**黄体期**(luteal phase)或排卵后期(图 12.2)。

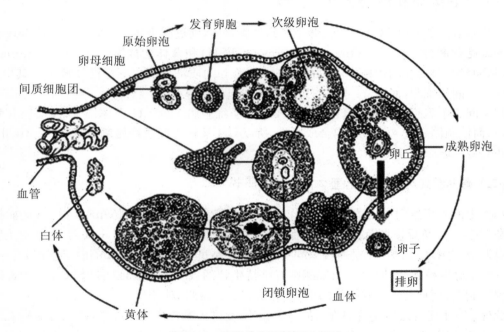

图 12.2　卵巢生卵的过程示意图

1. 卵泡期

卵泡的生成发育从原始卵泡开始。人每次月经周期通常只有一个原始卵泡在激素的调控下发育成熟,原始卵泡经初级卵泡与次级卵泡期,最后发育为排卵前卵泡(成熟卵泡)。原始卵泡由一个卵母细胞和周围的单层卵泡细胞组成。随着卵泡的发育,卵母细胞逐渐增大,卵泡细胞也不断增殖,卵泡壁由梭形或扁平的单层细胞变成多层的颗粒细胞,并分泌糖蛋白包绕卵母细胞,形成透明带。同时,卵泡周围的间质细胞环绕在颗粒细胞外,分化增殖为内膜细胞和外膜细胞,形成初级卵泡。继而颗粒细胞合成分泌的黏多糖及血浆成分进入卵泡,形成卵泡液和卵泡腔,将覆盖有多层颗粒细胞的卵细胞推向一侧,形成卵丘,发育成次级卵泡。此时初级卵母细胞分裂为次级卵母细胞(即成熟卵子)和第一极体。

2. 排卵期

当卵泡发育为成熟卵泡后,其中的卵细胞在 LH 等多种激素的作用下,向卵巢表面移动,成熟卵泡壁破裂,出现排卵孔,卵细胞与透明带、放射冠及卵泡液被排出卵泡,此过程称为**排卵**(ovulation)。排出的卵细胞即被输卵管伞捕捉,送入输卵管中。

3. 黄体期

卵细胞排出后残余的卵泡壁内陷,血管破裂,血液进入腔内凝固,形成血体。血液被吸收后,大量新生血管长入,血体转变为一个血管丰富的内分泌腺细胞团,外观呈黄色,故称为**黄体**(corpus luteum)。若不受孕,黄体的寿命为 12～15 天,黄体即退化,血中孕激素与雌激素浓度明显下降,子宫内膜血管发生痉挛性收缩,随后出现子宫内膜脱落与流血,出现月经。如怀孕,胎盘分泌绒毛膜促性腺激素(CG),使黄体功能继续维持一定时间,适应妊娠的需要。

(二) 卵巢的内分泌功能

卵巢主要分泌雌激素和孕激素,此外还分泌抵制素、少量的雄激素及多种肽类激素。

1. 雌激素

人类的**雌激素**(estrogen)包括**雌二醇**(estradiol, E_2)、**雌酮**(estrone)和**雌三醇**(estriol, E_3),其中以雌二醇活性为最强,雌酮的活性仅为雌二醇的 10%,雌三醇活性最低。雌激素是以雄激素即睾酮为前体而合成的。在芳香化酶的作用下,睾酮转化为雌二醇,雄烯二酮转化为雌酮。雌三醇是雌二醇在肝脏降解的主要代谢产物,以葡萄糖醛酸盐或硫酸盐的形式,随尿排出体外。因此肝功能障碍可导致体内雌激素过多。

一般认为,卵泡的内膜细胞和颗粒细胞共同参与雌激素的合成。卵泡内膜细胞在 LH 作用下产生的雄烯二酮和睾酮,通过扩散进入颗粒细胞,在 FSH 的作用下使芳香化酶的活性增强,进而使雄烯二酮转变为雌酮,睾酮转变为雌二醇。即由内膜细胞生成雄激素,再由颗粒细胞生成雌激素,称为雌激素合成的**双重细胞学说**。

雌激素的主要生理作用如下:

(1) 促进女性生殖器官生长发育 雌激素可协同 FSH 促进卵泡发育,诱导排卵前夕 LH 峰的出现而引发排卵。雌激素也能促进子宫发育,使子宫内膜发生增生期变化,增加子宫颈黏液的分泌,促进输卵管上皮增生、分泌及输卵管运动,有利于精子与卵子的运行。此外,雌激素还可以使阴道黏膜上皮细胞增生、角化,糖原含量增加,阴道分泌物呈酸性。

(2) 促进乳腺等发育 雌激素可促使脂肪沉积于乳腺、臀部等部位,毛发呈女性分布,音调较高,出现并维持女性第二性征。

(3) 代谢过程的影响 雌激素对蛋白质代谢、脂肪代谢、骨骼代谢及水盐代谢都能发生影响,还可促进生殖器官的细胞增殖和分化,加速蛋白质合成,促进生长发育,降低血浆低密度脂蛋白而增加高密度脂蛋白含量,增强成骨细胞的活动和钙磷沉积,促进骨的成熟及骨骺愈合。高浓度的雌激素可因使醛固酮分泌增多而导致水钠潴留等。

2. 孕激素

孕激素主要有**孕酮**(progesterone, P)、20α-羟孕酮和 17α-羟孕酮,以孕酮的生物活性为最强。排卵前,颗粒细胞和卵泡膜即可分泌少量孕酮;排卵后,黄体细胞在分泌雌激素的同时,大量分泌孕酮,并在排卵后 5～10 天达到高峰以后分泌量逐渐降低。妊娠两个月左右,胎盘开始合成大量孕酮。孕酮主要在肝内降解,然后随尿、粪排出体外。孕激素的生理作用主要是使子宫内膜和子宫肌为受精卵着床做准备,并维持妊娠。由于雌激素可调节孕酮受体的数量,因此,雌激素的作用是孕酮绝大部分作用的基础。归纳起来,孕酮的生理作用主要包括以下几个方面。

(1) 对子宫的作用　① 孕激素使子宫内膜在增殖期的基础上呈现分泌期改变,即子宫内膜进一步增生变厚,并有腺体分泌,为胚泡的着床提供适宜环境;② 维持子宫平滑肌对缩宫素的敏感性,保证胚胎有较"安静"的生长发育环境,故有安胎作用;③ 孕激素还可使子宫颈口闭合,宫颈黏液的分泌量减少、变稠,阻止精子穿透。孕激素对子宫的综合作用是保证妊娠过程能安全顺利地进行。如果孕激素缺乏,有可能发生早期流产,临床上常用黄体酮治疗先兆流产。

(2) 对乳腺的作用　在雌激素作用的基础上,孕激素可促进乳腺腺泡和导管的发育和成熟,并与缩宫素等相关激素一起,为分娩后泌乳创造条件。

(3) 产热作用　女性的基础体温在卵泡期较低,排卵日最低,排卵后可升高 0.5℃左右,直至下次月经来临。临床上常将这一基础体温变化作为判断排卵的标志之一。

(4) 调节腺垂体激素的分泌　排卵前,孕酮可协同雌激素诱发 LH 分泌出现高峰,而排卵后则对腺垂体促性腺激素的分泌有负反馈抑制作用。

3. 雄激素

女性体内有少量雄激素,主要由卵泡的内膜细胞和肾上腺皮质网状带细胞产生,适量的雄激素可刺激女性阴毛与腋毛的生长,维持性欲。女性雄激素分泌过多时,可出现阴蒂肥大,多毛症等男性化特征。

二、卵巢功能的调节

卵巢的周期性活动受下丘脑-腺垂体的调节,而卵巢分泌激素的周期性变化又使子宫内膜发生周期性的变化,同时对下丘脑-腺垂体进行反馈调节。

在青春期前,卵巢激素的分泌量虽然不大,但由于下丘脑 GnRH 神经元对卵巢激素反馈抑制作用的敏感性较高,而且 GnRH 神经元尚未发育成熟,所以 GnRH 的分泌很少,腺垂体 FSH 与 LH 分泌以及卵巢的功能也相应处于低水平状态。10～12 岁的女性,雌激素水平有所升高,第二性征开始出现。月经初潮是青春期到来的标志之一,意味着性成熟的开始。进入青春期,下丘脑 GnRH 神经元发育成熟,对卵巢激素的反馈抑制作用的敏感性也明显降低,GnRH 的分泌增加,FSH 和 LH 分泌也相应增加,卵巢功能开始活跃,呈现周期性的正负反馈机制,形成**下丘脑-垂体-卵巢轴**(hypothalamus-adenohypophysis-ovaries axis),三者的相互调节和制约表现为正常女性的月经周期及生殖器官形态与功能的周期性变化。一般女性性成熟期约持续 30 年左右。45～50 岁的女性,卵巢功能开始衰退,对 FSH 和 LH 的反应性下降,卵泡常停滞在不同发育阶段,不能按时排卵,雌激素分泌减少,子宫内膜不再呈现周期性变化,而后进入绝经期(更年期)。以后卵巢功能进一步衰退,丧失生殖功能,步入老年期。

(一) 子宫周期

在青春期,随着卵巢功能的周期性变化,在卵巢分泌激素的影响下,子宫内膜发生周期性剥落,产生流血现象,称为**月经**(menstruation),所以女性生殖周期称为**月经周期**(menstrual cycle)。哺乳动物也有类似周期,称为**动性周期**。

　　人类的月经周期一般为 28 天左右,月经期一般持续 3～5 天,第 6～14 天为增生期,排卵日发生在第 14 天,第 15～28 天为分泌期。前两期处于卵巢周期的卵泡期,而分泌期则与黄体期相对应。

（二）卵巢周期与子宫周期的激素调节

　　在一个月经周期中,血液中的 GnRH、FSH、LH 及卵巢激素的水平均发生周期性的变化(图 12.3)。

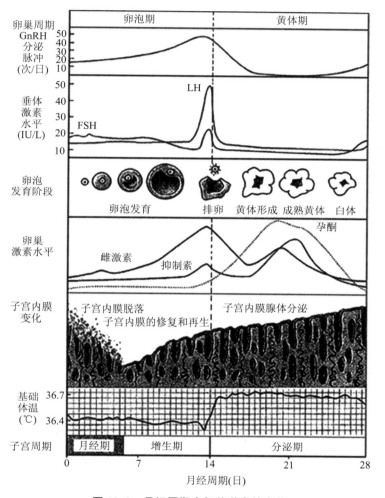

图 12.3　月经周期中相关激素的变化

1. 卵泡期

　　卵泡期又可分为卵泡早期(月经周期第 1～5 天)和卵泡晚期(月经周期第 6～14 天)。卵泡早期实际上是前一个月经周期的黄体期的延续。由于在黄体期雌激素和孕激素的分泌达到高峰,对下丘脑和腺垂体的负反馈抑制作用较强,使 GnRH、FSH 及 LH 分泌处于低水平,导致雌激素和孕激素的水平下降。由于缺乏性激素的支持,子宫内膜中螺旋形小血管发生收缩、痉挛、断裂,因此子宫内膜缺血、缺氧,子宫内膜的功能层失去营养而剥离、出血由阴道流出,进入月经期。与此同时,雌激素和孕激素对下丘脑的负反馈抑制作用解除,血中 GnRH、FSH 和

LH 的浓度开始上升,FSH 促进颗粒细胞膜上 FSH 受体生成及颗粒细胞增殖,进而使雌激素分泌增加。当雌激素达到一定水平时,它与颗粒细胞分泌的抑制素一起,对腺垂体起负反馈调节作用,使 GnRH 和 FSH 分泌减少。由于抵制素可选择性地抑制 FSH,而不抑制 LH,因此血中 FSH 有所下降,致使多数卵泡停止发育而退化闭锁,唯有原来发育得较大的优势卵泡可摄取更多的 FSH,继续发育形成**成熟卵泡**(mature follicle),并分泌雌激素,促进子宫内膜细胞分裂和生长,同时还能使受体数量增加,加速雄激素的合成及转化为雌激素的过程,致使血中雌激素浓度持续增加。至排卵前一天,血中雌激素浓度达到高峰,但此时高浓度的雌激素对下丘脑不是起负反馈作用,而是起正反馈调节作用,使 GnRH 分泌增多,刺激 LH 和 FSH 分泌,而以 LH 的分泌增加更为明显,形成 **LH 峰**(LH surge)。

2. 排卵期

LH 峰是引发排卵的关键因素。在 LH 峰出现之前,卵母细胞已基本发育成熟,但是由于卵母细胞周围的颗粒细胞分泌**卵母细胞成熟抑制因子**(oocyte maturation inhibitor,OMI)使细胞成熟分裂中断于前期。LH 峰出现的瞬间,高浓度的 LH 立即抵消 OMI 的抑制作用,细胞恢复中断了的成熟分裂。成熟卵泡向卵巢表面突出,形成透明的卵泡小斑。LH 峰的出现还可促进卵泡细胞分泌孕酮及前列腺素,促使溶酶体的生成,使基膜溶解,并激活纤溶酶、胶原酶、蛋白水解酶及透明质酸酶等,使卵泡膜溶解破裂,卵泡壁肌样细胞收缩,卵细胞与附着的透明带、放射冠从排卵孔排出。在排卵前夕,女性基础体温最低,因此可根据这一体温的变化来判断排卵日。

3. 黄体期

卵细胞排出后残余的卵泡壁内陷,血管破裂,血液进入腔内凝固,形成血体。血液被吸收后,大量新生血管长入,血体转变为一个血管丰富的内分泌腺细胞团,外观呈黄色,故称为**黄体**(corpus luteum)。在 LH 的作用下,颗粒细胞与内膜细胞分别转化为粒黄体细胞与膜黄体细胞。LH 通过 cAMP-蛋白激酶系统,促使黄体细胞分泌大量的孕激素与雌激素,血中孕酮与雌二醇浓度因而明显升高。在月经期中,雌激素发生二次升高,第一次升高发生在卵泡期,第二次升高发生在黄体期,但第二次升高的程度稍低于第一次。在黄体期,高水平的雌激素有增加黄体细胞上 LH 受体的作用,故有利于 LH 促进孕酮的合成,使孕酮维持于高水平。孕酮和雌激素浓度增加,将使下丘脑与腺垂体受到抑制,GnRH 释放减少。FSH 与 LH 在血中浓度相应下降。

在黄体期,子宫内膜在雌激素作用的基础上又接受孕激素的刺激,内膜细胞体积增大,糖原含量增加,腺管由直变弯,分泌含糖原的黏液,故称为分泌期。在子宫的分泌期,一切为妊娠做好准备,"迎接"受精卵子。若不受孕,黄体的寿命为 12～15 天,黄体即退化,血中孕激素与雌激素浓度明显下降,子宫内膜血管发生痉挛性收缩,随后出现子宫内膜脱落与流血,出现月经。雌激素与孕激素分泌减少,使腺垂体 FSH 与 LH 的分泌又开始增加,重复另一周期。如怀孕,胎盘分泌绒毛膜促性腺激素(CG),使黄体功能继续维持一定时间,适应妊娠的需要(图 12.4)。

第三节　妊娠与分娩

妊娠(pregnancy)是新个体产生的过程,包括受精、着床、妊娠的维持、胎儿的生长。**分娩**(parturition)是成熟胎儿及其附属物从母体子宫产出体外的过程。

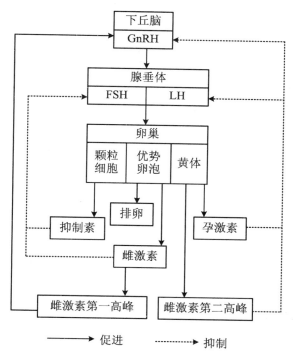

图 12.4　下丘脑腺垂体对卵巢活动的调节

一、妊娠

（一）受精

精子穿入卵子并与之相互融合的过程称为**受精**（fertilization）。精子与卵子在输卵管壶腹部相遇而受精，精子与卵子相融合时称为受精卵。每一个精子和卵子各含 23 个染色体，受精卵则含有 23 对染色体。因此具有父母双方的遗传特性。

射入阴道的精子进入输卵管与卵子相遇的过程比较复杂。精子有不完全依靠本身的运动，宫颈、子宫和输卵管对精子的运动都起到一定的作用。精液射入阴道后穹窿后，很快（约 1 min）就变成胶冻样物质，使精液不易流出体外，并有暂时保持精子免受酸性阴道液的破坏作用。但是，阴道内的精子绝大部分被阴道内的酶杀伤失去活力，存活的精子随后又遇到宫颈黏液的拦截。月经中期在雌激素的作用下，宫颈黏液清亮、稀薄，其中的黏液蛋白纵行排列成行，有利于精子的穿行，而黄体期的孕激素的作用下，宫颈黏液变得黏稠，黏液蛋白卷曲，交织成网，使精子难以通过。总之，宫颈作为精子在女性生殖道内要通过的第一个关口，它在排卵时，为精子的穿行提供了最优越的条件。一部分精子靠本身的运动及射精后引起的子宫收缩，进入子宫腔内。精液中含有很高浓度的前列腺素，可刺激子宫发生收缩，收缩后的松弛造成宫腔内负压，可把精子吸入宫腔。精子进入输卵管后，在其中的运行主要受输卵管蠕动的影响。月经中期在雌激素的作用下，输卵管的蠕动由子宫向卵巢方向移行，推动精子由峡部运动至壶腹部。黄体期分泌的大量孕酮能抑制输卵管的蠕动。一次射精虽能排出数以亿计的精子，但最后能到达受精部位的只有 15～150 个精子，到达的时间约在性交后 30～90 min。精子在女性生殖道内的受精能力大约只能保持 48 h。

大多数哺乳动物和人类,精子必须在雌性生殖道内停留一段时间,方能获得使卵子受精的能力,称为**精子获能**(sperm capacitation)。精子经过在附睾中的发育,已经具备了受精能力,但在附睾与精浆中存在去获能因子。它使精子的受精能力受到了抑制。当精子进入雌性生殖道内后,能解除去获能因子对精子的抑制,从而使其恢复受精能力。获能的主要场所是子宫,其次是输卵管,宫颈也可能有使精子获能的作用。

精子与卵子在输卵管壶腹部相遇后尚不能立即结合,顶体外膜与精子头部的细胞膜首先融合,继之破裂,形成许多小孔,释放出顶体膜,以溶解卵子外围的放射冠及透明带,这一过程**称为顶体反应**(acrosomal reaction)。顶体酶包含多种蛋白水解酶,如放射冠穿透酶可使放射冠的颗粒细胞松解,脱离卵细胞外围。颗粒细胞脱落后,在透明带周围仍残存一层放射冠基质,可在透明质酸酶的作用下,这些基质被水解,使透明带暴露出来。透明带为糖蛋白,在顶体蛋白酶的作用下,使透明带发生部分水解,促进精子能突破透明带的一个局限区到达并进入卵细胞内,在一个精子穿越透明带后,精子与卵细胞接触,激发卵细胞发生反应,主要是位于卵细胞周边部的皮质颗粒包膜与卵细胞膜逐渐融合、破裂,并向卵周隙释放其内容物。有人认为,释放物作用于透明带,使其变质,或其中物质起封锁透明带的作用,使其他精子难以再穿越透明带进入卵细胞内。精子进入卵细胞后立即激发卵细胞完成第二次成熟分裂,并形成第二极体。进入卵细胞的精子,其尾部迅速退化,细胞核膨大形成雄性原核,随即与雌性原核融合,形成一个具有 46 染色体的受精卵。

受精卵在输卵管的蠕动和纤毛的作用下,逐渐运行至子宫腔。受精卵在运行途中,一面移动,一面进行细胞分裂,经胚球和桑葚期阶段,发育为**胚泡**(blastocyst)。在受精后第 4～5 天,桑葚胚或早期胚泡进入子宫腔,桑葚胚在子宫腔内继续分裂变成胚泡。胚泡在子宫腔内停留 2～3 天,胚泡外面的透明带变薄,胚泡可以直接从子宫内膜分泌的液体中吸收营养。

(二) 着床

着床(implantation)是胚泡植入子宫内膜的过程,经过定位、粘着和穿透三个阶段。着床成功的关键在于胚泡与子宫内膜的同步发育与相互配合。胚泡的分化与到达子宫的时间必须与子宫内膜发育程度相一致。胚泡过早或过迟到达子宫腔,将使着床率明显降低,甚至不能着床。在着床过程中,胚泡不断地发出信息,使母体能识别妊娠发生相应的变化。胚泡可产生多种激素和化学物质,如绒毛膜促性腺激素,它能刺激卵巢黄体转变为妊娠黄体,继续分泌妊娠需要的孕激素。近年发现,受精 24 小时的受精卵便可产生**早孕因子**(early pregnancy factor),它能抑制母体淋巴细胞的功能,使胚泡免遭母体排斥。检测早孕因子可进行超早期妊娠诊断。

子宫仅在一个极短的关键时期内允许胚泡着床,此时期为子宫的敏感期或接受期。在此时期内,子宫内膜受到雌激素与孕激素的协同作用,可能分泌某些物质,激活胚泡着床。引起子宫内膜着床反应的机制尚不十分清楚,可能与胚泡子宫内膜产生某种激肽,释放组胺,或与胚泡分泌的蛋白水解酶和产生的 CO_2 有关。胚泡产生的 CO_2 扩散到子宫内膜,再进入子宫的微血管,在胚泡附近形成一个 CO_2 梯度场。CO_2 可使滋养层细胞和子宫内膜上皮细胞表面的黏蛋白黏性增高,在着床时有胚泡粘着并植入,此外,CO_2 还能刺激子宫内膜的基质发生蜕膜反应。

正常妊娠的维持有赖于垂体、卵巢和胎盘分泌的各种激素相互配合,在受精与着床之前,在腺垂体促性腺激素的控制下,卵巢黄体分泌大量的孕激素与雌激素,导致子宫内膜发生分泌期的变化,以适应妊娠的需要。如未受孕,黄体按时退缩,孕激素与雌激素分泌减少,引起子宫内膜剥脱流血;如果受孕,在受精后第六天左右,胚泡滋养层细胞便开始分泌绒毛膜促性腺激素,以后逐渐增多,刺激卵巢黄体变为妊娠黄体,继续分泌孕激素和雌激素。胎盘形成后,胎盘成为妊娠期一个重要的内分泌器官,大量分泌蛋白质激素、肽类激素和类固醇激素。

1. 人绒毛膜促性腺激素

人绒毛膜促性腺激素(human chorionic gonadotropin, hCG)是由胎盘绒毛组织的合体滋养层细胞分泌的一种糖蛋白激素,分子量为 $45\sim50$ kD。hCG 分子由 α 亚单位与 β 亚单位组成。其 α 亚单位氨基酸的数量和序列几乎与 LH 相同,其 β 亚单位的氨基酸也有很大部分与 LH 相同,但在 β 亚单位的羧基端约有 30 个氨基酸是独特的。因此,hCG 与 LH 的生物学作用与免疫特性基本相似。

卵子受精后第六天左右,胚泡形成滋养层细胞,开始分泌 hCG,但其量甚少。妊娠早期形成绒毛组织后,由合体滋养层细胞分泌大量的 hCG,而且分泌量增长很快,至妊娠 $8\sim10$ 周,hCG 的分泌量达到高峰,随后下降,在妊娠 20 周左右降至较低水平,并一直维持至妊娠末。在妊娠过程中,尿中 hCG 含量的动态变化与血液相似。因为 hCG 在妊娠早期即出现,所以检测母体血中或尿中的 hCG,可作为诊断早孕的准确指标。

在早孕期,hCG 刺激卵巢黄体转变成妊娠黄体,妊娠黄体的寿命只有 10 周左右,以后便发生退缩,与此同时,胎盘分泌孕激素和雌激素,逐渐接替了妊娠黄体的作用。

2. 其他蛋白质激素和肽类激素

胎盘还可分泌人绒毛膜生长素、绒毛膜促甲状腺激素、促肾上腺皮质激素 GnRH 以及 β-内啡肽等。**人绒毛生长素**(human chorionic somatomammotropin, hCS)为合体滋养层细胞分泌的单链多肽,含 191 个氨基酸残基,其中 96% 与人生长素相同,因此具有生长素的作用,可调节母体与胎儿的糖、脂肪与蛋白质代谢,促进胎儿生长。

3. 类固醇激素

胎盘本身不能独立产生类固醇激素,需要从母体或胎儿得到前身物质,再加工制成孕激素与雌激素。

(1)孕激素 由胎盘合体滋养层细胞分泌,胎盘不能将醋酸盐转变为胆固醇,而能将自母体进入胎盘的胆固醇变为孕烯醇酮,然后再转变为孕酮。胎儿肾上腺虽能合成孕烯醇酮,但由于缺乏 3β-醇甾脱氢酶,故不能将孕烯醇酮转变为孕酮,而胎盘此种酶的活性很强,能把来自胎儿和母体的孕烯醇酮转变为孕酮。

在妊娠期间,母体血中孕酮浓度随着孕期的增长而稳步上升,在妊娠 10 周以后,由胎盘代替卵巢持续分泌孕酮,血中孕酮迅速增加,至妊娠足月时达高峰,平时浓度可达 600 nmol/L。

(2)雌激素 由母体和胎儿肾上腺产生的脱氢异雄酮硫酸盐,进入胎盘最后转变为雌酮和雌二醇,但生成量极少。胎盘分泌的雌激素主要为雌三醇,其合成的途径是,胎儿肾上腺的脱氢异雄硫酸盐先在胎儿肝中羟化,形成 16α-痉脱氢异雄酮硫酸盐,然后随血液进入胎盘,在胎盘内脱去硫酸基,成为 16α-羟脱氢异雄酮,再经芳香化酶的作用,转化为雌三醇。由此可见,雌三醇的生成是胎儿、胎盘共同参与制造的,故把两者称为胎儿-胎盘单位。检测母体血中雌三醇的含量多少,可用来判断胎儿是否存活。

二、分娩

自然分娩的过程可分为三个阶段:首先收缩波由子宫底部向子宫颈的频繁发生,推动胎儿头部紧抵子宫颈,持续时间可长达数小时。然后子宫颈变软和开放完全,胎儿由宫腔经子宫颈和阴道排出体外,一般需要1~2小时。最后,在胎儿娩出后10分钟左右,胎盘与子宫分离并排出母体,同时子宫肌强烈收缩,压迫血管以防止过量失血。在分娩过程中存在正反馈调节,胎儿对子宫颈的刺激可引起缩宫素(OT)的释放和子宫底部肌肉收缩增强,迫使胎儿对子宫颈的刺激更强,从而引起更多的OT释放及子宫的进一步收缩,直至胎儿完全娩出为止。

分娩是一个极其复杂的生理过程,分娩的主要动力是子宫节律性的收缩。但临产发动的原因及确切机制尚不清楚。实验表明,糖皮质激素、雌激素、孕激素、缩宫素、松弛素、前列腺素及儿茶酚胺等多种激素均参与分娩的启动和过程。

参 考 文 献

[1] 朱大年. 生理学[M]. 7版. 北京:人民卫生出版社,2008.

[2] Guyton A C, Hall J E. Guyton and Hall Textbook of Medical Physiology[M]. 12th ed. Oxford:Elsevier Health Sciences, 2010.

[3] 汪光宣. 生理学[M]. 2版. 南京:东南大学出版社,2011.

[4] 姚泰. 人体生理学[M]. 3版. 北京:人民卫生出版社,2001.

（周萍萍）